제1판

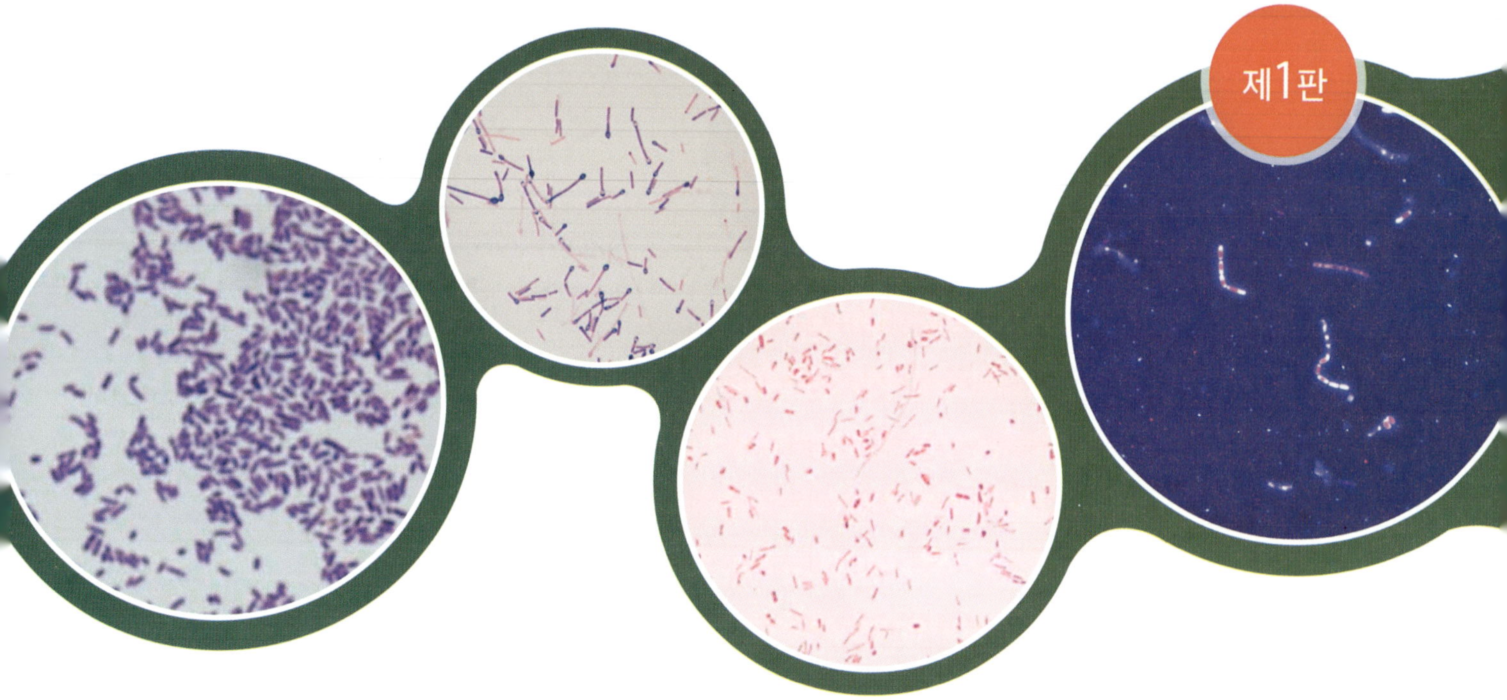

임상미생물학 기본실습

한국임상병리학과 미생물학교수회

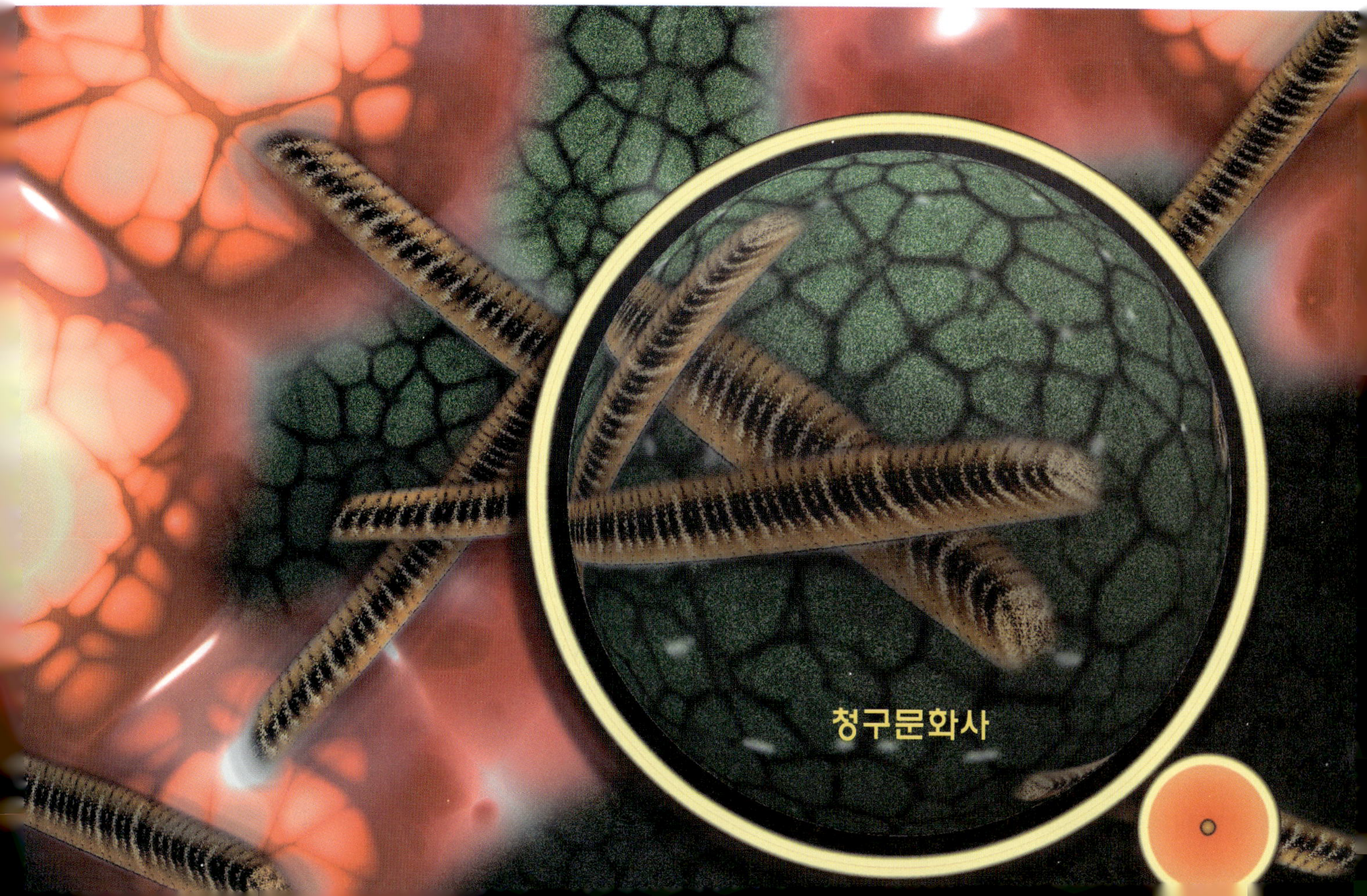

청구문화사

머 리 말

전국에는 3~4년 편제의 50여개 대학 임상병리학과에서 병원미생물을 교육하고 있으며 대부분의 질병이 세균, 진균, 바이러스 등 미생물에 의하여 발생하므로 병원미생물학은 임상병리학 중에서 중요한 필수과목 중의 하나로 다루어지고 있고 이에 대한 교육이 대단히 중요한 점은 누구도 부인 할 수 없다고 생각합니다. 그러나 눈부시게 발전하고 있는 진단미생물학 분야에 발맞추어 대학 내에서의 실습교육에 부응해 나가는 데는 많은 한계점을 가지고 있는 것이 현실이기도 합니다. 많은 학생들은 재학기간 동안 학교에서 배우는 임상병리학 전반에 대한 이론 및 실습교육과 대학병원 등 병원에서 8주간의 실무교육으로 교육을 마치게 됩니다. 그렇지만 대학에서는 그 많은 실험방법들을 겨우 한두 번 정도 실습해 보는 데 비해 임상현장에서는 처음부터 검체에서 직접 병원체를 분리배양하고 동정해 나가는 것이 결코 쉽지 않은 과정이기 때문에 대학을 졸업한 학생들이 임상현장에 취업했을 때 현장에서 하는 실무에 바로 적응하는 데 많은 어려움을 겪고 있는 것이 우리가 처한 현실이기도 합니다.

본 교재는 임상미생물학을 처음으로 접하는 저학년 학생들에게 미생물을 취급하는 데 필요한 배양환경, 배지의 종류와 제조, 접종, 염색, 무균 취급 등 가장 기본적인 지식과 기술을 전달하여 좀 더 쉽게 실무에 적응하고 적용할 수 있도록 교육하는 데 목표를 두고 1~4편으로 나누어 편집하였습니다.

제1편은 **미생물의 배양과 처리**로 병원미생물의 분리와 동정을 위한 첫 단계인 배지의 정의와 제조법, 배지의 종류와 용도, 멸균법, 현미경 취급법 그리고 무균적인 접종기술, 염색법 등을 그림과 함께 쉽고 자세하게 설명하려고 노력하였습니다. 많은 병원에서 기기를 이용한 미생물 동정을 실시하고 있음에도 불구하고 미생물검사실의 특성상 아직까지는 기기에 접종하기 이전 단계는 사람에게 의존하고 있으며 전통적인 배지를 사용하기 위한 무균조작, 제조, 접종, 분리, 염색과정은 병원미생물을 다루는 사람은 누구나 철저히 습득하는 것이 병원미생물을 올바로 분리하고 동정하는 첫 걸음으로서 크게 도움이 될 것이라 생각합니다.

제2편은 **생화학적 검사방법**으로 검체로부터 병원미생물을 동정하는 데 필요한 기본적인 생화학적 검사의 원리와 과정 및 결과판독을 정리하였습니다. 기기를 이용한 미생물 동정이 일반화 되고 있지만 생화학적 검사의 원리와 과정은 기기 내에서도 동일하게 진행되기 때문에 생화학적 검사의 원리와 수기를 익히는 것은 임상병리사로서 미생물 검사실에 근무하는 데 필수적인 지식이며 기술이라 할 수 있겠습니다.

제3편은 **항균제감수성검사**에 관한 내용을 정리하였습니다. 미생물검사실의 가장 중요한 업무 두 가지는 질병의 원인 미생물을 분리 동정하는 일과 동정된 미생물에 의한 감염병 치료를 위한 항균제 선택에 대한 기본정보를 제공하는 일입니다. 임상현장에서는 "미생물 동정에 실패하는 일은 있을 수 있지만 항균제감수성검사의 결과에 오차가 있어서는 안 된다"는 극단적인 말이 회자될 정도로 항균제감수성검사의 중요성이 부각되고 있는 현실입니다. 이 3편에서는 항균제감수성검사를 수행하는 국제표준법(CLSI 추천법)인 Kirby-Bauer 법을 중심으로 설명하였으며 동정세균에 따른 항균제 선택 조합과 판독을 CLSI 기준에 따라 예시로 제시하였으며 **"임상실무를 위한 임상미생물학실습"** 편에서 취급되는 여러가지 내성세균 검출을 위한 검사 수행의 기본 기술을 익히는 데 중점을 두었습니다.

제4편은 **미생물감시 검사 내용**입니다. 생활공간에서 우리와 접하는 대기환경과 먹는 물에 대한 미생물 검출방법을 환경부에서 고시한 기준과 검사법을 제시하여 실습할 수 있도록 편집하였으며, 미생물감시 검사는 최근 급격하게 그 중요성이 부각되고 있는 감염관리의 한 축으로서 미생물을 취급하는

임상병리사로서 기본적 지식과 검사 방법을 익히는 것은 감염관리 전문인력 요원으로 인정받기 위한 아주 중요하고 필수적인 항목이라 생각됩니다.

이상 1편부터 4편까지의 각 장에는 학생들이 실습을 하고 그 결과를 체계적으로 기록할 수 있도록 방향제시도 하였을 뿐만 아니라 학생들은 이 보고서를 스스로 작성하면서 병원미생물검사실에서 환자의 검체로부터 병원체를 배양하여 분리해내고 잘 동정하기 위한 기본적 기술과 지식을 터득할 수 있도록 편집하였습니다. 15주의 짧은 기간 동안 제시되어 있는 모든 과정을 실습하는 것은 불가능하리라고 생각하지만 실습 항목의 선택은 대학 현장의 현실에 맞게 수업을 진행하면 될 것으로 생각합니다. **다만 이 교재가 단순히 실습을 위한 교재로만 사용되기보다는 미생물을 처음 접하는 저학년 학생과 임상현장에서 미생물검사실에 처음 근무하는 임상병리사들에게 궁금한 점을 해결할 수 있도록 기본 지식과 과정이 충실히 수록된 실습서로서도 유용하게 사용될 수 있기를 바라는 소박한 희망을 가져봅니다.** 오랜 시간동안 열성을 다해 자료를 수집하고, 고민하며 수정 작업을 하여 정리하였지만 항상 수정 보완 할 점이 남게 됩니다. 이러한 점들은 앞으로 지속적으로 열과 성을 다해 최신이론과 정보를 수집하여 수정 • 보완해 나갈 것을 다짐합니다. 부디 이 작은 책자가 임상병리학과에서 미생물학 공부를 시작하는 학생들과 임상실무에 근무하는 임상병리사들에게 조금이나마 길잡이가 될 수 있었으면 하는 기대감을 가져보며 많은 분들의 각별한 관심과 격려를 부탁드리고 더불어 애정 어린 충고를 기대합니다.

마지막으로 본 교재는 김태운, 김충환 교수님께서 집필한 '임상미생물학 기본실습' 교재를 바탕으로 한국임상병리학과 미생물학 교수회의 편집위원들이 새롭게 구성하였음을 알려드립니다. 지면을 통해서 후학들의 학습과 미생물교수회의 발전을 위하여 기꺼이 교재의 구성과 교정 및 편집권을 넘겨주신 두 분 교수님께 진심으로 감사 인사를 드립니다.

2020년 봄을 기다리며

한국임상병리학과 미생물학 교수회 편집위원 일동

목 차

제 I 편 미생물의 배양과 처리

(Culturing and Handling of Microorganisms)

제1장 미생물 검사실의 안전 규정 (Safety Rules in the Microbiology Laboratory)

미생물실에서 특히 중요한 것은 미생물의 안전한 처리이다. 미생물을 연구하고 처리하는 임상병리사들은 농축되어 있는 미생물을 자주 접하게 된다. 미생물담당자들은 배양액 1 mL에 10억 정도의 살아있는 세균이 포함된 배양액을 자주 처리하게 된다. 근본적으로 모든 미생물은 특정 조건에서는 질병의 원인이 될 수 있고, 따라서 모든 미생물 배양액을 취급함에 있어서 세심한 주의를 해야 한다. 또한 산(acid)이나 잠재적 독성물질을 포함하여 다양한 화학물질을 동반한 작업을 할 수도 있다. 이러한 물질들이 자신이나 타인에게 위협이 되지 않도록 하기 위해 미생물 검사실에서 특정 규칙을 준수하는 것은 안전한 실험실습을 수행하는 데 매우 중요하다.

1. 미생물 검사실에서 준수해야 할 일반적 지침

1) 각 검사실은 각 실습을 이해하고 원칙과 방법에 관련된 것에 익숙할 수 있도록 준비한다.
2) 검사실 내에서 어떤 것이라도 먹거나, 마시거나 흡연을 금지한다. 뿐만 아니라 배양과 같은 작업을 할 때 연필과 같은 물건을 입에 무는 것을 피해야 한다. 이것이 세균 배양을 하는 검사실에서 세균이 우연히 섭취되는 위험으로부터 예방할 수 있는 방법이다.
3) 실습 가운이나 앞치마는 실습실에 있는 동안 항상 착용해야만 한다. 실습 가운의 착용은 피부나 옷에 배양균이 우연히 축적되는 것을 방지하고 화학물질이나 염색액으로부터 의상을 보호하는 역할을 한다.
4) 검사실 지침서, 관련 노트, 기타 검사에 관련된 물건들과 같이 업무에 적절한 물품만 작업 반경 내에 비치해야 한다. 외투, 책자, 가방 등과 같이 업무와 관계없는 물품들은 작업 반경 밖에 보관해야 한다. 어지럽게 흩어져 있는 것을 최소화하여야 엎지르는 사고 기회를 줄인다.
5) 작업구역을 소독하고 작업을 시작한다. 소독약(5% Lysol, Amphyl 혹은 10% 염소 소독제 등)으로 작업구역을 흠뻑 적시고 소독된 수건이나 종이타월로 소독약을 닦아내고 건조시킨다. 이 과정을 반복한 후 작업을 시작하면 작업구역 표면을 완전히 소독할 수 있다.
6) 모든 배지와 검체는 작업자 이름, 분류 날짜, 실험내용 등의 표지를 한다. 이러한 표지는 부적절한 사용이나 폐기처분을 피하는 기준이 된다.
7) 만일 배양물을 사고로 엎지르면, 소독약을 충분히 뿌리고 종이타월로 덮고 즉시 검사실 관리자에게 보고한다.
8) 모든 화학약품의 주의사항 표지를 잘 관찰한다. 화학물질 제조사의 정보는 화학물질을 안전하게 사용하는 방법과 사고로 엎지르거나 오염되었을 때 처리 방법을 제공한다.
9) 분젠버너(Bunsen burners)를 아주 조심해야 한다. 부상을 피하기 위하여 사용하지 않을 때에는 차단 시켜 놓아야 한다. 대상물이 버너에 도달할 때 검사자의 손이 불꽃에 닿지 않도록 조심해야 한다. 머리카락은 불이 쉽게 붙기 때문에 머리카락이 긴 사람은 특히 조심해야 한다. 긴 머리카락은 뒤쪽으로 묶거나 다른 방법으로 보호해야 한다.
10) 배양액이나 화학물질을 우연히 삼키는 것을 방지하기 위하여 피펫을 입으로 사용하지 않는다. 피펫 사용은 고무벌브나 기계적 조정 장치를 이용한다. 피펫을 삽입할 때는 조심스럽게 해야 한다. 피펫을 강압적으로 삽입하면 깨지거나 부상을 입는 결과를 초래할 수 있다.
11) 미생물 검사실에서는 라벨이나 기타 물품이 입에 접촉하는 것을 피해야 한다. 가능하다면 언제나 라벨보다는 표지(marker)를 사용한다. 만일 라벨을 사용해야 한다면 수분을 흡수하는 것을 사용해야 한다.
12) 유리가 깨졌다면 구역 내의 유리조각을 깨끗이 치우고 베이는 것을 피하기 위해 조심해야 하고 보호장갑을 사용해야 한다. 오염물과 유리조각은 특수한 용기에 넣어 버려야 한다.

13) 날카로운 기구를 사용할 때는 베이는 것을 피하기 위하여 조심하여야 한다.
14) 모든 오염물은 버리거나 다시 사용하기 전에 소독을 해야 한다. 적당한 용기나 구역에 특정한 오염 세균을 버리기 전에 멸균하여야 한다. 많은 경우에 세균을 사멸시키는 데 고온을 이용하며 온도를 높이기 위하여 증기압을 이용하는 가압멸균기(autoclave)를 사용한다. 다른 경우에는 항세균 제제를 사용하여 오염을 제거하기도 한다. 사용하는 피펫은 멸균하여 사용해야 한다. 어떤 경우에도 검사실 내부에서 오염물이 배양되는 것은 제거되어야 한다.
15) 보관하는 평판배지는 3개 이상 쌓아 놓지 않는다. 그렇지 않으면 안전하게 고안된 플라스틱 혹은 철제 보관용기를 이용해야 쌓아 놓은 평판배지의 붕괴, 뚜껑이 열리는 것 그리고 세균이 방출되는 것을 피할 수 있다.
16) 배양물의 냄새를 맡기 위해 평판배지의 뚜껑을 열지 않는다. 냄새를 맡는 것은 세균을 흡입하거나 잠재적 감염의 결과를 초래할 수 있다.
17) 접종 백금이를 화염멸균할 때는 항상 백금이를 불꽃의 가장 밑 부분에 넣고 소각한다. 이것은 백금이에 세균 덩어리가 있을 때 아주 중요하며 이렇게 해야 세균이 연무(aerosol)를 형성하거나 주변에 흩어지는 것을 최소화 할 수 있다.
18) 검사가 끝나면 검사실을 떠나기 전에 손을 씻어 세균학적 위생을 준수한다.
19) 사고나 상처가 발생하면 즉시 검사실 책임자에게 보고하여 신속하고 적절한 조치를 취한다.

2. 미생물검사실의 기본안전

각 실험실에는 화학물질 용기, 화학물질 취급 안전 훈련과 재교육, 화학물질을 쏟았을 때 주의점 및 폐기처리 시 주의점 등의 정보가 포함되어 있는 제조물질 안전 자료표(Manufacture's Material Safety Data Sheets, MSDSs)를 비치하여 언제 어디서 비상사태가 발생하더라도 대처할 수 있도록 하고 제조물질 안전 자료에 대하여 숙지할 수 있도록 교육시켜야 한다. 유독 유해 물질을 취급할 때는 반드시 fume hoods에서 마스크를 착용하고 작업을 수행해야 한다. 유해물질이 쏟아졌을 경우에는 장갑, 습기가 베어 들어오지 못하는 앞치마 및 고글(안경) 등을 착용하고 처리 작업이 수행되어야 한다. 산성과 알칼리성, 인화성 물질, 그리고 방사성 유출을 처리하는 장비는 유해물질 유출 시에 유해물질을 무독화시키는 데 커다란 도움이 된다.

화재 발생 시 대피를 위하여 가장 가까운 출구를 찾을 수 있는 실험실 구조도를 비치하고 숙지시켜야 한다. 법률에 근거한 정기적인 방화 훈련을 하는 것은 매우 중요하다. 모든 직원들은 소화기를 항상 사용할 수 있도록 훈련되어야 한다. 국지적인 화재에서는 소화기 종류에 따라 사용 방법을 숙지하는 훈련이 아주 유용한 경우가 많지만 대부분의 검사실에는 종합적으로 조합된 소화기가 비치되어 있기 때문에 화재 종류에 따라 소화기를 찾을 필요가 없다.

전기 코드 장치가 불량이 아닌지 정기적으로 점검하고 모든 소켓은 적어도 일 년에 한번은 누전에 대한 점검을 실시해야 한다. 전기선을 연장하여 사용하는 것은 바람직하지 않다.

압축 가스통(CO_2나 무산소성 배양용 혼합가스)은 압축된 가스가 포함되어 있으므로 적당하고 안전한 방법으로 취급되어야 한다. 가스통에 균열이 간 상태로 넘어지면 마치 미사일과 같이 인명 상해와 재산 파괴를 가져올 수 있다. 그러므로 가스통은 환기가 잘되는 곳에 비치하며 안전하게 사슬로 매어 고정해야 한다. 가스통의 조절기를 설치할 때나 제거할 때 사용하는 금속 모자는 가스통을 사용하지 않을 때에도 항상 비치되어 있어야 한다. 가스통을 운반할 때는 특별히 제작된 소형 바퀴가 달린 운반구에 사슬로 고정하여 운반해야 한다.

미생물 검사실 종사자는 항상 감염 미생물에 노출될 위험성을 안고 있다. 오염된 손으로 눈 또는 코를 문지르는 경우, 액체 배양물을 쏟는다거나 혼합하거나 원심분리하는 동안 연무질을 흡입하는 경우, 사용하는 필기구나 손가락을 입에 넣어 우연히 미생물이 섭취하는 경우, 주사바늘에 의한 피부 상처를 통해 미생물이 침범하는 경우 등 그 위험성이 곳곳에 산재되어 있다. 혈액이나 체액을 통해

전파되는 B형 간염 바이러스(HBV), C형 간염 바이러스(HCV) 및 후천성 면역결핍증 바이러스(HIV) 등은 실험실 감염이 많은 대표적인 바이러스 감염병이다.

감염 가능성 원인체로 오염된 물질은 폐기처리 전에 반드시 감염원을 제거해야 한다. 검사하다 남은 검체, 환자 배양물, 세균 배양물 및 주사기의 주사침과 같은 날카로운 것 등과 같은 감염성 폐기물은 가압멸균기(autoclave), 소각 또는 다양한 폐기물 처리방법으로 감염원을 제거 한 후 폐기해야 한다. 미국의 환경보호국(EPA)은 위험 폐기물 감소와 생활환경에 배출되는 위험폐기물의 양을 제한하기 위한 다음과 같은 지침을 제시하였다.

1) 가능하면 유해도가 낮은 화학물질을 사용할 것.
2) 오염되지 않은 쓰레기와 감염성 폐기물을 분리하여 처리한다.
3) 병원균의 동정 및 항생제 감수성 검사 장치를 최소 장치로 대체하여 감염성 폐기물의 양과 감염 폐기물의 양을 줄일 것.
4) 전염성 폐기물(우무평판배지, 시험관, 시약 병)은 누출 방지된 견고한 봉투에 이중으로 겹쳐 처리한다.
5) 유리제품은 폐기하기 전에 합성수지로 안감을 넣은 두꺼운 상자에 넣고 가득차면 상자는 가압멸균 또는 소각 처리한다.
6) 부서진 유리, 외과용 칼이나 주사바늘과 같은 날카로운 폐기물은 위험물표기(Sharps)가 된 용기에 넣고 가득차면 소각 또는 가압멸균 한다.

과거에는 감염증 진단을 위해 제출된 임상검체 뿐만 아니라 미생물 분리를 위해 제출된 어떠한 검체도 포장에 "감염성 물질(infectious substance)"이라는 표지를 붙여야 했다. 그러나 현재는 특정 범주에 해당되는 미생물 또는 검체들만 위험 상품으로써 발송된다. 특정 범주에 해당되지 않는 검체나 배양물은 진단을 위한 검체 또는 임상 검체로 포장되고 발송될 수 있다. 실제로 대부분의 임상 실험실이 발송하는 특정 범주에 속하는 전염성 물질은 결핵 배양물이다. 검사실 관리자는 환자의 증상이 특정 범주에 속한 원인체인지 아닌지 불확실 하면 진단을 위한 검체로 발송하는 것보다는 감염성 물질로 검체를 발송하는 것이 현명한 처리 방법이다.

감염성 검체 또는 분리검체는 흡수성 물질로 감싸고 합성수지 생물안전 봉투(biohazard bag)에 포장한다. 이것은 방수 처리되고 단단한 플라스틱으로 제작된 용기로 재포장된다. 두 번째 용기는 섬유판으로 제작된 세 번째 용기로 안전하게 포장한다.

제2장 배양배지의 준비(Preparation of Culture Media)

▶ 실습을 위한 학습목표

이 실습을 수행한 학습자는 :

1. **배지제조의 순서를 설명할 수 있다.**
2. **배지제조에 필요한 실습재료 및 기구를 설명할 수 있다.**
3. **세균 성장에 필요한 영양성분을 설명할 수 있다.**
4. **천연배지와 합성배지의 정의를 설명할 수 있다.**
5. **사용목적에 따른 배지의 분류를 설명할 수 있다.**
6. **제작방법에 따른 배지의 분류를 설명할 수 있다.**

각각의 세균을 배양하는 것은 생리학적, 유전학적 연구에 이용된다. 세균 성장과 순수배양의 유지는 세균학에서 사용하는 방법론의 가장 근간을 이루고 있다. 배양액에는 수많은 세균이 포함되어 성장하고 있다. 이 배양액은 세균의 연구와 대사적 특징을 밝히는 데 충분한 물질을 제공하며 연구에 이용된다. 미생물 검사실에서 배양 증식된 배양액은 서로 다른 배양 환경에서 세균의 증식률을 연구하는 데도 사용될 수 있다.

현미경적 검사를 위한 세균 회수를 포함하여 세균검사나 특성을 연구하기 위해서는 통상 순수배양을 통한 세균 증식이 필요하다. 다양한 세균 종류가 있고 이들은 성장을 위한 적당한 조건과 허용한계와 같은 최소한의 요구성이 있다. 성장을 위하여 세균은 자신의 영양요구를 지지해주는 증식배지를 포함하여 적절한 환경을 필요로 한다. 세균검사실에서는 포도당과 같은 유기 탄소원 또는 단백질, 무기영양원, 질소원, 인 그리고 물을 포함한 성장물질 등이 통상 함유되어 있는 합성배지(synthetic medium, defined medium)에서 많은 세균 종들을 배양할 수 있다. 세균과 진균의 순수배양을 위하여 수많은 형태의 서로 다른 배지를 사용한다. 배지뿐만 아니라 세균의 배양에는 설정온도 이탈 범위를 최소로 유지할 수 있는 조절기능이 있는 배양기를 포함한 다양한 환경 요소의 세심한 조절이 요구된다. 주어진 세균의 성장 요구성을 이해해야 실험실 내에서 대상 세균이 최적 조건에서 성장할 수 있는 조건을 수립하는 것이 가능하게 된다. 세균 검사실에서 세균을 배양할 때 배양시간은 아주 중요한 사항이다. 많은 배양에서 세균 생존력의 상실이 시작되는 것은 24~48시간이다. 따라서 배양물은 자주 신선한 배지로 옮겨 배양해야만 한다. 순수배양을 확고하게 유지하는 것은 다른 세균 모두를 배제하는 것이다. 세균은 자연환경 도처에 분포하고 있기 때문에 순수배양을 수립하고 유지하는 데는 증식배지로부터 다른 세균을 제거(sterilization, 멸균)하고, 다른 세균과 혼합된 상태에서 배양하고자 하는 세균을 격리(isolation, 분리)시키고, 일정 장소에서 오염되지 않게 다른 장소로 옮기고(aseptic transfer, 무균수송), 순수배양을 유지(preservation, 보존)하는 것이 필요하다.

미생물학을 학습하는 각자는 미생물 성장을 지지해주는 적당한 배지의 준비와 멸균, 세균세포의 이동과 무균조작, 세균의 분리와 순수배양 확립 및 더 많은 연구를 위하여 접종원으로서의 배양액(stock culture)의 보존과 확립에 대한 기술을 숙지해야한다.

제1절 배지의 종류

1. 세균의 기본 영양성분

세균배양에 필요한 어느 배지라도 다음과 같은 특정한 기본 영양성분이 요구되며 공급되어야 한다.

1) 에너지원으로서의 탄소원(carbon source)
2) 질소원(nitrogen source)
3) 인산염(phosphate source)
4) 철, 마그네슘과 같은 다양한 무기영양원(mineral nutrients)
5) 물(water)

어떤 세균은 배지 내 영양원으로 포도당과 같은 단일 탄소원, 암모늄염과 같은 단순 질소원, 인산염과 같은 무기염류로 구성된 배지에서 성장할 수 있다. 이런 종류의 배지는 정확한 화학 구성을 알고 있기 때문에 **한정배지(defined medium)** 혹은 **합성배지(synthetic medium)**라고 한다.

일상적인 세균배양에는 통상적으로 **복합배지(complex medium, 자연배지 natural medium)**를 사용한다. 이들 배지는 기본영양원으로 정확한 구성을 알지 못하는 식물이나 동물의 추출물과 같은 복합 영양물로 공급된다. 예를 들면 쇠고기 추출물(beef extract)이나 단백질이 가수분해된 펩톤(peptones)과 같은 것이 영양우무배지의 기본 재료이다. 이 물질들은 다양한 탄소원과 아미노산 형태의 질소 화합물 그리고 비타민 같은 혼합 보조인자를 공급한다. 이 기초배지는 탄수화물원으로 효모 추출물(yeast extract)과 다양한 복합 영양 요소를 공급하기 위하여 혈장이나 혈액 등을 추가함으로써 좀 더 까다로운 세균의 성장을 강화시킬 수 있다. pH는 세균 배양에 맞게 조절하며 대부분 인체 감염균은 사람 체액 pH인 7.2 ~ 7.4 정도(중성에서 약 알칼리)에서 잘 자란다.

2. 사용목적에 따른 분류

1) 증식배지(growth medium)

검체에 존재하는 대부분의 미생물을 배양할 수 있도록 조성된 배지이다. 증식배지는 선택성이 없는 일반 증식배지와 목적하는 세균의 수를 높이기 위해 사용하는 특수 증식배지(증균배지, enrichment medium)가 있다.

2) 선택배지(selective medium)

목적하는 미생물만 분리 배양될 수 있도록 조성된 배지이다.

3. 물리적 상태에 의한 분류

1) 액체배지(broth medium, liquid medium)

물리적 성상이 액상인 배지로 배지 조성물이 물에 단순히 용해되는 배지이다.

2) 고체배지(solid medium)

액체배지에 우무(agar, 해초로부터 추출한 복합 탄수화물)를 추가한 배지이다.

우무는 용해 특성과 방대하고 중요한 세균에게 영양적 가치가 없기 때문에 배양배지의 고체화 물질로 매우 이상적이다. 우무는 90 ~ 100℃에서 녹고 약 42℃에서 액체 상태가 고체로 된다. 대부분의 고체배지에는 우무가 1.5% 정도 함유되어 있다.

3) 반고체 배지(semi-solid medium)

우무의 함량이 0.3 ~ 0.5% 정도인 배지이며 주로 세균의 운동성을 감별하는 데 이용된다.

4. 배지의 높이나 제작방법에 따른 분류

고체배지는 제작하는 방법(배양액을 넣는 용기)에 따라 **평판배지(agar plate)**, **사면배지(agar slant)** 및 **고층배지(agar tube)**로 나누기도 한다.

5. 배지와 배지 제조를 위한 용기의 멸균

세균을 비롯한 많은 미생물은 환경 내에 널리 분포되어 있기 때문에 시험관, 플라스크, 건조된 배지분말 성분, 공기 등과 같은 많은 서식 근원지로부터 유입된다. 만일 배지를 멸균하지 않으면 이들 세균은 결국 성장 증식하여 원하지 않는 세균이 살아남게 된다. 멸균 과정은 특정 지역에 살아있는 포자를 포함한 모든 미생물을 제거하는 것이다. 배양배지, 시험관, 플라스크, 피펫, 백금이 등은 순수배양을 확립하기 전에 살아있는 미생물을 완전히 제거하고 사용해야 한다. 배양배지는 오염을 방지하기 위해 봉인하거나 멸균된 마개로 막아야 한다. 액체나 용기 그리고 순수배양에 사용하는 기구들을 멸균하는 방법은 다양하다. 미생물을 죽이기 위해 온도를 높이거나 또는 방사선 수위에 노출시키기도 하고 액체로부터 미생물을 제거하기 위해 여과(filtration)를 하기도 한다.

미생물 검사실에서 배지를 멸균하기 위해 일정 시간 동안 높은 온도에 노출시키는 가압(고압)멸균기(autoclave)를 사용한다. 일반적으로 121℃ 온도(15 Lb/in^2 증기를 이용하여 달성한다)에서 15분 동안 사용하여 세균배양 배지를 습열멸균한다. 가압멸균기는 액체, 고체, 포장물품에 따라 적용하는 배기 방식(냉각 시간)이 다르다.

제2절 일반배지의 제조

I. 배지 제조를 위한 일반적인 개요(General Outline for Media Preparation)

1. 필요한 기구 및 장비

메스실린더(mess cylinder) : 배지 제조 시 증류수 양을 측정하는 데 사용
 배지 제조량과 같은 크기나 또는 제조량에 가장 근접한 것 사용
삼각플라스크 (Erlenmeyer flask) : 배지 제조량의 2-3배 되는 것
 액체배지에서 다량으로 세균을 배양할 때는 제조량의 4-5배 되는 것
전자저울(electronic balance), 약포지(cartridge paper)
Pipet filler(3 way) : air, suction, elution
비커(beaker) : 50 mL 또는 100 mL
자석교반기와 막대자석(magnetic stirring bar and magnetic stirrer)
페트리배양접시(Petri dish)
가압증기멸균기(autoclave)

2. 배지 제조량의 계산(calculation of media requirements)

1) 일주일 내지 3주 정도 사용할 평판배지나 또는 시험관 배지의 양을 계산한다.
2) 배지의 최종 제조량은 100 mL, 200 mL, 500 mL, 1000 mL 등으로 계산한다.
3) 시험관 배지를 만들 때는 한 시험관 당 몇 mL를 만들고 몇 개의 시험관 배지를 만들 것인지를 정한다.

 예를 들면:

 (1) 시험관 배지의 제조 시

 필요한 시험관 수 .... 150 개 (시험관 50개를 꽂을 수 있는 rack 3개)
 시험관 당 필요량 .... 3 mL
 450 mL(150 × 3)가 필요하지만
 배지 제조 시 손실 등을 감안하여 최종 배지의 제조량은 500 mL로 한다.

(2) 평판배지의 제조 시

필요한 배양접시 .... 100 개

배양접시 당 필요량.............................. 20~25 mL

2000 ~ 2500 mL(100 x 20 또는 25)가 필요하지만

배지 제조 시 손실 등을 감안하여 최종 배지의 제조량은 2500 mL로 한다.

삼각플라스크가 큰 것이 없거나 자동분주기가 없을 때는

500 mL씩 5개의 삼각플라스크를 사용하여 배지를 제조할 수 있다

4) 요소 등 열에 약한 물질을 우무배지와 섞어서 배지를 만들 때는 증류수의 양을 잘 계산하여 만들어야 한다.

예를 들어 요소사면배지 500 mL를 제조할 경우

(1) 500 mL에 필요한 요소 가루 14.5 g을 증류수 50 mL에 녹여서 여과멸균하다.

(2) 500 mL에 필요한 우무 7.5 g(1.5%)을 증류수 450 mL에 녹여서 가압증기멸균하여 45℃로 식힌다.

(3) 무균적으로 두 용액을 잘 섞어서 배지에 분주한다.

3. 평판배지 제조 과정(preparation of plate medium)

1) 배지제조량을 계산한다.
2) 메스실린더에 증류수를 제조량만큼 채워 넣는다.
3) 배지 제조량에 2, 3배 되는 삼각 플라스크에 위의 증류수 1/3정도를 부어넣는다. 배지를 녹일 때 끓어서 넘칠 우려가 있으므로 2, 3배 정도 크기의 플라스크 사용한다.
4) 제조사의 지시에 따라 배지 분말을 저울에서 측량한다. 이때 전자저울은 평편한 곳에 놓고 수평과 영점을 확인한 후 측량해야 한다.
5) 측량한 배지 가루를 저울에 달아서 위의 삼각플라스크에 넣는다.
6) 나머지 증류수로 기벽에 묻은 가루를 씻어 내리면서 삼각 플라스크에 다 붓는다. 가압증기멸균 후 배지에 첨가할 물질이 있는 경우는 막대자석을 넣는다.
7) 오븐이나 열판(hot plate)에서 끓여서 녹인다(중탕하는 것이 좋다).
8) 상품화된 배지 가루를 사용하는 경우에는 pH를 측정하지 않아도 된다. 만일 배지 성분을 각각 준비하고 혼합하여 제조한다면 배지 조성물이 완전히 용해된 후 pH 종이나 pH 측정 기구를 이용하여 pH를 측정한다. 특히 pH 미터를 사용하는 경우, 영양우무배지는 약 55℃ ~ 60℃로 식은 다음 pH를 맞춰야 한다. pH 미터를 사용할 때는 사용 후 기기의 전극부위(electrodes)를 증류수로 세척하여 완벽하게 청결을 유지해야 한다. pH가 적정 pH에서 벗어나면 1/10N NaOH 혹은 1/10N HCl을 이용하여 조절 한다.
9) 삼각플라스크에 거즈 솜마개(또는 쿠킹호일)로 뚜껑을 만들어 잘 밀봉하고 배지명을 쓰고 제조자의 이름을 표기한다.
10) 가압증기멸균(121℃, 15 Lbs, 15분) 한다. 대부분의 가압멸균기는 시간이 20분으로 설정되어 있다. 가압멸균기의 작동이 시작되면 증기가 기기 내로 유입되어 설정된 시간동안 온도가 유지되고 증기는 배출된다. 자동방식의 가압멸균기는 기기 내부의 압력이 15 ~ 20 Lb/in^{2}에 도달한 후에 시간이 작동되도록 설정되어 있다. 기기 내부의 압력이 15 ~ 20 Lb/in^{2}에 도달하면 온도는 121℃가 된다. 즉 가압멸균기의 기본 조건은 121℃, 15 ~ 20 Lb/in^2, 20분이다. 기기 내의 멸균 대상물이 액체인 경우, 증기가 빠르게 배출되면 압력이 급격히 저하하면서 끓어 넘치게 되므로 증기 배출속도와 온도가 떨어지는 속도의 균형을 맞추어 천천히 배출되어야 한다. 증기가 완전히 배출되어야 가압멸균기의 뚜껑을 열고 기기 내의 물건을 제거할 수 있다. 기기 내의 물건은 여전히 뜨겁기 때문에 화상을 방지하기 위해서 물건을 꺼낼 때는 열 방어용 장갑을 착용해야 한다. 가압멸균기의 적절한 기능을 확인하기 위하여 아포테이프

혹은 멸균테이프를 종종 사용하는데, 아포는 가압멸균에 의해 사멸하며 멸균 테이프는 충분한 열이 작용했을 때 색깔이 변한다. 생물학적 확인방법으로 Geobacillus stearothermophilus의 아포와 포도당 및 BCP가 함유된 ample을 함께 멸균하여 56℃에서 아포의 성장여부를 확인하는 방법도 있다.

11) 수조(water bath)에서 50℃ 정도로 식힌 후 필요에 따라 열에 약한 물질을 첨가한다.
12) 배지의 두께가 4 ~ 5 mm가 되도록 페트리배양접시에 분주한다. 공기 중의 세균이나 곰팡이가 오염될 수 있으므로 배양접시의 뚜껑을 완전히 열어서는 안 된다. 오염방지를 위해서 뚜껑의 개방은 최소화하고 사고를 방지하기 위해 조심하고 분주 작업은 빠르게 진행해야하고 가능하면 생물학적 안전상자(biological safety cabinet)나 무균실험대(clean bench)에서 진행하는 것이 좋다.
    배지의 두께가 4 ~ 5 mm가 되려면
    직경 50 mm 페트리배양접시에 배지 4 ~ 5 mL
    직경 100 mm 페트리배양접시에 배지 20 ~ 25 mL
    직경 150 mm 페트리배양접시에 배지 60 ~ 80 mL를 분주한다.
13) 실온에서 식혀서 굳힌다.
14) 배양접시 내의 배지 내용물이 완전히 굳은 것이 확인되면 배지를 뒤집어서 배지의 약자명을 쓴다.

4. 시험관 배지의 제조법

1) 시험관 배지 제조 시에도 1)번에서 8)번까지는 평판배지제조법과 같다.
   액체배지인 경우는 1)번에서 6)번까지는 같지만 녹일 때는 잘 섞어서 녹인다.
2) 배지가 끓어서 녹은 후에 시험관에 필요한 만큼 붓고 뚜껑을 한다.
3) 시험관 배지는 랙(rack)에 꽂아 넣고 한 쪽 끝에 배지명, 제조일자, 제조자를 표기한다.
4) 시험관 랙을 가압증기 멸균한다.
5) 액체배지와 고층배지는 실온에서 식힌다.
6) 사면배지는 실온에서 30 ~ 45° 정도의 경사로 굳혀 사면으로 만든다. 이 때 시험관 내의 내용물이 시험관 뚜껑에 닿지 않을 정도의 각도를 유지하도록 조심해야 한다. 시험관 내의 내용물이 완전히 굳기 전에 시험관을 옮겨서는 안 된다. 반사면 반고층배지는 실온에서 반사면 반고층으로 식힌다.

5. 배지제조의 기타 방법과 참고 사항

1) 우무(agar)는 100℃로 끓여야 녹고 42℃ 이하가 되면 굳기 시작한다. 고체배지에는 1.5% 정도의 우무가 들어있고, 운동성 시험용 반고체배지에는 우무가 0.3 ~ 0.5% 들어 있다.
2) 배지에 혈액을 첨가하거나 또는 열에 약한 발육소 등을 첨가하는 경우는 기본배지를 가압증기멸균하여 수조에서 50℃ 정도로 식힌 후 첨가하여 잘 섞고 바로 분주한다.
3) 액체 배지는 우무가 포함되어 있지 않으므로 끓이지 않고 녹일 수 있다.
4) Thioglycollate broth는 산소가 빨리 침투되는 것을 막기 위해 소량의 우무가 첨가되어 있으므로 반드시 끓여서 녹인 후 시험관에 분주하고 가압증기멸균한다.
5) 장내 병원성 세균의 검출에 사용하는 SS 배지, XLD 배지, HE 배지, TCBS 배지, bismuth sulfite 배지 등 선택배지는 가압증기멸균하지 않고 끓인(자비멸균, 1~2분 정도) 후 45~50 ℃로 식혀서 배양접시에 분주하여 굳힌다.
6) 요소(urea) 배지나 열에 변성될 수 있는 탄수화물 등은 여과멸균하여 기초배지와 섞는다.
7) TSI, KIA 배지나 탄수화물이 들어 있는 배지는 118℃에서 12분 가압증기멸균하여 사용하는

것이 권장된다.

8) 배지에 검체를 접종할 때는 배지가 실온이 된 다음 접종한다.

9) 결핵균 배양용 Lowenstein Jensen 배지, 오가와 배지 등은 우무가 없는 고형배지로 85 ~ 90 ℃에서 1시간 정도 열을 가하여 굳힌다(응고멸균).

6. 배지의 정도관리(QC, quality control)

1) 무작위로 배지 1 ~ 2개를 37℃에 하룻밤 배양하여 균이 발육하는 지를 관찰한다.

2) 균이 발육하면 전날 만든 배지는 사용할 수 없다.

7. 배지의 보관

1) 평판배지는 5 ~ 10개씩 랩에 싸서 배지명, 제조일자, 제조자를 표기한다.

2) 시험관 배지는 랙(rack)에 꽂아 넣고 배지명, 제조일자, 제조자를 표기한다.

3) 모든 배지는 냉장고에 보관하며 티오글리콜레이트 액체배지(thioglycollate broth)나 수송배지(transport medium)는 실온에서 보관한다.

4) 배지는 신선할수록 좋으므로 2 ~ 3주 또는 한 달 내에 사용할 분량만 제조한다.

8. 배지제조의 흐름도

1) 평판배지 제조의 흐름도

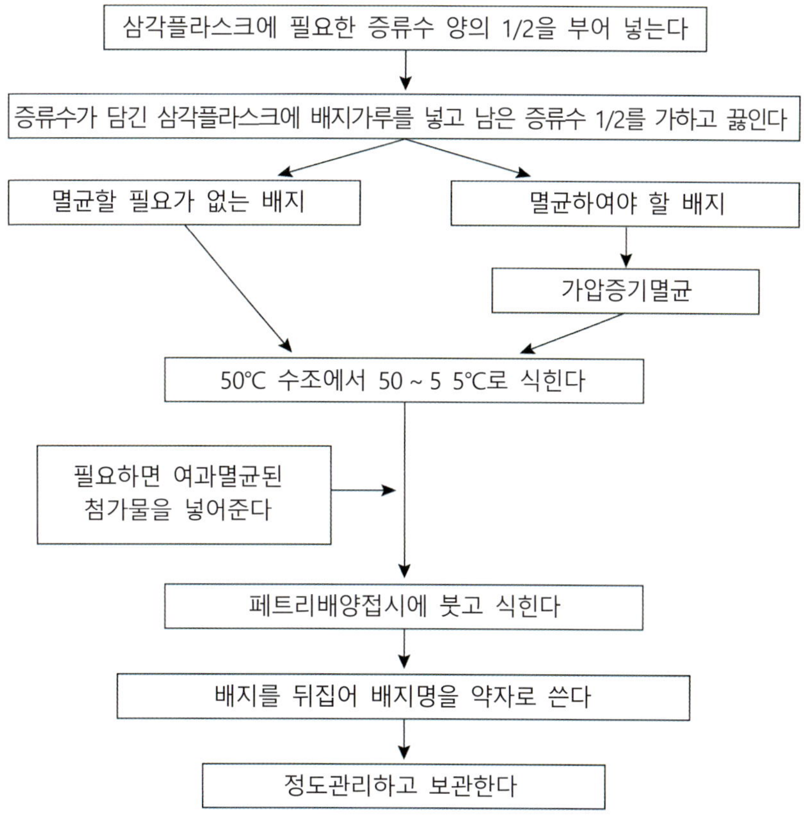

2) 시험관 배지 제조의 흐름도

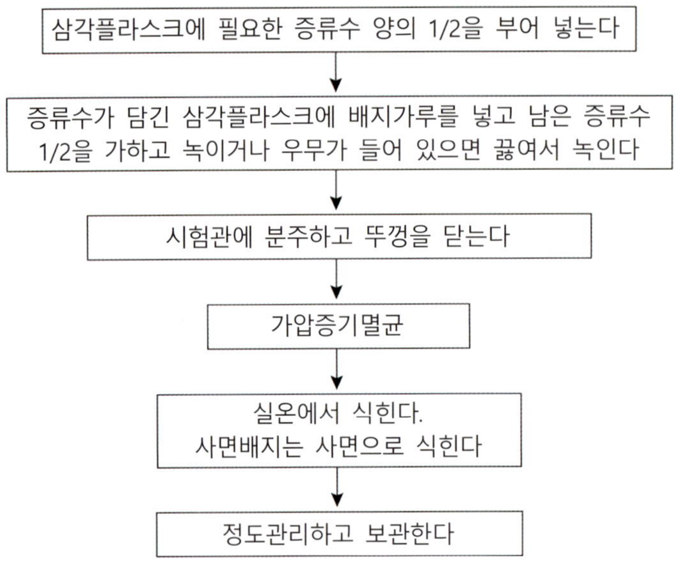

3) 열에 불안전한 물질을 첨가하여 만드는 배지 제조의 흐름도

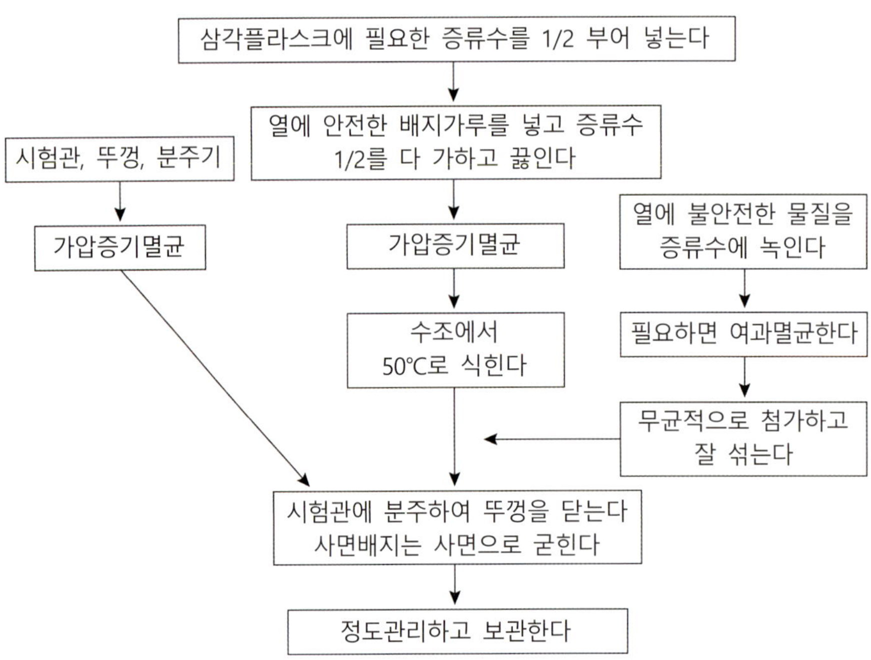

II. 임상에서 사용하는 배지의 제조

1. 영양우무배지(NA, nutrient agar)의 제조 (100 mL를 만드는 경우)

1) 100 mL 메스실린더에 증류수 100 mL를 채워 넣는다.
2) 300 ~ 500 mL 되는 삼각 플라스크에 위의 증류수 1/2정도를 부어 넣는다.
3) 100 mL에 필요한 영양우무배지 가루를 저울에 달아서 1/2정도의 증류수를 넣은 삼각플라스크에 넣고 나머지 1/2 증류수를 다 부어넣는다.
   (나머지 증류수를 부으면서 약포지에 남아있는 우무(agar)와 플라스크 입구에 묻어 있는 배지 분말을 씻어 내린다)
4) 오븐이나 열판에서 끓여 녹인다.
5) 삼각플라스크에 거즈 솜마개(또는 쿠킹호일)로 뚜껑을 만들어 잘 봉하고 배지명을 쓰고 제조자 표기를 한다.
6) 가압증기멸균한다(121℃, 15 Lbs, 15분).
7) 수조(water bath)에서 45 ~ 50℃로 식힌다.
8) 배지의 두께가 4 ~ 5 mm가 되도록 배양접시(Petri-dish)에 분주한다.
9) 실온에서 식혀서 굳힌다.

2. 면양혈액배지(sheep blood agar)의 제조

혈액우무배지는 성장조건이 까다로운 세균의 배양에 영양성분을 강화시킬 목적과 세균의 용혈 양상(hemolysis pattern)을 기준으로 세균을 분별할 목적으로 종종 사용되는 배지이다. 혈액우무배지는 합성배지라고 할 수 없으며 기초배지에 탈섬유소화된 포유동물의 혈액이 영양성분으로 첨가되어 있어 일반적으로 혈액우무배지(blood agar plate, BAP)라고 부르고 있다. 통상 tryptic soy agar(TSA) 혹은 Columbia agar를 기초배지로 면양 혈액(sheep blood)을 5% 되게 첨가하여 제조하며 경우에 따라서는 토끼나 말 혈액을 첨가하기도 한다. 하지만 용혈 양상에 일관성이 없을 수 있기 때문에 용혈 양상을 목적으로 할 때는 면양 혈액을 사용한다. 또한 CLSI 지침에 의한 항균제감수성검사에 사용하는 혈액우무배지는 Muller-Hinton(M-H) 배지를 기초배지로 사용한다. 사람의 혈액에는 AIDS 바이러스나 간염 바이러스와 같은 병원균에 노출될 가능성이 높고 배지 제조를 충당할 만큼의 양이 공급되기 어렵기 때문에 추천되지 않는다.

제조법 **(500 mL를 만드는 경우)**

1) 500 mL 메스실린더에 증류수 500 mL를 채워 넣는다.
2) 1000 mL 이상 되는 삼각 플라스크에 위의 증류수 1/3정도를 부어 넣는다.
3) 500 mL에 필요한 기초배지 분말을 저울에 달아서 위의 삼각플라스크에 넣고 나머지 증류수를 다 부은 후 막대자석을 넣는다.
4) 오븐이나 열판에서 끓여 녹인다.
5) 삼각플라스크에 거즈 솜마개(또는 쿠킹호일)로 뚜껑을 만들어 잘 봉하고 배지명을 쓰고 제조자를 표기 한다.
6) 가압증기멸균한다.
7) 수조(water bath)에서 45 ~ 50℃로 식힌다.
8) 탈섬유소화한 면양 혈액을 5% 정도가 되도록 가하여 잘 섞는다.
9) 배지의 두께가 4 ~ 5 mm가 되도록 페트리배양접시에 분주한다.
10) 실온에서 식힌다.

3. 초콜릿배지의 제조

초콜릿우무배지(chocolate agar plate, CHCO)는 선택성이 없는 영양 강화 배지이다. 이 배지는 혈액우무배지의 변형으로 혈액을 첨가한 후 80℃ 정도까지 서서히 가열하면서 배지에 함유된 적혈구를 용혈시켜서 제조한 배지이다. 이 배지는 *Haemophilus* spp., *Neisseria* spp.와 같은 영양요구성이 까다로운 세균 배양에 사용된다. 이들 세균은 성장인자(growth factor)로 NAD나 hemin과 같은 인자를 요구하는데 이런 인자들이 적혈구의 내부에 존재하고 있어서 성장의 선행인자로 적혈구를 용혈시키는 것이 필요하다. 또한 열을 가하면 효소가 불활성화 되는데 초콜릿배지 제조 시 열을 가하는 것 역시 다른 방법으로 NAD를 퇴화시키는 결과도 된다. 초콜릿배지라는 이름은 배지의 색상을 보고 부르는 이름이며 실제로 초콜릿을 함유하는 것은 아니다. 혈액우무배지나 초콜릿우무배지에 bacitracin과 같은 항균제를 첨가하여 선택배지로 사용하기도 한다.

제조법 **(500 mL를 제조하는 경우)**

1) 250 mL 메스실린더에 증류수 250 mL를 채워 넣는다.
2) 1000 mL 되는 삼각플라스크에 위의 증류수 1/2정도를 부어넣는다.
3) 500 mL에 필요한 GC agar base 가루(혹은 기타 혈액우무배지의 기초배지)를 저울에 달아서 위의 삼각플라스크에 넣고 나머지 증류수를 다 부은 후 막대자석을 넣는다.
4) 오븐이나 열판에서 끓여 녹인다.
5) 500 mL 되는 삼각플라스크에 증류수 100 mL를 넣고 500 mL에 필요한 헤모글로빈 5 g(1%)을 저울에 달아 넣은 후 증류수 150 mL를 더 가하여 녹인다.
6) 위의 GC 기초배지(1 ~ 4 과정)와 헤모글로빈 삼각플라스크를 각각 거즈 솜마개(또는 쿠킹호일)로 뚜껑을 만들어 잘 막고 배지명과 제조자를 표기한다.
7) 둘 다를 가압증기멸균한다(121℃, 15 Lbs, 15분).
8) 멸균 후 위의 GC 기초배지에 헤모글로빈용액을 넣고 합쳐서 잘 섞는다.
9) 수조(water bath)에서 50℃로 식힌다.
10) IsoVitale X enrichment 5 mL(1%가 되도록)를 넣고 잘 섞는다.
11) 배지의 두께가 4 ~ 5 mm가 되도록 페트리배양접시에 분주한다.
12) 실온에서 식힌다.

또 다른 방법으로는 혈액우무배지 제조과정을 1) ~ 8)까지 동일하게 진행한 후 배지의 색깔이 초콜릿색이 될 때까지 서서히 가열한다. 통상 약 70 ~ 80℃ 정도까지 가열하면 초콜릿색을 띠게 되며 배지가 다시 50℃ 정도로 식었을 때 IsoVitale X enrichment를 1%가 되도록 가하여 잘 섞고 멸균된 페트리배양접시에 분주한다.

4. Thayer-Martin(TM) 배지의 제조

1) 초콜릿배지 제조 시와 1)번에서 10)번까지는 같다.
2) VCN(Vancomycin, Colistin, Nystatin) inhibitor를 1%가 되도록 가하여 잘 섞는다.
3) 배지의 두께가 4 ~ 5 mm가 되도록 페트리배양접시에 분주한다.
4) 실온에서 식힌다.

결과보고서 1 : 영양우무배지와 면양혈액배지의 제조

실습일자		
배지명	영양우무배지	면양혈액배지
배지 조성		
배지 제조에 필요한 재료 및 기구		
제작 과정		
차이점		

Work Sheet

결과보고서 2 : 사면배지, 고층배지 및 액체배지의 제조

실습일자			
배지명	사면배지	고층배지	액체배지
배지 조성			
배지 제작에 필요한 재료 및 기구			
제작 과정			
차이점			

Work Sheet

평가 문제

1. 세균배양 배지의 pH는 왜 중성으로 조정하는 것이 좋은가?

2. 합성배지와 복합배지의 차이점은 무엇인가?

3. Beef extracts나 yeast extracts는 배지에 어떤 영양소로 제공되는가?

4. 합성배지에서는 어떤 종류의 세균이 자랄 수 있을 것으로 기대할 수 있는가?

5. 복합배지에서는 어떤 종류의 세균이 자랄 수 있을 것으로 기대할 수 있는가?

6. 어떤 학생이 다음과 같은 조성의 배지를 준비하였다.

Agar	15.0 g
Glucose	1.0 g
Potassium phosphate	1.0 g
Magnesium sulfate	1.0 g
Ferric chloride	4.0 mg
Biotin	10.0 mg
Thiamine	20.0 mg

위 배지를 제조하여 *Escherichia coli*를 접종 한 후 37℃에서 24시간 배양하였으나 집락이 형성되지 않았다. *Escherichia coli*가 발육하지 못한 이유는 무엇이라 생각하는가?

7. 복합배지(peptone, glucose, yeast extract)와 합성배지(glucose, vitamins, salt)에 미지의 세균을 접종했는데 복합배지에서만 세균이 성장하였다. 합성배지에 소량의 yeast extracts를 첨가 한 후 다시 접종하여 배양하였더니 세균이 증식하였다. 이런 현상이 나타난 이유에 대하여 설명하시오.

제3장 멸균 및 소독법(Sterilization & Disinfection Method)

▶ 실습을 위한 학습목표

이 실습을 수행한 학습자는 :

1. **건열멸균과 습열멸균이 서로 다른 세균 종에 미치는 멸균 효과를 비교할 수 있다.**
2. **미생물의 열 저항성을 평가할 수 있다.**
3. **살균(bactericidal)과 정균(bacteriostatic)을 설명할 수 있다.**
4. **소독(disinfection)과 멸균(sterilization)을 설명할 수 있다.**
5. **소각(incineration), pasteurization, 자비(boiling), 가압(고압)멸균, 자외선멸균 및 여과(filtration) 멸균을 정의하고 수행 방법을 설명할 수 있다.**

열에 의한 미생물의 파괴는 1760년 Lazzaro Spallanzani가 처음 사용하였다. 그는 영양분이 들어있는 액체에 미리 존재하고 있는 생명체를 죽이기 위해 열을 가함으로써 자연발생설(spontaneous generation)을 부정하려고 시도하였다. 1860년 Pasteur는 특별하게 고안된 플라스크(swan neck flask)에 들어 있는 액체에 열을 가하여 자연발생설에 대한 논쟁에 종지부를 찍었다(그림 3-1).

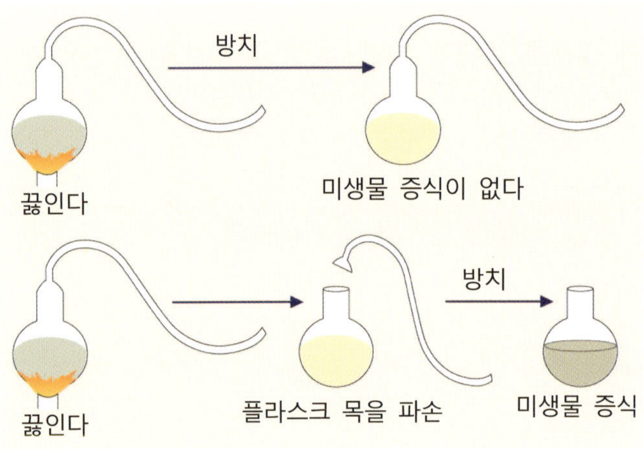

그림 3-1 파스퇴르의 자연발생설 부정 실험

Pasteur의 영향을 크게 받은 외과의사 Joseph Lister는 미생물이 도처에 산재되어 있음을 증명하였고 미생물이 유기물을 분해한다는 것을 증명하였다. 그는 수술 후 발생하는 패혈증이 수술 중에 노출된 조직에 미생물이 감염된 결과로 생각하고 미생물의 접근을 방지하는 방법으로 수술기구를 열을 이용하여 철저히 살균하고 공기오염을 방지하기 위하여 소독제를 공기 중에 뿌리며 수술을 시행하여 패혈증 유발을 현저하게 줄이는 데 성공하였다. 높은 온도(열)를 이용하여 미생물의 성장을 조절하는 방법은 그 이후 광범위하게 이용되었다. 일반적으로 '열을 이용하면 세균은 사멸되고 낮은 온도를 사용하면 세균의 성장이 저해된다'고 알려져 있다. **살균(bactericidal)**이란 어떤 방법을 이용하여 목적하는 미생물을 사멸시키는 것을 의미한다. **정균(bacteriostatic)**이란 어떤 방법을 이용하여 미생물의 성장을 저해하는 것을 의미한다. **소독(disinfection)**이란 어떤 방법을 이용하여 내생포자를 제외한 병원성 미생물을 제거하는 것을 의미한다. **멸균(sterilization)**이란 어떤 방법을 이용하여 내생포자를 포함한 모든 미생물을 사멸시키는 것을 의미한다.

세균은 열적용에 대한 내성(tolerance)이 다르게 나타난다. 열에 대한 예민도는 유전적으로 확정되며 부분적으로 최적발육온도 범위에 반영된다. 세균은 최적발육온도 범위에 따라 저온균(psychrophilic 0℃ ~ 20℃), 중온균(mesophilic 25℃ ~ 40℃) 및 고온균(thermophilic 45℃ ~ 65℃)으로 구분하며 열 저항성 인자인 **내생포자(endospore)를 가지고 있으면 열에 대한 저항성이 매우 커진다.** 결국 내생포자를 형성하는 세균은 그렇지 않은 세균에 비해 열에 좀 더 저항성이다. 미생물의 열에 대한 감수성은 용기의 크기, 미생물의 세포의 밀도, 습기함량, pH 및 배지 조성에 영향을 받는다.

미생물을 사멸하기 위해 건열(dry heat)과 습열(moist heat)을 이용할 수 있으며 자외선이나 여과방법을 이용할 수도 있다.

Ⅰ. 건열(Dry Heat) 멸균

건열을 이용한 멸균의 원리는 열에 의한 미생물 효소의 변성, 미생물의 탈수 및 산화 효과에 의한 사멸이다. 건열에 의한 뜨거운 공기는 미생물과 같은 차가운 본체를 쉽게 이동하지 못한다. 습열에 의한 에너지가 좀 더 쉽게 미생물의 본체를 효과적으로 이동할 수 있다.

1. 건열멸균기(dry oven)에 의한 멸균

건열을 이용하는 건열멸균기의 표준 적용은 170℃ 온도에서 2시간 작용시키는 방법이다. 이 방법은 초자기구나 유리 피펫과 같이 열에 저항할 수 있는 고체 물질의 멸균에 자주 이용될 수 있지만 열에 의해 물리적 성질이 변하는 폴리에틸렌이나 플라스틱 용기 멸균에는 사용할 수 없다.

2. 소각(incineration)

직접 화염을 이용하는 방법으로 백금이를 알코올램프에 멸균하는 방법이 대표적이다. 이 방법은 손쉬운 방법이기는 하지만 백금이에 묻어 있는 세균 등이 열에 의해 튀어나가 주위를 오염시킬 우려가 있다. 이를 방지하기 위해 백금이멸균기(bacticinerator)가 고안되어 판매되고 있다(그림3-2).

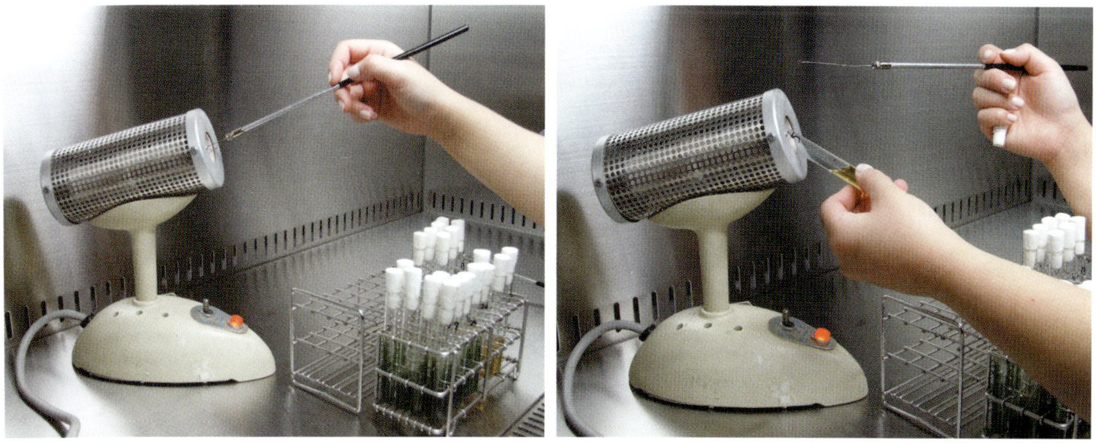

그림 3-2 백금이멸균기

II. 습열(Moist Heat) 멸균

습열을 이용한 살균의 원리는 열에 의한 미생물 효소의 변성이다. 이러한 습열을 이용한 미생물 성장 조절방법에는 대표적으로 저온살균법(pasteurization), 자비(boiling) 및 가압멸균(autoclave)이 있다.

1. 저온살균법(pasteurization)

저온살균법은 Pasteur가 포도주의 산패를 방지하기 위해 고안한 방법이라고 해서 붙여진 이름이다. 이 방법은 병원균으로 지정된 미생물의 사멸을 위하여 온도를 63℃로 유지하여 30분 혹은 72℃로 15초 처리하는 방법이다. 현대에 와서는 우유를 살균하는 방법으로 이용되고 있으며 이 방법을 변형한 초순간고온살균법(121℃ ~ 125℃, 1 ~ 2초)이 우유 살균법으로 이용되고 있다.

2. 자비법(boiling)

이 방법은 100℃에서 10분간 작용시키는 방법으로 세균의 영양형은 사멸시킬 수 있지만 내생포자를 갖고 있는 세균을 사멸시키지는 못한다. 이 방법을 응용하여 간헐적으로 가열을 반복하고 열에 저항성인 내생포자 형태의 세균을 사멸하는 방법을 간헐멸균(fractional sterilization) 혹은 저온간헐멸균법(tyndallization)이라고 한다.

3. 가압증기멸균(autoclave)

습열멸균의 가장 효과적인 방법은 일정한 압력 하에서 증기를 이용하는 가압멸균법이다. 압력이 증가하면 물의 끓는점이 높아지고 고온과 함께 증기가 생산된다(표 3-1). 가압멸균의 표준조건은 15psi 121℃에서 15분 처리하는 방법이다. 이 방법으로 내생포자를 포함한 모든 미생물을 사멸시킬 수 있다. 가압멸균은 열과 압력에 물리 화학적 구조가 변하는 플라스틱 기구 등의 멸균에 사용할 수 없으며 이당류 이상의 당을 가압멸균하면 화학구조가 단절되기 때문에 이당류 이상의 당이 포함된 배지를 멸균할 때는 115℃ ~ 118℃에서 10분 정도 멸균한다. 또는 기본 배지만 가압멸균하고 이당류 이상의 당은 여과(filtration)멸균하여 혼합하는 방법을 이용한다.

표 3-1 증기온도와 압력사이의 상호관계

압력(pound per square inch, psi., 대기압의 초과분)	온도
0 psi	100℃
5 psi	110℃
10 psi	116℃
15 psi	121℃
20 psi	126℃
30 psi	135℃

열 효과를 측정하는 두 가지 다른 방법이 있다. 일정 조건과 주어진 온도에서 시험 표준미생물(공시미생물)을 전부 사멸시키는 데 필요한 가열시간(분)을 의미하는 **열사멸시간(가열치사시간, thermal death time, TDT)**과 일반적이지는 않지만 액체매질에 일정농도의 균체를 부유하여 그것을 10분정도에서 사멸시키게 하기 위한 최저 온도를 의미하는 **사멸온도(thermal death point, TDP)**이다. 미생물의 열에 의한 사멸시간은 초기 균 농도에 크게 의존하기 때문에 그것을 명시하지 않는 경우 사멸온도는 그다지 의미가 없지만 미생물의 내열성을 표현하기 위한 한 방법으로 사용된다.

Ⅲ. 이온화방사선(Ionizing Radiation) 멸균법

방사선이란 에너지가 높아 불안한 물질이 안정된 상태를 찾기 위해 방출하는 빛 에너지의 흐름이며 파장과 진동수에 따라 크게는 이온화방사선(전리방사선)과 비이온화방사선(비 전리방사선)으로 구분된다. 이온화방사선은 짧은 파장을 가지고 있으며 원자에서 전자를 이탈시켜 이온화시킬 수 있는 힘을 갖는 광선을 지칭하며 α, β, γ, X-선 등이 이에 속한다.

생명체가 이온화방사선에 노출되면, 이에 의해 생체 조직 구성 성분들이 이온화되는 현상이 나타난다. 일반적으로 세포 수준에서 이온화방사선에 의한 손상은 4단계를 거쳐 일어난다. 먼저 1단계는 물리적 단계로 방사선 에너지에 의해 물이 이온화되는 것이며, 2단계는 물리화학적인 단계로 이온화된 물이 다른 물 분자와 반응해 과산화물을 생성하는 단계이다. 여기서 넘어가면 3단계인 화학적 단계로 넘어가는데, 이 과정에서는 앞서 생긴 과산화물이 세포의 단백질이나 효소, DNA 등에 작용해 이들을 산화시키거나 활성을 잃게 만든다. 앞서 일어나는 세 단계는 대개는 초 단위로 일어나는 짧은 변화이지만, 마지막인 4단계는 장기적으로 일어나는 변화이다. 각각의 세포가 손상의 정도에 따라 대응하는 과정으로 손상 정도가 가볍다면 스스로 복구가 가능하지만, 일정 임계치를 넘어서면 세포 분열의 지연 혹은 중단이나 세포 사멸이 나타난다. 이처럼 방사선은 신체 조직을 구성하는 분자들, 특히 물과 유기물을 이온화시켜 손상을 가져온다. 하지만 이에 대한 감수성은 모든 세포에서 동일하지는 않다. 활발히 분열하고 분화가 덜 진행된 줄기세포를 가지고 있는 골수 조직이나 생식세포가 방사선에 의한 감수성이 높아 더 큰 피해를 입게 된다.

Ⅳ. 비 이온화방사선(Nonionizing Radiation) 멸균법

비이온화 방사선은 비교적 긴 파장을 갖고 있어 원자를 이온화시키지 못하는 광선으로 자외선, 가시광선, 적외선 등이 이에 속한다. 비이온화 방사선 중에서 적외선, 가시광선, 자외선을 광학방사선이라고 한다.

통상 파장 15 nm ~ 390 nm 사이를 자외선(ultraviolet, UV)이라고 부르는데 200 nm 이하의 파장은 공기에서 흡수되지만 살아있는 생명체에 도달하지 못한다. 살균성(biocidal)이라 부르는 가장 사멸효과가 있는 파장은 200 ~ 290 nm로 UVC range라고 한다. 이 파장은 DNA의 최적흡수파장에 해당된다. 290 ~ 320 nm 사이 파장을 UVB라고 부르며 이 파장 역시 DNA 손상을 유발할 수 있다. 320 ~ 400 nm 사이 파장을 UVA라고 부르며 쉽게 흡수되지 않아 살아있는 생명체에 미치는 영향이 적다. 생명체의 DNA는 퓨린(purine)과 피리미딘(pyrimidine)의 상보적 염기쌍으로 연결된 이중나선구조를 띠고 있는데 자외선은 핵산의 피리미딘 이량체(thymine 이량체 혹은 cytosine 이량체)를 유도하여 변이를 일으킨다. 이것이 복구되지 않으면 유전자에 치명적 손상을 주어 세포는 죽음에 이르는 결과를 가져온다. 자외선에 의한 멸균은 침투 능력에 한계가 있어서 물체의 표면에 존재하는 미생물을 대상으로 한다. 열에 불안정한 용액이나 수술실 소독 혹은 식품 제조 과정 등에 조사하는 방법으로 사용되고 있다.

Ⅴ. 가스멸균(Gas Sterilization)

방사선 멸균법과 마찬가지로 열에 예민한 고체 실험기구 멸균에 사용된다. 가스멸균에 가장 많이 쓰이는 것은 ethylenoxide와 formaldehyde이다. Formaldehyde와 과산화수소(hydrogen peroxide) 가스는 무균실의 HEPA filter 멸균에 사용되고 있다. Glutaraldehyde는 3 ~ 10시간 안에 세균의 포자를 죽일 수 있고 기관지경의 렌즈, 금속 및 고무를 부식시키지 않기 때문에 인체삽입용 의료기구의 멸균에 사용한다. Peracetic acid는 유기물질에 효과적이고 외과용 기구 표면의 멸균에 사용한다. Glutaraldehyde와 peracetic acid를 이용한 멸균법을 냉장멸균(cold sterilization)이라고 부른다.

VI. 여과멸균(Filtration for Sterilization)

열을 가하면 물리화학적 구조에 변화가 되는 액체를 멸균할 때 사용하는 방법이다. 예를 들면 이당류 이상의 당(젖당, 설탕, 맥아당 등), 혈청, 요소, 효소, ONPG, 비타민 등의 물질은 여과 멸균을 하는 것이 안전하다(그림 3-3).

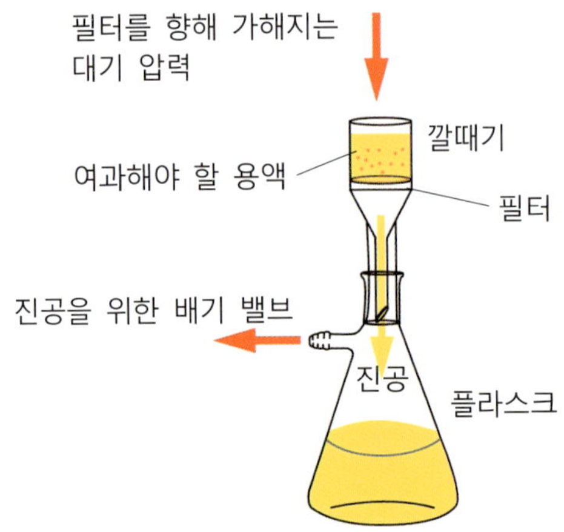

그림 3-3 여과멸균장치

1. 여과에 이용되는 필터(filter)의 종류

1) Seitz filter

석면을 압축하여 만든 필터이다. 필터의 구멍 크기에 따라 0.22 ㎛와 0.45 ㎛ 두 종류가 있으며 필터의 성질상 알칼리성을 띠고 있어 사용 전에 멸균증류수나 멸균생리식염수로 세척 과정을 먼저 거친 후 사용해야 하는 번거로움이 있으나 재생하여 사용할 수 있다는 장점이 있다.

2) Chamberland filter

고령토와 규사의 혼합물을 압축하여 제조한 필터이다. 필터 구멍에 따라 L1-L13의 13가지가 있다. 번호가 높을수록 구멍의 크기가 조밀하다. 이 필터는 물의 여과에 많이 사용하며 바이러스나 *Mycoplasma*와 같이 아주 작은 입자는 걸러내지 못한다.

3) Berkefeld filter

규조토로 만든 필터로 은(silver)을 함유시켜 멸균 효과를 높인 제품이 나와 있다. 값이 싸고 이동이 용이하다는 이점이 있지만 바이러스나 *Mycoplasma*와 같이 아주 작은 입자는 걸러내지 못한다. 가정에서 음료수의 정수에 일반적으로 많이 사용되었다. 여과 구멍의 크기에 따라 크기가 성긴(큰) V형, 일반형인 N형 및 아주 조밀한 W형이 있다.

4) Millipore filter

Cellulose acetate나 cellulose nitrate로 만든 필터로 가장 널리 사용되는 여과필터이다. 필터의 구멍 크기가 매우 다양하며 세균에서 바이러스까지 모두 제거할 수 있는 필터이다. 주사기 끝에 장착하여 소량의 액체물질을 여과할 수 있는 일회용 제품도 개발되어 있다.

VII. 멸균법의 검증

내생포자(endospore)를 형성하는 일부 그람양성 막대균은 일반적인 멸균 방법으로 사멸되지 않는 경우가 종종 있다. 따라서 멸균 상태를 검증하는 지표균으로 내생포자를 형성하는 *Bacillus subtilis var niger* 혹은 *Geobacillus stearothermophilus*균을 이용하여 멸균상태를 검증하는 생물학적 검증 방법이 있으며 기능성 잉크로 표지된 멸균 테이프를 사용하는 화학적 검증법을 이용하기도 한다.

1. 재료 및 방법 :

1) ***Bacillus subtilis*** **혹은** ***Geobacillus stearothermophilus*****와** ***Staphylococcus epidermidis*****를 충분히 배양한 액체배지를 여러 개 준비한다.**
   (총 용량이 배양액의 3배 이상인 삼각플라스크를 사용하여 배양한다)
2) **각각의 배양액을 멸균법에 따라 멸균을 시행한다.**
3) **멸균 시행 후 배양액을 영양우무배지에 접종하고 배양한 후 집락 형성 여부를 관찰한다.**

2. 결과 보고서

실습일자				
	Dry oven 배양액을 180℃에서 1시간 처리	Boiling(중탕) 배양액을 끓는 물에서 30분 중탕	가압멸균 배양액을 121℃, 15 Lb, 20분 처리	여과멸균 배양액을 여과 필터로 여과 (Millipore filter)
사용되는 기구 및 장비				
멸균 후 접종량	0.1 mL	0.1 mL	0.1 mL	0.1 mL
결과 (집락 수) 사진 첨부	*Bacillus* spp.	*Bacillus* spp.	*Bacillus* spp.	*Bacillus* spp.
	S. epidermidis	*S. epidermidis*	*S. epidermidis*	*S. epidermidis*

Work Sheet

평가 문제

1. *Bacillus subtilis*나 *Geobacillus stearothermophilus*는 때로는 일반적인 열처리 후에도 성장이 잘 되는 경우가 있는데 그 이유는 무엇이라 생각하는가?

2. 가압멸균법에 의한 멸균의 정도관리를 위해 사용하는 대표적인 방법 2가지는?

3. 가압멸균법의 검증을 위한 생물학적 방법으로 10^6/mL이 포함된 *Geobacillus stearothermophilus*를 사용한다. 이 세균이 가압멸균 검증을 위한 세균으로 *E. coli*보다 좋은 이유는?

제4장 순수배양 방법 : 평판배지에 가로긋기 (Establishing Pure Cultures: The Streak Plate)

▶ 실습을 위한 학습목표

이 실습을 수행한 학습자는 :

1. **순수배양(pure culture)을 정의할 수 있다.**
2. **배지에 균을 접종(inoculation)할 수 있다.**
3. **접종한 균을 분리하기 위해 각종 방법으로 가로긋기(streaking)를 할 수 있다.**
4. **각 가로긋기의 용도를 설명할 수 있다.**

미생물은 자연 상태에 혼합집단으로 서식하며 존재한다. 미생물에 대해 학습하고 연구하는 각 구성원은 미생물이 단일 종 형태로 구성된 순수배양을 위하여 다양한 미생물 집단을 분리하고 그 상태를 유지하여 그 다음 단계인 미생물의 현미경적 검사와 생리학적 검사를 수행할 수 있어야 한다. 대부분의 미생물 연구는 순수배양을 이용하고 있다.

순수배양 기술이 발전하고 세련된 것은 로버트 코흐(Robert koch)가 세균학에서 개척자적 연구를 수행한 결과이다. 코흐와 그의 문하생들은 신뢰할 수 있는 가장 단순한 방법을 개발하였고 그 방법은 미생물을 분리하고 순수배양하는 과정으로 현재에도 사용하고 있다. 예를 들면 코흐와 함께 연구를 하던 로버트 페트리(Robert Petri)는 배양접시인 Petri plate를 고안했고 Fanny Hesse는 고형물질로서 우무(agar)를 사용하는 개념을 도입하였다. 우리는 현재에도 미생물 배양에 우무와 배양접시를 아주 광범위하게 사용하고 있다. Koch 경력의 초기에 탄저에 대한 병인학을 연구하면서 순수배양에 대한 필요성을 실현하였다. 그는 **멸균된 고체배지 표면에 반복해서 집락을 형성시키는 단순한 방법으로 세균을 순수분리하는 방법을 개발하였다.** 질병에 대한 병인학을 위한 코흐의 가설은 생체 외에서 미생물을 순수배양하는 것에 바탕을 두고 있다.

신뢰할 수 있는 순수배양을 얻는 대부분의 방법은 희석 기법이다. 가장 유용하고 널리 사용되는 방법은 평판 가로긋기(streak)인데 이 방법은 혼합된 배양을 배지의 표면에 펼치거나 가로로 그어 각각의 세포가 독립적으로 분리되도록 하는 방법이다. 분리된 각 세포는 집락(colony)으로 자라는데 이 집락의 세포는 본래 하나의 세포 자손이기 때문에 순수배양이 된다. 순수배양을 생성하기 위한 또 다른 방법은 액체배지 부피 당 세포 수를 점점 적게 한 혼합 배양물을 일련의 액체 상태의 우무에 넣어 식혀 희석단편을 얻는 것이다. 액체 상태의 배지를 멸균된 페트리(Petri) 배양접시에 부어 굳힌다. 그러면 단일 세포가 배지 속에 빠지거나 고체우무 표면에 있게 될 것이고 기하급수적으로 발육하여 집락을 제공할 것이다.

세포를 분리하여 하나의 생식세포 단위로 만드는 것은 아주 어렵고 모든 집락들이 한 가지 세포에서 기원하는 것은 아니다. 예를 들면 사슬알균 종(*Streptococcus* spp.)은 사슬형성에 의해 증식되며 통상 사슬알균 종의 집락은 여러 가지 세포가 부착된 형태로 나타난다. 더욱이 자연상태에서 이들은 점액성의 협막 물질을 분비하기 때문에 고체배지 표면에 부착하여 자랄 수 있다. 이 부착 물질이 다른 형의 미생물을 올가미 씌어 자랄 수 있다. 이렇게 혼합된 집단이 분리된 집락으로 나타날 수 있다.

미생물 취급자는 배양의 순수성을 보증하기 위해 몇 가지 점검을 할 수 있다.

1) 최초의 가로긋기 평판배지에서 회수된 집락 중 완전히 독립된 집락을 택하여 새로운 평판배지에 다시 가로긋기를 하여 최초 배지의 집락과 형태를 비교한다.
2) 전형적인 집락은 단 한 가지 형태의 세균을 포함하고 있다. 예를 들면 하나의 집락으로부터 준비한 슬라이드의 염색에서 알균과 막대균이 모두 존재하면 혼합배양된 것을 나타낸다.
3) 하나의 집락으로부터 준비한 슬라이드 염색의 현미경 검사에서 한 가지 형태의 세균이 나타나면 다른 형의 세균이 혼합되지 않은 집락이라는 것을 알 수 있다.

순수배양의 성공은 미생물 취급자가 원치 않는 세균을 배제하는 능력에 크게 좌우된다. 미생물은 도처에 서식하고 있기 때문에 미생물 취급자는 최소의 오염률을 유지할 수 있는 특별한 방법을 추구해야 한다. 작업 구역을 소독하고 좀 더 나은 무균 기술은 기본이다. 무엇보다도 옮기지 않을 때는 배양물을 항상 정확히 밀봉해야 하는 것은 상식이다.

평판배지에 적용하는 몇 가지 가로긋기 기술이 있으며 이 방법을 사용하면 좀 더 일관되고 나은 결과를 얻을 수 있을 것이다.

1) 화염멸균한 접종용 백금이는 접종물을 취하기 전에 반드시 냉각시켜야 한다. 뜨거운 백금이는 미생물을 죽이며 차가운 우무배지에 닿을 때 분산매를 생산한다.
2) 백금이는 우무 표면에 가볍게 접촉하고 표면에 부드럽게 미끄러지며 긋는다. 백금이가 우무표면을 파고드는 것은 많은 세균의 성장을 나쁘게 하고 의도와는 반대되는 결과를 초래하므로 피해야 한다. 백금이를 잡고 우무 표면에 적당한 각도가 되도록 하여 가로긋기를 하는 것이 배지에 파고드는 형상을 최소화 한다.
3) 평판 배지에 접종하고 가로 그은 것을 보기 위해 반사광을 사용한다. 가로긋기 한 부위는 희미한 흔적으로 나타난다. 이렇게 되면 잘 된 접종이 될 것이다.
4) 평판 위의 각 구역에 접종하고 난 후 백금이는 항상 멸균해야 한다. 이렇게 하면 백금이에 묻어있는 어떤 세포도 죽일 수 있고 지속적인 희석을 통하여 집락을 좀 더 효율적으로 분리 할 수 있다.
5) 배지에 오염물이 떨어지는 것을 방지하기 위해 배양접시 뚜껑을 사용한다.
6) 배양할 때는 배지 표면에 흩어져 있는 세균 위로 응축된 물이 떨어지는 것을 방지하기 위해 배양접시를 뒤집어야 한다.

배지에 가로긋기를 잘 하기 위한 완벽한 방법은 없다. 어떤 방법은 다른 방법보다 더 나은 결과를 줄 수 있지만 모든 방법은 매번 같은 결과를 가져오지는 않는다. 각각의 가로긋기 방법은 얼마간의 숙련이 요구된다. 백금이로 접종이 시작되는 곳에 더 많은 세균이 있으면 더 많은 가로긋기(희석)가 요구된다는 것을 기억하는 것이 중요하다.

I. 가로긋기와 찌르기 접종에 사용하는 백금이와 백금선

1. 백금이(inoculating loop)의 종류

세균을 접종하는 기본 도구로 사용하는 것이 백금이와 백금선이다. 백금이는 사용 용도에 따라 다음과 같이 분류 할 수 있다(그림 4-1).

1) 중량용 백금이

백금이로 용액을 취했을 때 용액이 일정한 중량 옮겨지도록 제작된 백금이를 말한다. 백금이의 내경에 따라 옮겨지는 용액의 중량이 달라진다. 일정 농도의 용액을 제조할 때나 접종균의 양을 한정할 때 사용한다.

2) 꺽쇠형 백금이

백금선의 끝 부분을 ㄱ자로 구부려 만든 형태를 말한다. 진균의 접종이나 진균 집락의 채취 또는 점조성 검체의 채취에 사용된다.

3) 표준 백금이(standard loop)

한 백금이의 용량이 정해져 있는 백금이를 말한다. 백금이의 직경이 4 mm는 1/100 mL(0.01 mL), 직경 1 mm는 1/1,000 mL(0.001 mL)로 제작되어 1회용으로 판매되고 있다. 표준백금이는 용액 내의 세균 수 측정에 사용되며 임상에서는 소변에서의 세균 수 측정에 주로 이용하여 세균 감염 여부를 판정하는 지표로 삼는다.

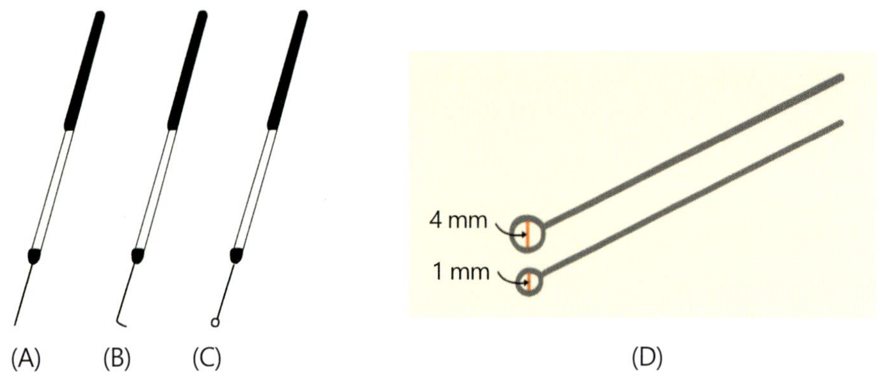

그림 4-1 백금이의 종류와 표준백금이(A: 백금선, B: 꺽쇠형백금이, C: 백금이, D: 표준백금이)

2. 백금선(inoculating needle)

백금이의 끝을 일직선으로 제작한 것을 말한다. 주로 세균의 운동성 여부나 균주 보관을 위한 방법인 찌르기(천자) 배양(stab culture)에 주로 이용한다.

II. 백금이와 백금선의 사용법

평판배지 혹은 시험관 배지에 백금이나 백금선을 이용하여 세균을 접종할 때 백금이를 잡는 방법에 주의해야 한다. 백금이를 이용하여 어떤 조작을 할 것인가에 따라 백금이를 취급하는 방법이 달라질 수 있음을 명심해야 한다. 예를 들면 평판배지에 접종하고 가로긋기를 할 때 백금이를 잡는 방법과 위치는 시험관 배지에 균을 접종하고 가로긋기를 할 때의 백금이를 잡는 방법과 위치가 다르다. 시험관에 균을 접종할 때 백금이를 너무 짧게 잡으면 백금이를 잡았던 부분이 시험관 내부를 오염시킬 수 있다. 그러나 집락의 크기가 아주 작은 경우 세균을 채취할 때는 백금이를 너무 멀리 잡으면 손이 떨려 집락 채취가 어렵기 때문에 백금이대를 짧게 잡고 조작하는 것이 좋다.

백금이를 멸균하는 방법은 알코올램프나 분젠버너를 이용한 화염멸균이 가장 일반적으로 사용하고 있지만 멸균 시 균이 튀어 실험대를 오염시킬 수 있는 단점이 있다. 시험관 배지에 균을 접종할 때는 시험관 내 오염을 방지하기 위해 백금이를 손잡이 부분 근처까지 멸균을 시행하는 것이 좋다(그림 4-2).

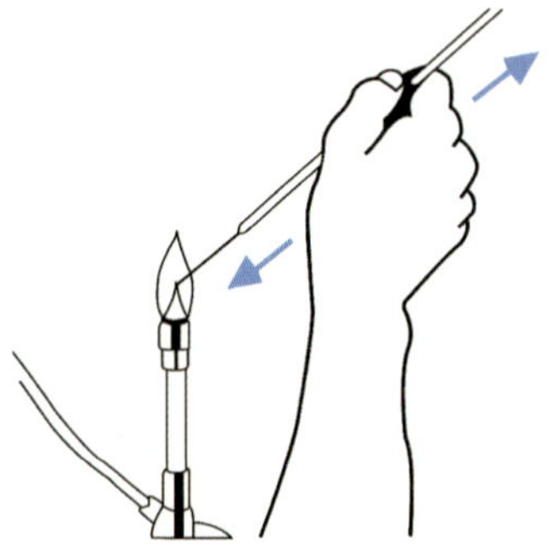

그림 4-2 백금이의 화염멸균 방법

멸균 시 균의 비산을 방지하기 위해 개발되어 백금이 멸균에 사용하는 것이 전기식멸균기(bacti-cinerator)이다(그림 3-2). 백금이를 멸균하고 난 후 냉각시킬 때는 공기 중에 2-3회 흔들어 식히거나 접종할 배지의 가장 자리에 1-2회 접촉하여 냉각시키는 방법을 이용한다. 백금이로 세균 집락을 취할 때는 배지 내에 발육이 잘 된 독립 집락을 선택하여야 하며 집락의 종류가 여러 가지로 나타날 때는 배지 뒷면 집락위치에 번호나 기호로 표기를 해 놓고 채취한다. 특히 선택배지에 형성된 집락의 경우는 집락의 바닥부위에는 억제제에 영향을 받은 세균이 존재하고 있을 가능성이 있으므로 집락의 윗부분을 긁어 균을 채취하는 것이 좋다(그림 4-3).

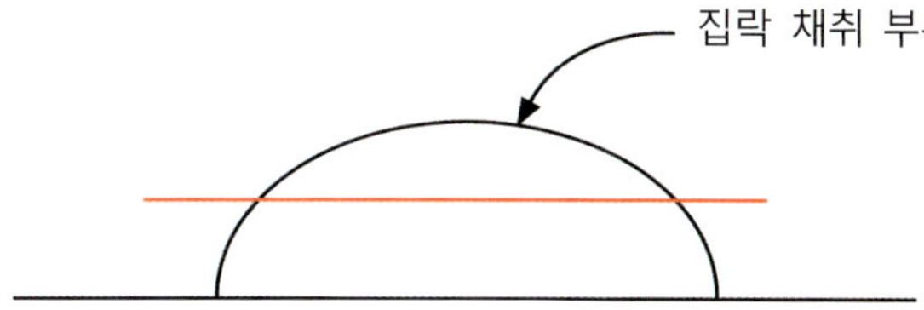

그림 4-3 배지에서 발육한 집락 채취 부위

III. 가로긋기의 종류

1. T 가로긋기(T streak, 3 way streak) (그림 4-4)

1) 평판배지의 뒷면에 검체번호나 또는 세균번호를 표기한다. 배지의 뒷면(바깥쪽) 중앙을 가로짓는 T자를 그려 3구역으로 나눈다.
2) 배양물을 T자의 윗부분에 한 번에 연속 가로긋기를 실시한다.
3) 백금이를 화염멸균하고 식힌다(일회용 백금이를 사용할 때는 생략한다).
4) 2-4회 정도 첫 번째 구역과 겹쳐 두 번째 구역에 가로긋기를 하고 연속긋기를 한다.
5) 백금이를 화염멸균하고 식힌다(일회용 백금이를 사용할 때는 생략한다).
6) 4)번과 같은 방법으로 2~4회 정도 두 번째 구역과 겹쳐지게 가로긋기를 시작하여 세 번째 구역에 연속 긋기를 한다.
7) 백금이를 화염멸균하여 보관한다(일회용 백금이는 폐기한다).
8) 대조평판배지에는 배양물은 접종하지 않고 단지 멸균한 백금이를 이용하여 평판배지에 1)-6)과 같은 과정으로 가로긋기를 한다. 이 배지에는 아무것도 자라지 않아 실습자의 무균 기법에 좋은 지표가 될 것이다.
9) 두 배지 모두를 37℃ 배양기에 뒤집어(배지 뚜껑이 아래에 있게) 넣고 24~48시간 배양한다.
10) 배양한 배지를 관찰하고 그 결과를 사진을 찍어 보고한다.

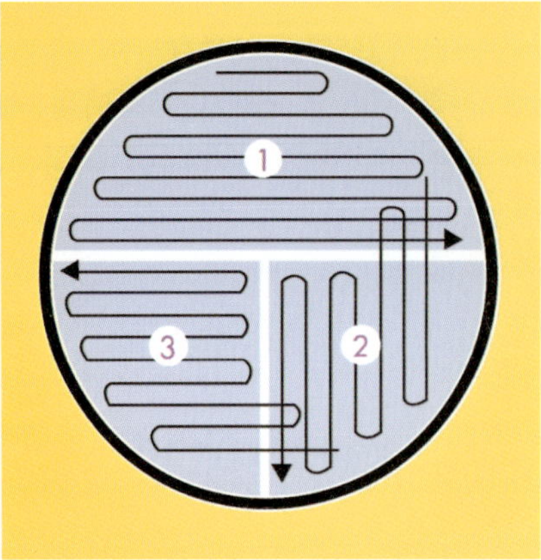

그림 4-4 T 가로긋기

2. 4분획 가로긋기(quadrant streak, 4 way streak) (그림 4-5)

1) 평판배지의 뒷면에 검체번호나 또는 세균번호를 표기한다. 배지 바깥쪽 뒷면에 중앙을 통과하게 가로 세로로 줄을 그어 4구역으로 나눈다.
2) 첫 번째 구역에 배양물을 접종하고 한 번에 연속긋기 방법으로 가로긋기를 한다.
3) 백금이를 화염멸균하고 식힌다.
4) 두 번째 구역에 그림과 같이 첫 번째 구역 가로긋기와 2 ~ 3회 겹쳐 가로긋기를 한 후 연속긋기 방법으로 한 번에 가로긋기를 한다.
5) 남은 각 구역에 같은 방법으로 반복하여 가로긋기를 한다.
6) 대조평판배지에는 배양물은 접종하지 않고 단지 멸균한 백금이를 이용하여 평판배지에 1) - 5)와 같은 과정으로 가로긋기를 한다. 이 배지에는 아무것도 자라지 않아 실습자의 무균 기법에 좋은 지표가 될 것이다.
7) 두 배지 모두를 뒤집어 37℃에 배양기에 넣고 24 ~ 48시간 배양한다.
8) 배양한 배지를 관찰한다. 잘 분리된 집락들을 관찰할 수 있을 것이다. 여러 가지 집락 모양의 결과를 사진을 찍어 보고한다.

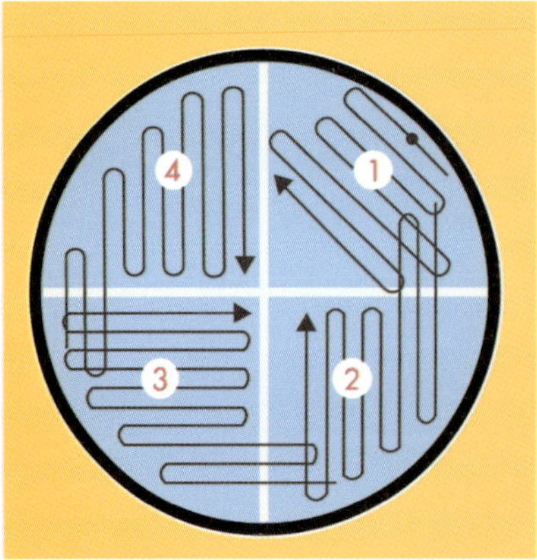

그림 4-5 4분획 가로긋기

3. 연속가로긋기(continuous streak) (그림 4-6)

1) 백금이에 적은 양의 배양물을 묻히고 한 번에 연속적으로 평판배지의 반 이상까지 가로긋기를 한다.
2) 평판배지를 180℃ 회전하여 백금이의 화염멸균 없이 처음 가로긋기 한 지역 전까지 한 번에 연속적으로 가로긋기를 실시한다.
3) 대조용 평판배지에는 배양물은 접종하지 않고 단지 멸균한 백금이를 이용하여 평판배지에 1) - 2)와 같은 과정으로 가로긋기를 한다. 이 배지에는 아무것도 자라지 않아 실습자의 무균 기법에 좋은 지표가 될 것이다.
4) 두 배지 모두를 뒤집어 37℃에 배양기에 넣고 24 ~ 48시간 배양한다.
5) 배양 후에 가로긋기한 배지를 관찰한다. 잘 분리된 집락들을 관찰할 수 있을 것이다. 여러 가지 집락 모양의 결과를 사진을 찍어 보고한다.

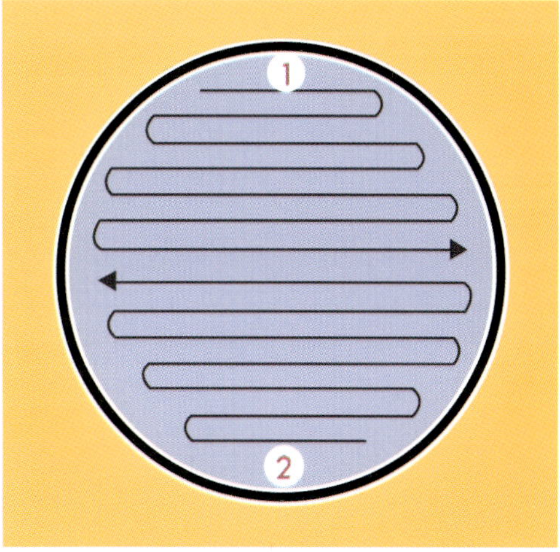

그림 4-6 연속 가로긋기

4. 방사상 가로긋기(radiant streak) (그림 4-7)

1) 평판배지 뒷면에 검체번호나 또는 세균번호를 표기한다.
2) 멸균된 백금이에 배양물을 충분히 묻혀 평판배지의 가장자리 부위에 접종하고 작은 구역에 가로긋기를 한다.
3) 백금이를 화염멸균하고 식힌다.
4) 평판배지를 90° 회전하여 첫 번째 가로긋기를 한 지역으로부터 백금이로 비연속적으로 방사형으로 가로긋기를 한다.
5) 백금이를 화염멸균하고 식힌다.
6) 평판배지를 90° 회전하여 두 번째 비연속적으로 첫 번째 비연속 가로긋기에 직각이 되게 방사형으로 가로긋기를 한다. 백금이를 멸균하여 보관한다.
7) 대조용 평판배지에는 배양물은 접종하지 않고 단지 멸균한 백금이를 이용하여 평판배지에 1) - 6)과 같은 과정으로 가로긋기를 한다. 이 배지에는 아무것도 자라지 않아 실습자의 무균 기법에 좋은 지표가 될 것이다.
8) 두 배지 모두를 37℃에 배양기에 뒤집어 넣고 24 ~ 48시간 배양한다.
9) 배양한 배지를 관찰한다. 잘 분리된 집락들을 관찰할 수 있을 것이다. 여러 가지 집락 모양의 결과를 사진을 찍어 보고한다.

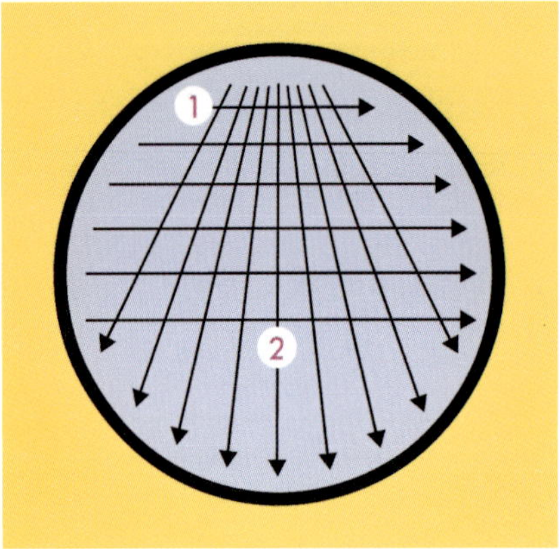

그림 4-7 방사상 가로긋기

IV. 가로긋기의 검증

1. 표준균주

1) *Staphylococcus epidermidis, Bacillus subtilis, Escherichia coli*

2) *Staphylococcus epidermidis, Bacillus subtilis, Escherichia coli*를 혼합한 접종물

2. 배지

(1) 영양우무배지와 혈액우무배지를 준비한다.

3. 결과보고서 1 : T 가로긋기

실습일자			
	영양우무배지	혈액우무배지	관찰소견 및 다른 세균과 차이점
S. epidermidis			
B. subtilis			
E. coli			
혼합균			

Work Sheet

결과보고서 2 : 4분획 가로긋기

실습일자			
	영양우무배지	혈액우무배지	관찰소견 및 다른 세균과 차이점
S. epidermidis			
B. subtilis			
E. coli			
혼합균			

Work Sheet

결과보고서 3 : 연속 가로긋기

실습일자			
	영양우무배지	혈액우무배지	관찰소견 및 다른 세균과의 차이점
S. epidermidis			
B. subtilis			
E. coli			
혼합균			

Work Sheet

평가문제

1. 만일 대조로 준비한 평판배지에 어떤 형태의 집락이 형성되었다면 무엇을 의미하는가? 그리고 어떤 조치를 취할 것인가?

2. 평판배지에 가로긋기를 수행하는 동안 오염의 원인이 될 수 있는 것들은 무엇이 있는지 나열하시오.

3. 가로긋기가 끝난 평판배지를 배양기에 배양할 때 반드시 뒤집어서 넣는 이유는 ?

4. 평판배지의 궁극적인 집락 크기를 결정짓는 인자는 무엇이라 생각하는가?

5. 표준백금이의 용도는?

제5장 미생물의 배양(Culture of Microorganisms)

▶ 실습을 위한 학습목표

이 실습을 수행한 학습자는 :

1. **각종 배지에서 미생물의 성장을 관찰할 수 있다.**
2. **각종 배지에서 같은 세균이 자랐을 때 집락의 차이를 구별할 수 있다.**
3. **특정 세균을 동정하는 데 선택배지와 감별배지의 사용법을 알 수 있다.**
4. **무산소성 배양 방법을 알고 수행할 수 있다.**

Ⅰ. 영양요구성에 따른 세균 배양

미생물을 배양하는 것은 미생물 연구의 기본이다. 다른 미생물 종인 세균과 진균은 종종 다른 환경에서 영양요구성이 다르다.

1. 독립영양균(autotrophic organism)

독립영양균이란 스스로 영양분을 섭취하는(self feeding)이라는 의미를 갖고 있다. 탄소원으로 형성되어 있는 유기물질을 필요로 하지 않고 CO_2를 사용할 수 있는 미생물 군이다. 또한 독립영양균은 에너지를 얻는 에너지원으로 무기물대사 또는 빛(light)에너지를 화학에너지로 전환하여 얻을 수 있는데 무기물대사로 에너지를 얻는 미생물을 화학독립영양균(chemoautotrophic organism)이라 하고 단지 빛에너지를 화학에너지로 전환하여 에너지를 얻는 미생물을 광독립영양균(photoautotrophic organism)이라고 한다. 독립영양균은 무기물을 이용할 수 있다는 의미로 무기영양균(lithotropic organism)이라고도 한다.

2. 종속영양균(heterotrophic organism)

종속영양균이란 탄소원이나 에너지원으로 **유기물을 요구하는 미생물** 군을 의미한다. 대부분의 병원미생물은 종속영양균에 속한다. 이 미생물 군은 탄소원이나 에너지원으로 유기물만을 이용하여 대사를 수행한다는 의미로 **화학유기영양균**(chemoorganoptrophic organism) 또는 **화학종속영양균**(chemoheterotrophic organism)이라고도 한다. 종속영양균 중에는 드물기는 하지만 탄소원으로 유기물을, 에너지원으로 빛에너지를 이용하는 것이 있는데 이런 미생물을 **광종속영양균**(photoorganotrophic organism)이라고 한다.

3. 세균배양을 위한 조건

세균은 자신이 필요로 하는 영양소를 공급할 수 있는 배양배지를 이용해야 성공적으로 배양할 수 있다. 배지 이외에도 온도, pH, 산소분압과 같은 다양한 환경요소의 세심한 조절이 요구된다. 배양하고자 하는 세균의 영양을 비롯한 배양환경 요구를 이해하는 것은 실험실에서 가장 적합한 조건의 배양환경을 수립하는 필수적인 사항이다. 미생물을 배양하는 사람에게 있어서 적당한 배지를 선정하는 일은 매우 중요하다. 특히 배양조건이 아주 까다로운 미생물의 경우는 더욱 배지의 선정이 중요하게 작용한다. 그러나 실험실 내에서 모든 미생물을 배양할 수 있는 것은 아니다. 많은 미생물의 경우 영양요구성을 간단하게 알 수 있는 것은 아니다. 자연계에서 미생물이 생식할 때 접하는 영양성분을 우리는 완벽하게 이해할 수 없으며 또한 실험실 내에서 자연계와 같은 적절한 조건으로 조절할 수도 없다. 우리는 토양이나 수중과 같은 자연계에 존재하는 미생물의 1% 미만의 미생물만을 배양할 수 있는 것이다.

II. 선택배지와 감별배지의 종류

1. 혈액우무배지(blood agar plate, BAP)

혈액우무배지는 병원성 사슬알균(*Streptococcus* spp.)과 같은 까다로운 세균의 분리와 감별을 위한 복합감별배지이다. 혈액은 까다로운 병원균이 요구하는 성장 인자로 제공되어 배지에 첨가된다. 세균의 감별은 세균이 갖고 있는 혈액세포(적혈구) 용혈(hemolysis) 능력에 바탕을 두고 있다. 알파(α)용혈 세균은 집락주변에 부분투명대(녹색)를 생산한다. 베타(β)용혈은 집락주변에 완전한 투명대를 생산한다(그림 5-1). 혈액우무배지에서 성장하면서 용혈이 일어나지 않는 세균을 감마용혈성 세균이라고 한다.

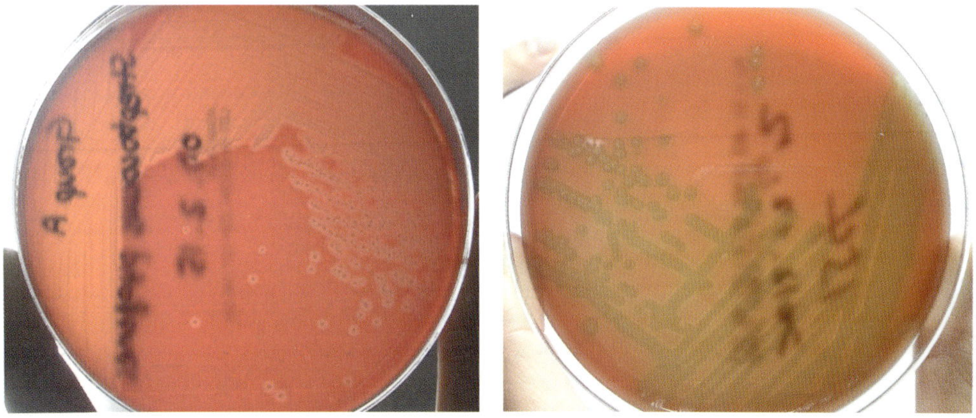

(A) (B)

그림 5-1 BAP에서의 용혈상 : A : 베타용혈(완전용혈), B : 알파용혈(부분용혈)

2. 맥콘키배지(MacConkey agar)

맥콘키배지는 장내세균과와 장관에 연관된 그람음성 막대균의 분리와 선택에 사용하는 감별배지이다. 담즙염(bile salt)과 크리스탈 바이올렛(crystal violet)이 그람양성 세균과 몇몇 까다로운 그람음성 세균의 억제제로 포함되어 있다. 젖당(lactose)이 유일한 탄소원이다. 젖당 발효세균은 다양한 적색 집락을 만든다. 이것은 탄소원인 젖당을 발효하여 생산된 혼합산이 neutral red 지시약(pH 6.8 미만에서 적색)의 색조를 적색으로 전환시키기 때문이다. 젖당을 발효하지 않는 세균은 무색(colorless)이나 투명(transparent)하게 나타난다(그림 5-2).

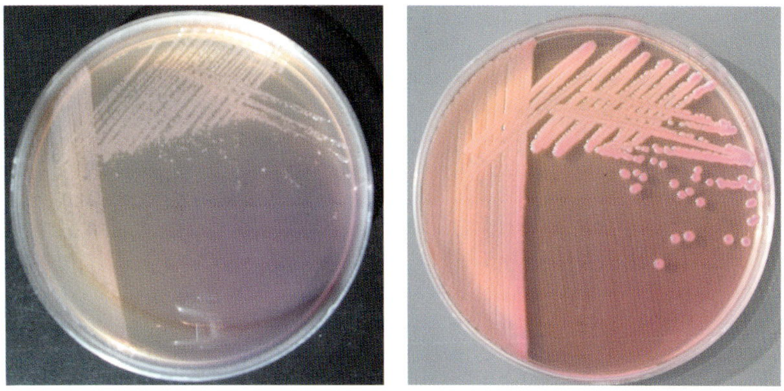

(A) (B)

그림 5-2 맥콘키배지에서 발육한 세균의 집락 : A : 락토오스 비분해, B : 락토오스 분해

3. Eosin methylene blue agar(EMB)

EMB 배지는 혼합검체로부터 장내세균과 연관된 대장균군을 분리하고 검출하는 데 MacConkey 배지에 대체하여 사용할 수 있는 감별배지이다. 배지 내의 아닐린염료(eosin과 methylene blue)는 그람양성 세균과 까다로운 그람음성세균의 성장을 억제한다. 이 두 종류의 염료는 젖당으로부터 생산되는 산에 의해 pH가 낮아지면, 녹색 침전(금속성 녹색 광택으로 나타남)하는 지시약으로도 동시 작용한다(그림 5-3).

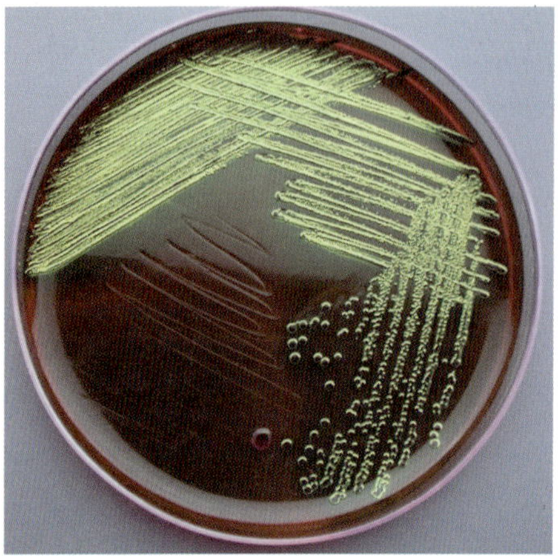

그림 5-3 EMB 배지에서 발육한 *E. coli*의 집락

4. Desoxycholate-citrate agar(DCA)

DCA 배지는 여러 종류의 세균이 혼합된 검체로부터 장내 세균의 분리에 사용하는 감별배지이다. 이 배지에는 대장균군이나 그람양성 세균이 다량 오염된 검체로부터 *Salmonella* spp.를 선택적으로 분리할 수 있게 하는 담즙염(sodium desoxycholate)이 포함되어 있다. 배지 내의 구연산나트륨(sodium citrate)과 구연산철(ferric citrate)은 *E. coli*의 성장을 지연시킨다. 젖당이 유일한 탄소원이며 산을 검출하는 pH 지시약으로는 neutral red가 포함되어 있다(그림 5-4).

그림 5-4 DCA 배지에서 발육한 세균의 집락

5. Endo agar

Endo agar는 임상 검체로부터 대장균군과 기타 장내 세균을 분리하는 데 사용하는 고체 평판배지이다. 배지에 포함된 아황산나트륨(Na_2SO_3, sodium sulfite)과 basic fuchsin은 그람양성 세균의 성장을 억제한다. 젖당으로부터 산 생성은 중간산물인 아세트알데하이드(acetaldehyde)와 아황산나트륨과의 반응에 의하여 검출된다(그림 5-5).

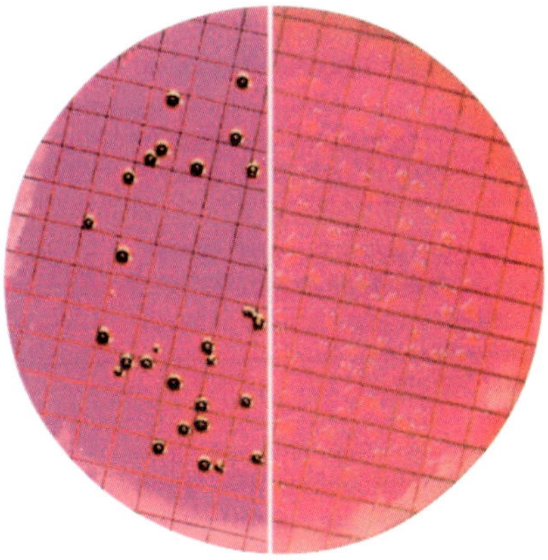

그림 5-5 Endo 배지에서 발육한 세균의 집락

6. *Salmonella-Shigella* agar(SS agar)

SS 배지는 임상 검체로부터 대부분의 대장균군(coliform)의 성장은 억제하고 *Salmonella*와 *Shigella* 종의 성장을 허용하도록 조성된 선택성이 높은 배지이다. 배지에는 대장균군을 포함한 많은 그람음성 세균과 모든 그람양성 세균의 성장을 억제하는 고농도의 담즙염과 구연산나트륨이 함유되어 있다. 젖당이 유일한 탄소원이며 산을 검출하는 pH 지시약으로는 neutral red가 포함되어 있다. 유황(sulfur, S)의 공급원은 티오황산나트륨(sodium thiosulfate)이며, 어떤 세균은 티오황산나트륨을 분해하여 황화수소가스(hydrogen sulfide gas, H_2S)를 생성하여 배지 내의 구연산철(ferric citrate)과 반응하여 검은색 침전물(FeS)을 형성함으로써 검출된다(그림 5-6).

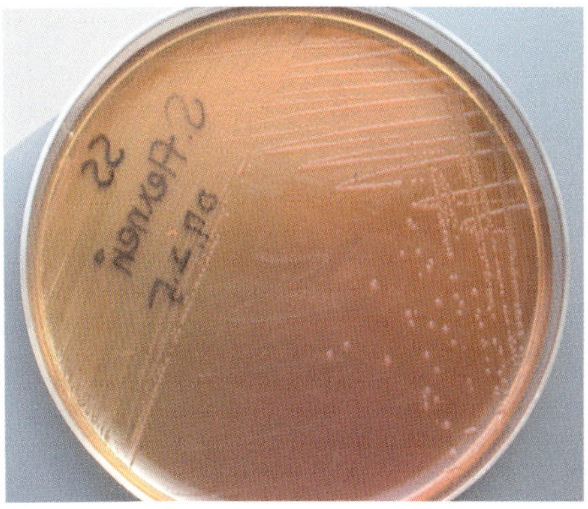

A

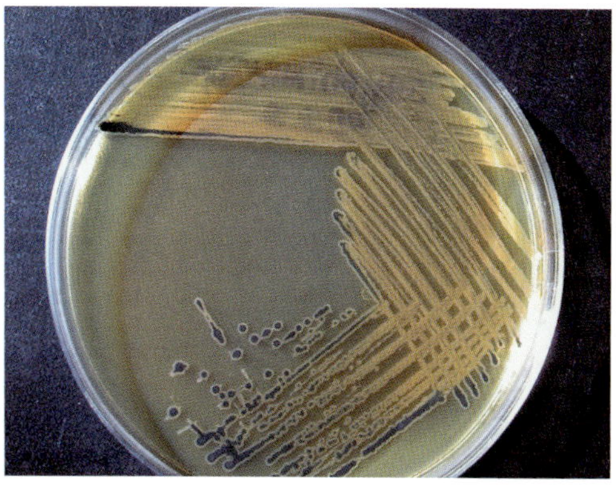

B

그림 5-6 S-S 배지에서 발육한 세균의 집락. H_2S 생성
(A) : 젖당 비분해, (B) : H_2S 생성

7. Hektoen enteric agar(HE agar)

HE 배지는 정상균무리가 많이 혼입된 대변 검체로부터 *Salmonella*와 *Shigella* 종의 분리율을 증가시키기 위해 대변 검체를 직접 접종 배양하는 데 사용하는 평판배지이다. 이 배지에는 담즙염이 고 농도로 포함되어 있어서 모든 그람양성 세균의 성장을 억제하고 많은 대장균군의 성장을 지연시킨다. 세 가지 탄수화물로부터 산이 생성되어 pH가 저하되면 thymol blue와 acid fuchsin이 반응하여 황색(yellow color) 집락을 형성한다. 유황(sulfur, S)의 공급원은 티오황산나트륨(sodium thiosulfate)이며, 황화수소 가스는 구연산철암모늄(ferric ammonium citrate)과 반응하여 검은색 침전물(FeS)이 형성되어 검은색 집락을 만든다(그림 5-7).

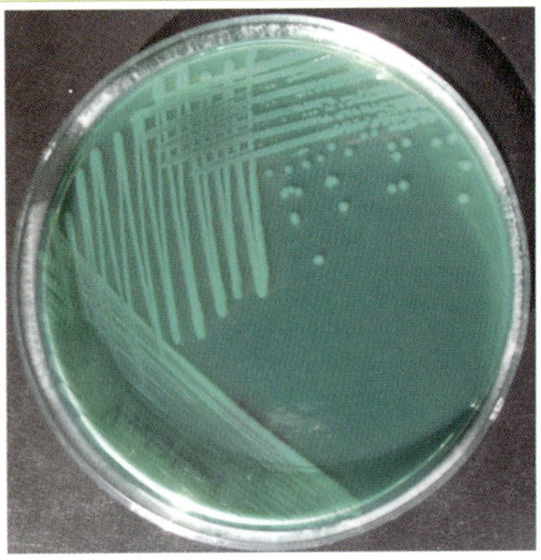

(A)

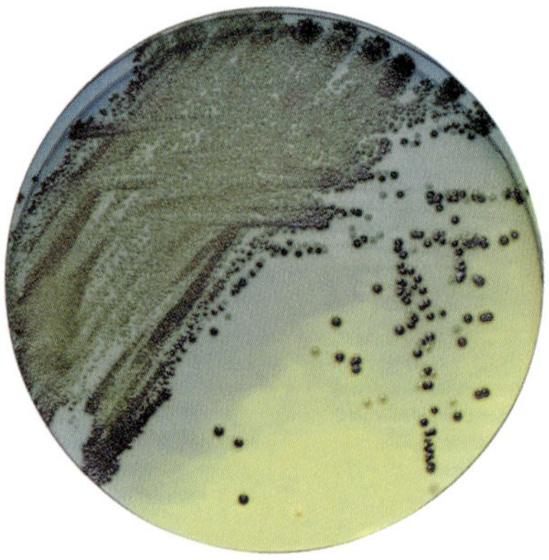

(B)

그림 5-7 H-E 배지에서 발육한 세균의 집락
A : 탄수화물 비분해, 황화수소 비생성 집락, B : 황화수소 생성 집락

8. Xylose lysine desoxycholate agar(XLD agar)

XLD 배지는 대변 검체가 GN(Gram Negative) 액체배지에서 증균된 후 *Shigella* 종을 검출하도록 고안된 배지이다. 이 배지는 담즙염이 상대적으로 저농도로 함유되어 있어 선택성이 조금 약하다. 산의 생성을 보기 위해 세 가지 탄수화물이 들어 있으며 pH 지시약으로 phenol red가 포함되어 있다. 대부분의 *Salmonella enteritidis* 균주와 같이 lysine 탈탄산반응이 양성인 균주는 초기에는 xylose를 이용하여 노란색 집락을 생성하지만 나중에는 lysine 탈탄산반응으로 적색의 집락이 된다. 황화수소 생성의 검출은 HE 배지와 유사하다(그림 5-8).

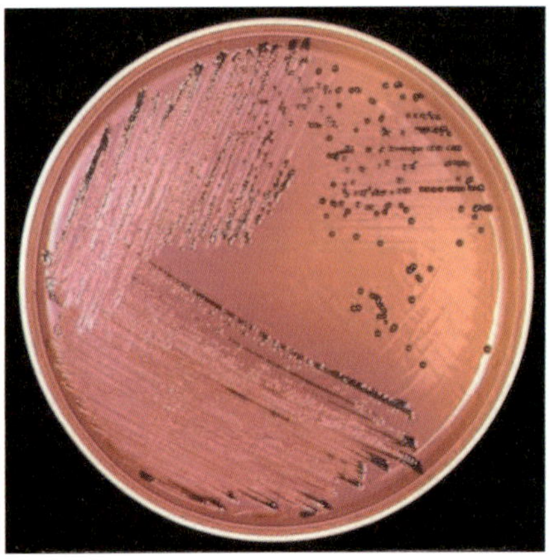

그림 5-8 XLD 배지에서 발육한 세균의 집락

9. Triple sugar iron(TSI) agar

TSI는 탄수화물 발효 양상과 황화수소 생성을 기초로 장내세균과(*Enterobacteriaceae*)의 균속을 감별하는 배지이다. 탄수화물 이용 양상을 관찰하기 위해서 TSI 사면배지에는 1% 젖당, 1% 설탕, 그리고 0.1%의 포도당을 함유하고 있다. pH 지시약은 세균의 발효에 의해 산이 존재하면 오렌지 적색(orange-red)에서 황색으로 변하는 phenol red가 포함되어 있다. 황화수소 생성의 기질로 티오황산나트륨(sodium thiosulfate)이 포함되어 있고 황화수소 생성 세균과 다른 세균의 감별을 위해 황화철(FeS)을 형성하여 검은색 침전물을 만드는 황산제일철(ferrous sulfate, $FeSO_4$)이 포함되어 있다. 사면(slant)이 적색(알칼리)이고 고층부(butt)가 황색(산)으로 나타나면 포도당만 발효한 것을 나타내는 지표이다. 왜냐하면 제한된 양의 포도당을 우선 모두 이용된 후 사면배지 표면에서부터 배지 내의 펩톤을 이용하여 pH를 상승시키기 때문이다. 사면도 황색이고 고층부도 황색으로 나타나면 포도당의 발효는 물론이고 젖당과 혹은 설탕이 발효된 것을 나타내는 지표이다. 사면이 적색(알칼리)이고 고층부도 적색(알칼리)으로 나타나면 어떤 탄수화물도 발효하지 않은 것을 나타내는 지표이다. 검은색 침전물의 고층부에 나타나면 황화수소 생성을 나타내는 지표이다(그림 5-9).

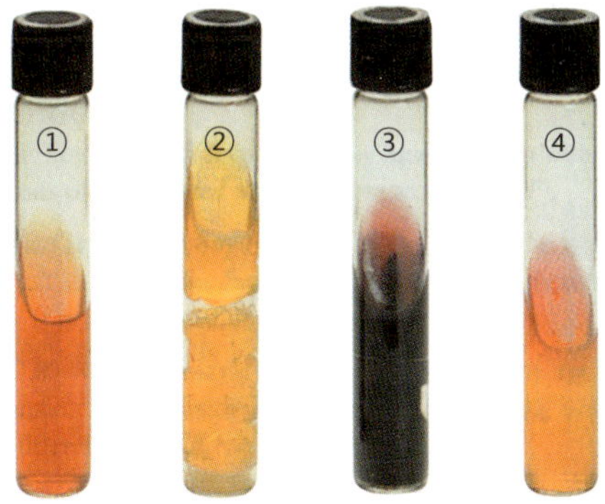

그림 5-9 TSI 시험결과 : ① K/K, ② A/AG, ③ K/AGH_2S, ④ K/A

10. Mannitol salt agar(MSA)

MSA는 포도알균을 제외한 대부분의 세균 성장을 억제하는 7.5% NaCl이 함유되어 있다. 또 MSA는 만니톨과 만니톨발효 포도알균으로 인해 산(acid)이 생성되는 것을 검출하기 위한 pH 지시약으로 페놀레드(phenol red)도 포함되어 있다. 이 배지는 만니톨 비발효 포도알균인 *S. epidermidis*로부터 만니톨을 발효하는 포도알균인 *S. aureus*를 감별하는 데 유용하게 쓰인다. 만니톨발효 포도알균의 집락은 황색을 나타내며 집락의 주변도 황색구역을 형성하지만 만니톨 비발효 포도알균은 색깔의 변화가 없다(그림 5-10).

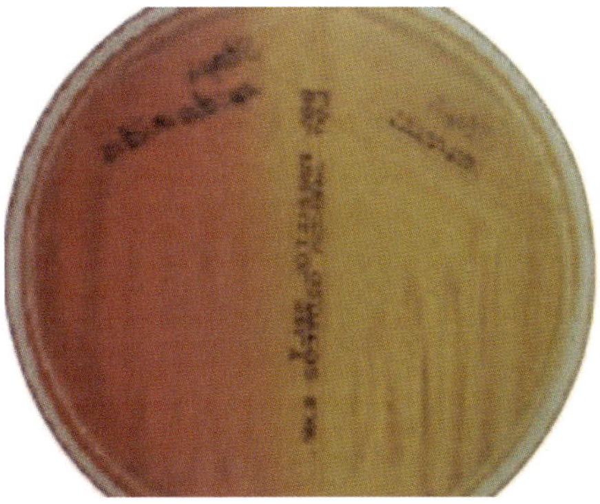

그림 5-10 MSA 배지의 집락, 왼쪽 : 만니톨 비분해, 오른쪽 : 만니톨 분해

11. Bismuth sulfite(BS) agar

장내세균의 선택배지에서 가장 선택성이 높은 배지로 *Salmonella.* Typhi 균종이 검정색의 집락을 나타내게 낸다. 억제물질로는 bismuth sulfite, brilliant green이 들어가 있어 그람양성균과 대장균군을 억제시키고 *Salmonella* 균종이 선택적으로 배양될 수 있다. Ferrous sulfate는 H_2S 생성능을 보기위하여 포함한다. 전형적으로 *S.* Typhi는 집락의 표면이 검정색과 흑갈색 광택이 생기는 것이 일반적인 집락의 모양이며 다른 *Salmonella*균종은 집락주변에 흑색 광택이 없이 녹색에 가까운 흑색집락을 나타낸다. 일반적으로 *Shigella* 다른 균종은 *S. flexneri 와 S. sonnei* 균종보다 심하게 억제가 된다. *E. coli*는 부분적으로 억제가 되며 작은 갈색의 집락 또는 반짝이는 녹색집락을 형성한다(그림 5-11).

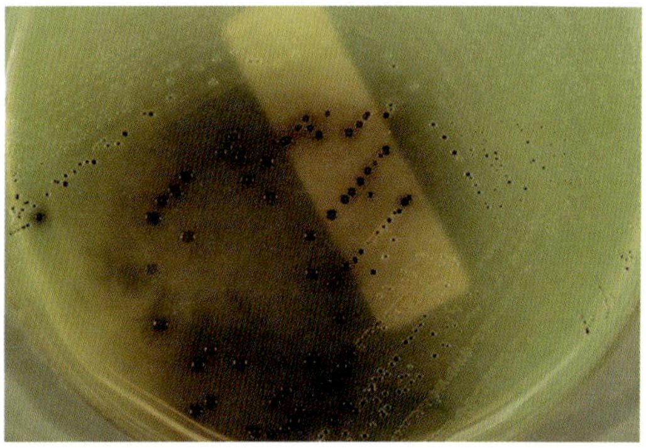

그림 5-11 bismuth sulfite agar 배지의 성상

Ⅲ. 선택배지와 감별배지에서 세균의 배양

실험실에서 미생물의 성장을 위해서는 세균 혹은 진균의 영양 요구성에 부응하는 배지(media)를 사용한다. 다양한 미생물 집단의 배양을 위하여 다양한 유형의 배지를 사용한다. 여기에는 **일반성장배지(general growth media), 선택배지(selective media) 그리고 감별배지(differential media)**가 있다. 이런 배지들은 세균을 신속하게 인식하고 동정할 수 있게, 분류학적으로 미생물 집단을 제한할 수 있도록 식별할 수 있게 해주기 때문에 아주 중요하다. 선택배지나 감별배지를 사용하려면 많은 정도관리 검사가 기본이며 정도관리를 해야 관심을 갖지 않을 수도 있는 좀 더 많은 미생물집단을 무시하면서 대장균군(coliform)과 같은 세균 동정의 지표가 되거나 배지가 갖고 있는 문제점을 인식할 수 있도록 한다. 검사실에서 병원균의 신속한 분리와 동정에 성공하기 위해서는 다양한 종류의 선택 및 감별배지를 이용하는 것에 크게 의지하고 있다. **선택배지**는 특정 집단의 세균을 분리하는 데 사용한다. 선택배지는 특정 종류의 세균 성장이 억제되는 반면 다른 종류의 세균은 성장이 허용되도록 화학조성이 구성되어 있다. 이 배지들은 특정 미생물 혹은 세균집단을 선택적으로 성장되도록 고안되었다. 예를 들면 배지에 methylene blue가 포함되면 대부분의 그람양성 세균은 성장이 억제되지만 대부분의 그람음성 세균은 성장한다.

감별배지는 배지에서 자라난 세균의 특정한 형을 인식할 수 있도록 해준다. 감별배지는 인식할 수 있는 반응을 만들어내는 기질을 포함하고 있어서 같은 배지 내에서 성장한 다른 세균으로부터 특정세균을 감별할 수 있다. 예를 들면 포도당과 pH 지시약을 포함하고 있는 배지에서는 포도당을 발효할 수 있는 발효성 세균과 비발효성 세균을 쉽게 감별 할 수 있도록 고안되어 있는 것도 있다.

어떤 경우에는 배지가 선택과 감별 기능을 모두 가지고 있다.

Eosin Methylene Blue (EMB) 배지는 그람양성세균의 성장을 억제하면서 그람음성 세균 중 젖당

(lactose)과 설탕(sucrose) 발효 여부를 기초로 그람음성 세균을 감별할 수 있다. 이 배지는 그람음성 세균 중 대장균군(coliform) 세균을 예비 동정하는 데 사용 할 수 있다.

맥콘키배지(MacConkey agar) 역시 그람음성 장내 세균을 감별하는 데 사용한다. MacConkey 배지는 그람양성 세균 억제제로 크리스탈 바이올렛(crystal violet)과 담즙염(bile salt); 발효 가능한 탄수화물인 젖당, pH 지시약인 뉴트랄레드(neutral red)를 사용한다. 젖당을 발효하고 최종 산물로 산을 생산하는 그람음성 세균은 분홍-적색이 나타나고 젖당을 발효하지 못하여 산을 생산할 수 없는 그람음성 세균은 무색으로 나타난다. 따라서 맥콘키배지는 다른 장내 세균에서 대장균군 세균을 선택 감별하는 배지로 이용한다.

배양배지에 세균이 요구하는 영양분을 제공하는 것 이외에 적절한 성장을 위하여 선호하는 환경을 제공하는 것도 필요하다. 배양기(incubator)는 온도를 조절하는 데 사용한다. 많은 병원성 세균은 사람의 체온과 연관된 37℃에서 가장 잘 자란다. 산소성 세균의 성장은 산소의 이용능력에 의존하지만 무산소성 세균의 성장은 산소가 없는 곳에서만 발육이 가능하다. 절대 무산소성 세균은 과산화물의 제거 능력이 결여되어 있기 때문에 배양배지에서 산소를 배제해야 성장할 수 있다. 산소가 세균에 노출되지 않게 하는 다양한 무산소성 세균 배양 기술이 있다.

IV. 증균배지

1. 그람음성 액체배지(GN broth)

GN 액체배지는 *Salmonella*와 *Shigella*의 수가 적은 대변검체에서 이들 세균을 증균하도록 고안된 배지이다. GN 배지는 desoxycholate(담즙산)의 농도가 상대적으로 약하기 때문에 대장균이나 기타 coliform 세균의 억제 능력이 약하다. 대부분의 *Shigella* 균주는 잘 자란다. Desoxycholate와 구연산(citrate)은 그람양성 세균의 성장을 억제한다. 포도당보다 증강된 만니톨의 양은 만니톨을 발효할 수 있는 *Salmonella*나 *Shigella* 종의 성장을 강화하지만 *Proteus* 종의 성장을 제한하는 역할을 한다.

2. 셀레나이트 액체배지(selenite broth)

*Salmonella*와 *Shigella* 배양시 사용하나 *Shigella*는 일부가 억제가 된다. 8~12시간 배양 후 다른 선택배지로 계대 배양한다. 셀레나이트 액체배지는 여러 종류의 세균이 혼합되어 높은 농도로 있는 검체로 부터 살모넬라속을 분리하기 위해 권장된다. Sodium selenite 는 *E. coli*와 *Shigella*의 많은 종을 포함한 다른 대장균군 형태의 막대균을 억제한다.

3. 테트라티오네이트 액체배지(Tetrathionate broth)

*Salmonella*균 배양 시에만 사용하고 12~24 시간 배양후 계대배양 한다. 증균배지를 너무 오래 배양하면 억제되었던 대장균군 등이 다시 증식되어 *Salmonella*와 *Shigella*가 억제 될 수가 있다.

4. Thioglycollate broth

Thioglycollate 배지는 무산소성 세균과 미량산소성 세균의 배양을 위해 고안된 배지이다. 티오글리콜산 나트륨(sodium thioglycollate)은 배지에서 산소분자와 반응하여 산소를 제거한다. 이것이 배지의 산화-환원 전위를 효과적으로 낮춘다. 이 배지에는 산화-환원 지시약으로 메틸렌블루(methylene blue)나 또는 레사주린(resazurin)이 들어있다. 메틸렌블루는 배지에 산소가 침투하면 파란색으로 변하고 레사주린은 분홍색으로 변한다. 지시약의 변화를 보고 배지의 1/3에 산소가 침투되면 1회에 한하여 한 번 끓인 후 식혀서 사용하며 다시 1/3 이상 산소가 침투하면 버린다.

V. 무산소배양 장치(Anaerobic Culture Devices)

배지 내에 유리 산소분자와 반응하는 화학물질을 첨가하여 산소를 배제할 수 있으며 이렇게 하여 배양 배지에서 특정 독성 산소분자를 제거할 수 있다. 예를 들면 티오글리콜산 나트륨은 산소분자와 반응하기 때문에 무산소성 세균의 성장을 위한 액체 배지에 자주 첨가된다. 유사하게, 아미노산인 cysteine과 기타 sulfhydryl 기를 함유하는 화합물도 배지로부터 산소 분자를 배출하는 데 사용 할 수 있다. 액체 배양에서 질소는 배지 전반에 걸쳐 산소의 흔적을 제거할 수 있는 거품이 될 수 있으며 이때 배양 시험관은 대기 중의 산소가 재 유입되는 것을 방지하기 위해 단단히 밀봉되어야 한다.

1. Brewer jar

무산소 상태는 단지(jar) 내의 대기가스를 배출시키고 그 곳에 질소와 이산화탄소 혼합물을 대체시키면 확립할 수 있다. 단지 덮개의 밑 부분에 달려있는 망 속에 들어 있는 백금 촉매제(platinum catalyst)는 단지 내에 잔유 산소와 수소로부터 물을 형성하게 촉진하는 역할을 한다.

2. Anaerobic pouch

재 밀봉 가능한 폴리에틸렌 배양 주머니에 최대 4개의 페트리 배양접시를 넣고 무산소성 지시제가 부착 된 작은 주머니를 삽입한 후 배양 주머니의 지퍼를 밀봉하는 간편한 장치이다. 메틸렌 블루 지시약은 무산소성 상태를 빠르고 정확하게 나타내준다. 삽입된 작은 주머니는 물 또는 촉매 활성화가 필요 없이 빠른 가스 생성을 제공한다(그림 5-12).

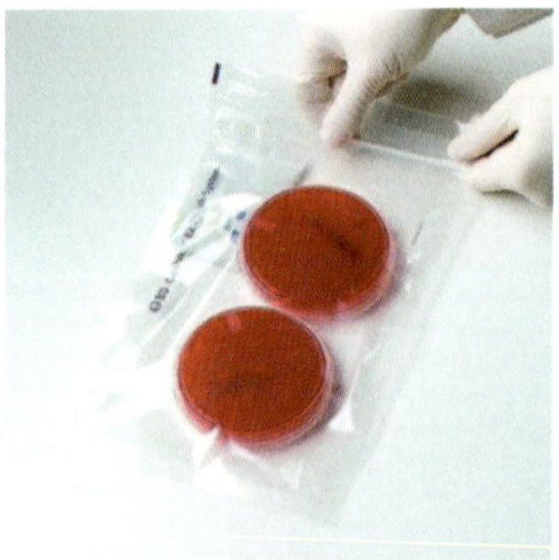

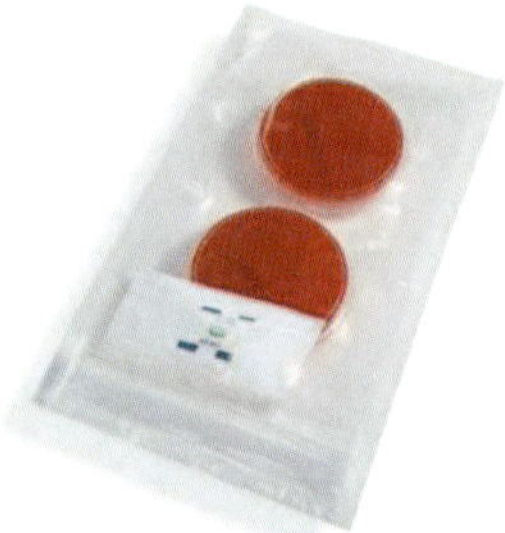

그림 5-12 Anaerobic pouch

3. Gas Pak anaerobic jar

수소가스와 이산화탄소 가스 형성을 촉매 하는 일회용 발생 장치이다. 발생한 수소는 산소와 결합하여 물을 형성하여 단지 내를 무산소 상태로 만든다. 단지 덮개의 밑 부분에 달려있는 망 속에 들어 있는 알루미나로 코팅한 palladium 촉매제(palladium catalyst)는 이 반응을 촉진하는 역할을 한다. 환원 염료(methylene blue) 지시약은 산소가 존재하면 연한청색을 나타내고 산소가 완전히 제거되면 무색이 된다(그림 5-13).

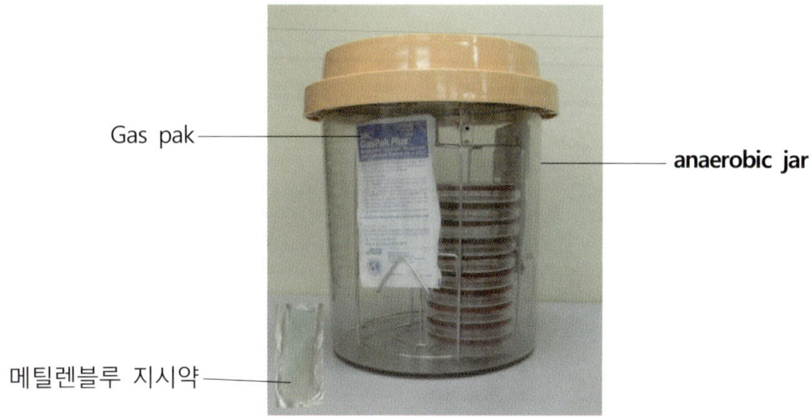

그림 5-13 Gas pak anaerobic jar

4. 무산소성 챔버(anaerobic chamber)

대기 중의 산소를 배제할 수 있는 다양한 무산소배양실(anaerobic culture chamber)을 이용할 수 있다. 통상 무산소배양실은 수소를 발생시켜 배양실 내의 산소와 반응을 촉매하여 물을 생산한다. 이 장치에서는 산소가 물로 전환되어 가스 용량이 감소된 것을 대체하기 위해 이산화탄소도 발생시킨다(N; 85%, CO_2; 5-10%, H; 5-10%, 그림 5-14).

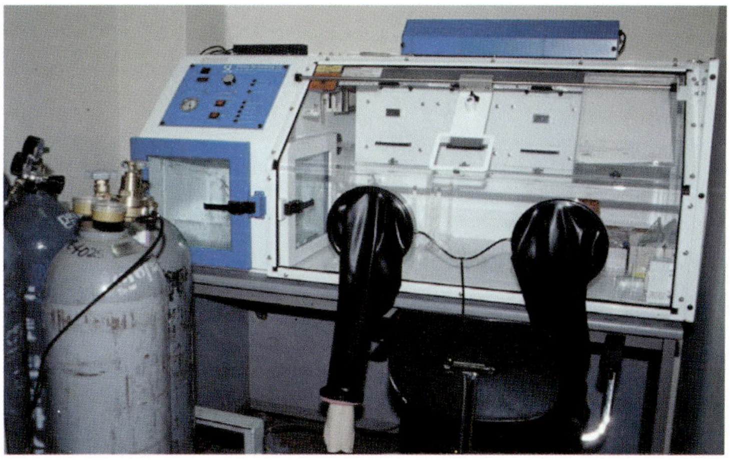

그림 5-14 Anaerobic chamber

VI. 배양을 위한 영양요구성 시험

1. 재료 :
액체배지에 배양된 *Streptococcus* spp.와 *E. coli*
멸균시험관과 멸균증류수 10 mL
미량 pipette과 tip
영양우무배지(NAP)와 혈액우무배지(BAP)
멸균된 면봉

2. 방법

1) NAP와 BAP 뒷면에 줄을 그어 두 구역으로 구분하여 접종할 균명을 각각 표기한다.
2) 멸균된 시험관 두 개를 준비하여 멸균증류수 2 mL를 분주한다.
3) 배양된 *Streptococcus* spp.와 *E. coli*를 각 시험관에 0.1 mL씩 옮기고 잘 혼합한다.
4) 멸균 면봉을 이용하여 각 세균을 NAP와 BAP에 표시된 구역에 일자로 그어 접종한다.
5) 배양기에서 37℃로 24시간 배양한다.
6) 평판배지에 균이 자란 모습을 관찰하고 사진을 찍어 보고서를 작성한다.

3. 결과 보고서 : 영양요구성 시험

실습일자		
	혈액우무배지(BAP)	영양우무배지(NAP)
Streptococcus spp.		
E. coli		

Work Sheet

VII. 선택배지에 배양

1. 재료 : 배양된 *Staphylococcus aureus, Streptococcus pneumoniae. E. coli,*
BAP, Mannitol salt agar, MacConkey agar plate
백금이, 백금이멸균장치

2. 방법

1. 3가지 평판배지 뒷면에 3구역으로 나누어 줄을 긋고 배양할 균명을 표시한다.
2. 배양된 세균을 표시한 구역에 가로긋기를 한다.
3. 배양기에서 37℃로 24시간 배양한다.
4. 각 평판배지에 세균이 자란 모습을 관찰하고 사진을 찍어 보고한다.

3. 결과 보고서

실습일자			
	S. aureus	*S. pneumoniae*	*E. coli*
BAP에서 집락 및 용혈성 관찰			
MSA			
맥콘키배지			

Work Sheet

VIII. 무산소성 배양

1. 재료 : 배양된 *Bacillus subtilis*와 *E. coli*
Gas Pak anaerobic jar
BAP, 백금이, 백금이멸균장치

2. 방법

1) 배양된 *Bacillus subtilis*와 *E. coli*를 BAP 두 개씩에 각각 접종하여 가로긋기를 한다.
2) 두 배지는 산소환경에서 다른 두 배지는 Gas Pak 장치를 이용하여 무산소배양을 실시한다.
3) 배양된 혈액우무배지에서 집락을 관찰한다.
4) 증식여부를 사진을 찍어 보고한다.

3. 결과 보고서

실습일자		
	Bacillus subtilis	***Escherichia coli***
산소 환경		
Gas Pak		

Work Sheet

평가문제

1. 감별배지와 선택배지의 차이점을 설명하시오.

2. MacConkey 배지, EMB 배지, MSA 배지가 선택성을 나타내는 기본물질을 설명하시오.

3. BAP, MSA, EMB, TSI 배지의 감별원리를 설명하시오.

4. 비뇨기 감염이 발생한 환자의 소변이 미생물 검사실에 접수되었다. 담당 임상병리사는 이 검체를 MacConkey 배지에 접종을 하였다. 담당 임상병리사가 이 배지를 선택한 이유는 무엇이라고 생각하는가?

5. 인두염(pharyngitis) 환자의 인후면봉(throat swab) 검체가 미생물 검사실에 접수되었다. 담당 임상병리사는 이 검체를 BAP 평판배지에 접종을 하였다. 담당 임상병리사가 이 배지를 선택한 이유는 무엇이라고 생각하는가?

5. 무산소성 세균이 성장할 수 있는 조건을 확립하는 방법은 ?

6. 절대무산소성 세균이 산소가 존재하는 곳, 예를 들면 사람 치아의 표면에서 자라는 경우를 볼 수 있다. 이것이 어떻게 가능한지 설명하시오.

제6장 무균기술 : 세균의 계대배양 (Aseptic Technique: Transfer of Bacteria)

▶ 실습을 위한 학습목표 :

이 실습을 수행한 학습자는

1. 무균기술에 대한 지식을 이해할 수 있다.
2. 배양액을 옮겨 접종하는 과정을 수행할 수 있다.
3. 미생물 배양액을 오염 없이 안전하게 다른 시험관으로 옮겨 접종할 수 있다.

무균기술은 순수배양된 세균을 다른 용기로 옮겨 갈 때 필요하다. 무균기술은 환경 중의 미생물 확산과 배양에서의 오염을 방지하기 위한 신중한 예방수단이다. 미생물의 순수배양을 위해 사용하는 많은 배양접시(Petri dish)와 조직배양 접시는 플라스틱으로 만들어졌으며 제조사로부터 이미 멸균되어 판매되며 이 용기에 멸균된 배지를 채울 때도 무균조작이 필요하다. 무균기술은 잠재성 병원균으로 취급되는 세균으로 오염된 배양액으로부터 미생물학자를 보호하기도 한다. 무균기술은 순수배양물, 멸균된 배지 및 배양 용기의 표면에 미생물 오염을 제거하는 것도 포함한다.

I. 무균기술

1. 무균기술 수행을 위한 방법

1) 작업 구역은 잠재적 오염균의 수를 줄이기 위해 소독제로 깨끗이 소독한다.
2) 수송용 기구는 멸균된 것을 사용한다. 예를 들면 백금이는 세균을 접종하기 전, 후에 Bunsen burner를 이용하여 화염멸균을 한다.
3) 작업은 배양물이나 작업자에게 발생할 수 있는 오염물에 노출되는 시간을 최소화하고 신속하게 수행한다.
4) 배양된 세균을 다른 용기로 옮기는 일상적 과정은 다음과 같다.
   (1) 백금이를 멸균한 후 배양 시험관의 뚜껑을 열고 시험관 입구를 화염멸균한다.
   (2) 멸균된 백금이로 특정 배양물을 채취하고 새로운 배지로 옮긴다.
   (3) 옮겨 접종한 시험관 배지의 시험관 입구를 화염멸균하고 다시 뚜껑을 닫는다.
   (4) 접종 백금이를 화염멸균한다.
   평판배지에 옮겨 배양할 때도 기본적으로 같은 과정을 거친다.
   다만 페트리배양접시(Petri dish)를 멸균하는 것은 제외된다.
   평판배지에서 세균을 옮기는 것은 주로 현미경용 슬라이드에 세균을 옮기는 과정에서 쓰인다.

2. 무균기술 과정의 상세한 정리

1) 접종용 백금이는 어떠한 배양물에 접촉하기 전에 반드시 화염을 이용하여 멸균한다.
2) 시험관 마개를 제거하고 멸균된 백금이를 넣기 전에 항상 시험관 입구를 3~4초 동안 화염멸균한다. 이것은 옮겨 접종하기 전에 시험관 입구 근처에 우연히 혹은 다른 방법으로 오염된 세균을 멸균하는 것이다.
3) 백금이를 시험관 배지에 삽입하여 배양물을 한 백금이 취한다. 시험관 입구를 신속하게 화염멸균하고 다시 마개로 덮는다.
4) 모든 배양물은 옮기는 작업을 하지 않을 때는 적당한 마개로 덮어야 한다. 시험대 위에 시험관 배지의 마개나 배양접시의 뚜껑을 방치하면 배양물이 오염될 수 있으므로 시험대 위에 방치하지 말고 새끼손가락으로 잡고 있어야 한다.
5) 시험관 마개를 열 때는 시험관 배지를 사용하는 동안 백금이를 쥐고 있는 손의 새끼손가락으로 마개를 쥐고 있어야 한다.

6) 배양접시에서 집락을 취해 옮길 때는 배지의 뚜껑을 백금이가 삽입될 수 있을 만큼 약간 들어 올려야 배지 표면에 오염물이 떨어지는 것을 방지 할 수 있다. 다른 방법으로는 배양접시의 뚜껑을 시험대 위에 놓고 배지만 들어 올려 가로긋기를 한 후 다시 제자리(뚜껑)에 놓는 방법을 할 수 있다.
7) 시험관의 마개나 배양접시의 뚜껑은 적절한 배양용기 이외에 어떤 것과의 접촉도 피해야 한다. 이것이 마개나 뚜껑 그리고 배양물에 오염을 방지하는 방법이다.

II. 액체배지에서 액체배지로 옮겨 배양하기

1. 준비 : 액체 배지에 배양된 *E. coli* 혹은 다른 세균
세균이 접종되지 않은 멸균된 액체배지(BHI, trypticase soy broth 등)
백금이, 알코올램프 또는 분젠버너 - 일회용 백금이를 쓸 때는 필요 없다.

2. 방법 (그림 6-1)

1) 세균이 접종되지 않은 액체배지에 표기를 하고 시험관 랙(rack)에 놓는다(그림 6-1, ①).
2) 엄지와 집게손가락 사이로 백금이를 쥐고 철선부분을 알코올램프의 불꽃부분에 넣어 철선부분 전체가 빨갛게 되도록 화염멸균 한다. 다음 단계를 진행하기 전에 철선부분이 자연상태에서 식을 때까지 수 초간 대기한다. 빨리 식히기 위해 백금이를 공기 중에 흔들지 않는다.
일회용 백금이를 사용하는 경우 이 단계는 생략된다(그림 6-1, ②).
3) 백금이를 쥐고 있지 않은 손을 사용하여 원하는 배양액이 들어 있는 시험관을 든다. 시험관을 조심스럽게 좌우로 흔들어 배양액을 잘 섞는다. 백금이를 쥐고 있는 손의 손바닥과 새끼손가락을 이용하여 배양시험관의 마개를 열고 손에 쥔 후 배양시험관 입구를 알코올램프 불꽃에 조심스럽게 대어 멸균한다(그림 6-1, ③, ④, ⑤, ⑥).
4) 멸균된 백금이를 배양시험관에 삽입하여 배양액을 백금이에 취한다. 이때 백금이가 배양시험관의 벽이나 입구에 닿지 않도록 한다(그림 6-1, ⑦, ⑧).
5) 배양시험관 입구를 다시 화염멸균하고 조심스럽게 다시 마개를 닫아 시험관 랙에 놓는다(그림 6-1, ⑨, ⑩, ⑪).
6) 백금이를 쥐고 있지 않은 손을 사용하여 세균이 접종되지 않은 멸균된 액체배지가 들어 있는 시험관을 든다. 백금이를 쥐고 있는 손의 손바닥과 새끼손가락을 이용하여 배양시험관의 마개를 열고 손에 쥔 후 배양시험관 입구를 알코올램프 불꽃에 조심스럽게 대어 멸균한 후 배양액을 취한 백금이를 멸균된 액체배지에 담가 접종하고 빼낸다(그림 6-1, ⑫, ⑬, ⑭, ⑮).
7) 배양시험관의 입구를 화염멸균하고 마개를 닫고 시험관 랙에 놓는다(그림 6-1, ⑯, ⑰, ⑱).
8) 접종한 백금이를 화염멸균 한다(일회용 백금이의 경우 폐기용기에 폐기한다)(그림 6-1, ⑲, ⑳).
9) 접종한 액체배지시험관을 35 ~ 37℃ 배양기에 넣고 24 ~ 48시간 배양한다.
10) 배지를 관찰하고 그 형상을 기록하고 사진을 찍어 보고한다.

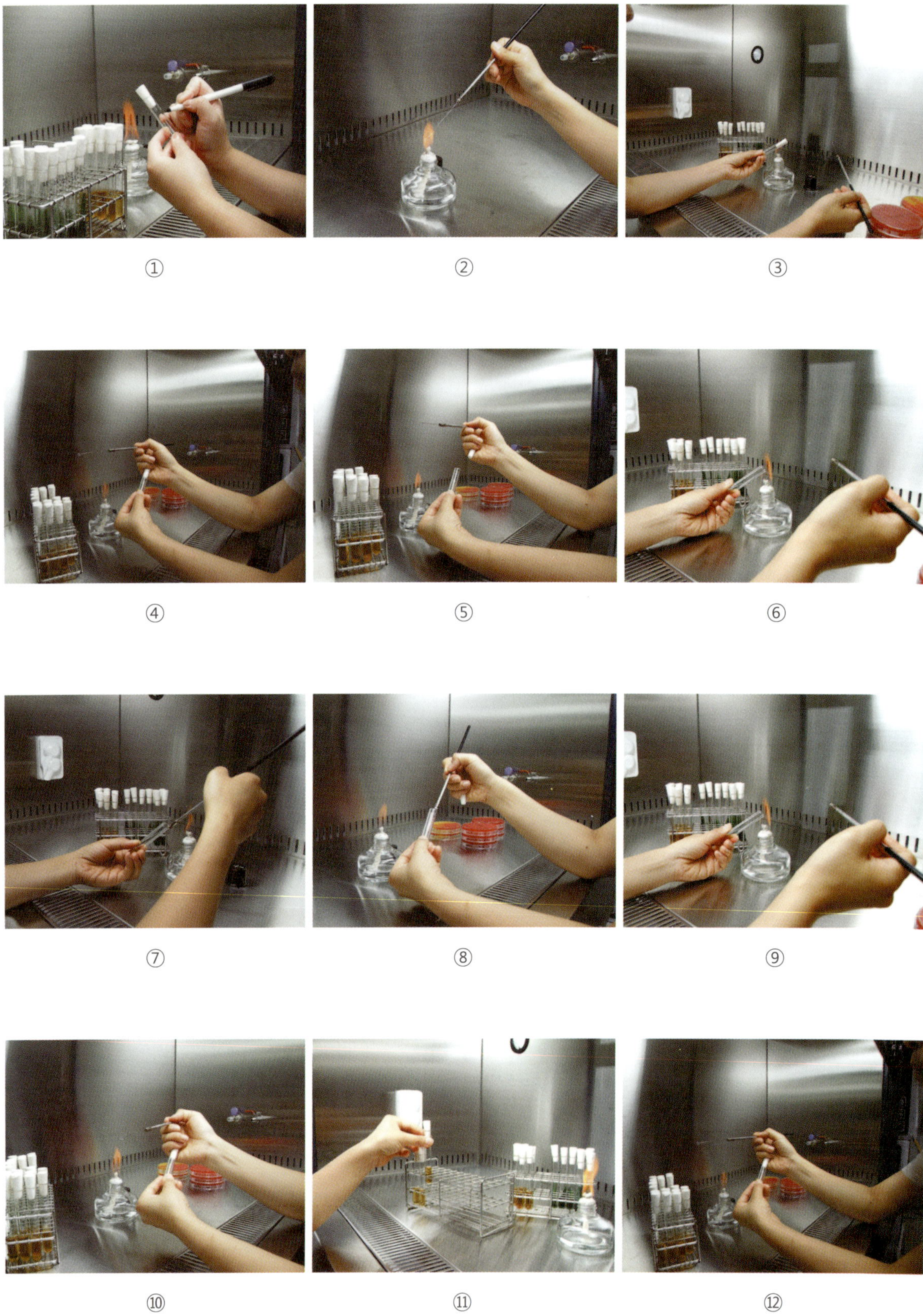

그림 6-1 액체배지에서 액체배지로 옮겨 배양하기

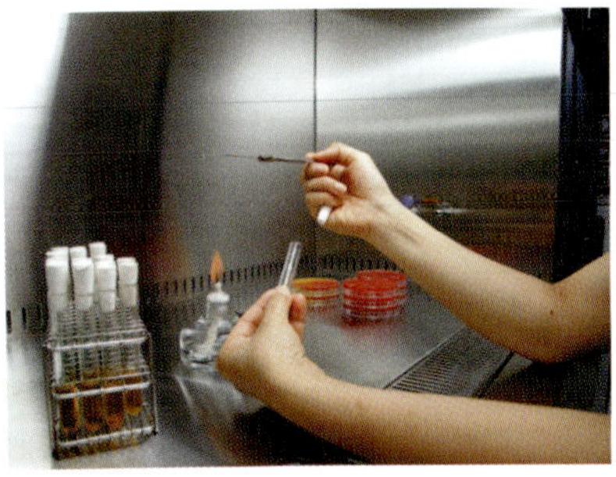

⑬

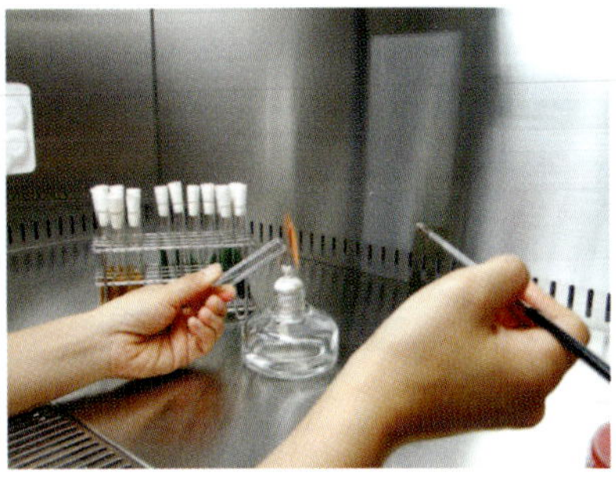

⑭

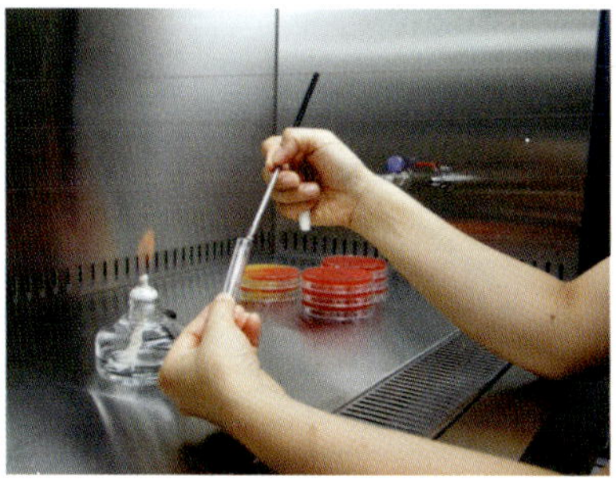

⑮

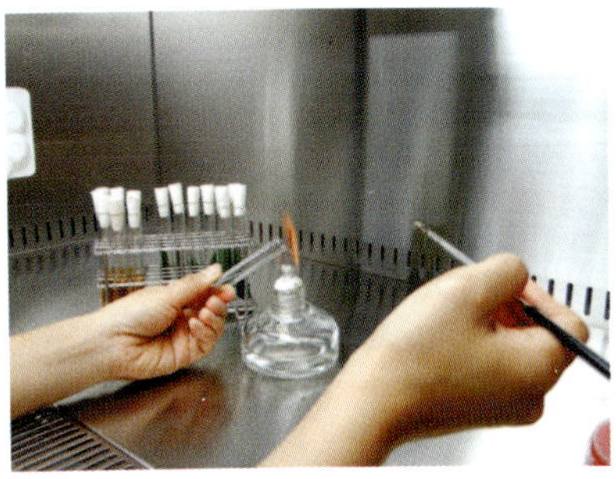

⑯

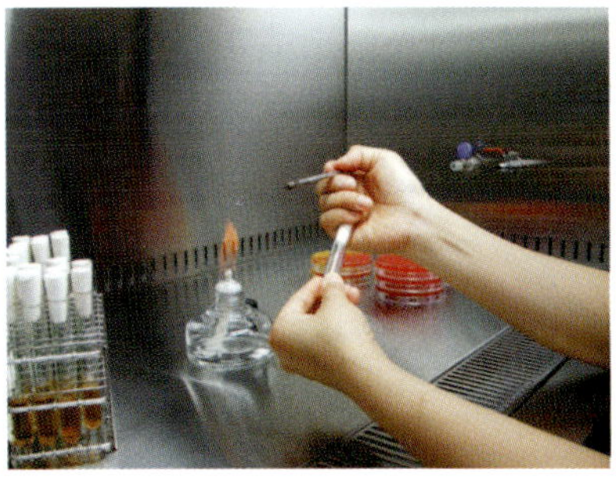

⑰

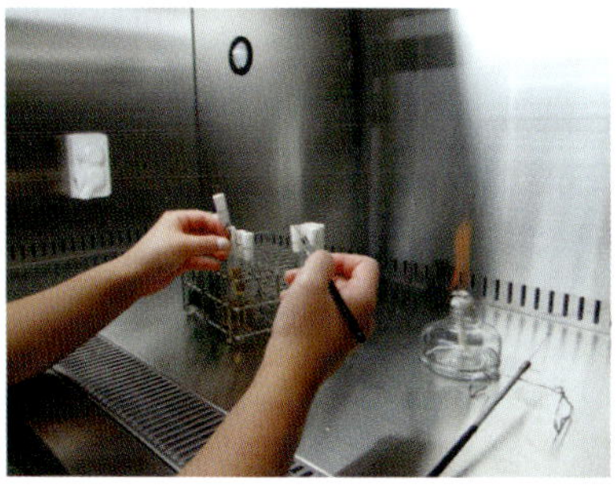

⑱

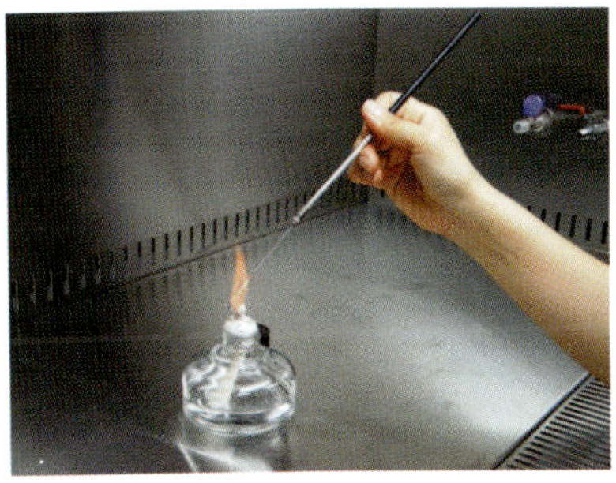

⑲

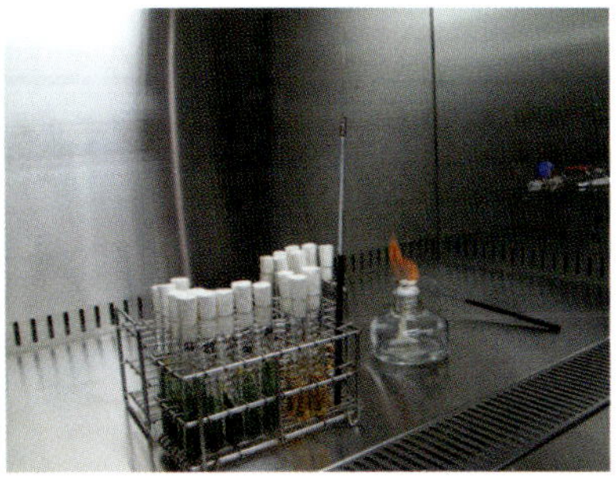

⑳

그림 6-1 (계속) 액체배지에서 액체배지로 옮겨 배양하기

3. 결과 보고서

액체배지에서 자란 세균의 형상, 색깔, 탁도 등을 상세히 기록하고 접종되지 않은 액체배지와 비교한다.

실습일자	
균명	결과
E. coli	
기타 세균	

Work Sheet

III. 사면배지에서 사면배지로 옮겨 배양하기

1. 재료 : 사면 배지에 배양된 *E. coli* 혹은 다른 세균

세균이 접종되지 않은 멸균된 사면배지
백금이, 알코올램프 또는 분젠버너

2. 방법 1 (그림 6-2)

1) 세균이 접종되지 않은 사면배지에 표기를 하고 시험관 랙(rack)에 놓는다(그림 6-2, ①).
2) 엄지와 집게손가락 사이로 백금이를 쥔다. 백금이를 쥐고 있지 않은 손으로 세균이 접종된 사면배지와 접종되지 않은 사면배지 모두를 들어 두 번째 세 번째 손가락(집게손가락과 가운데손가락)을 이용하여 잡는다(그림 6-2, ②).
3) 백금이의 철선부분을 알코올램프의 불꽃부분에 넣어 철선부분 전체가 빨갛게 되도록 화염멸균한다. 다음 단계를 진행하기 전에 철선부분이 자연상태에서 식을 때까지 수 초간 대기 한다. 빨리 식히기 위해 백금이를 공기 중에 흔들지 않는다. 일회용 백금이를 사용하는 경우 이 단계는 생략된다(그림 6-2, ③, ④).
4) 백금이를 쥐고 있는 손의 세 번째 네 번째 손가락 사이, 네 번째 다섯 번째 손가락 사이에 두 사면배지의 마개를 열고 동시에 쥔다(그림 6-2, ⑤, ⑥).
5) 두 사면배지의 입구를 2 ~ 3초 정도 간단하게 화염멸균 한다(그림 6-2, ⑦).
6) 멸균된 백금이를 세균이 배양된 사면배지에 삽입하여 집락 소량을 백금이에 취한다. 이때 우무가 도려 나오지 않게 집락만 조심스럽게 취해 나온다(그림 6-2, ⑧).
7) 집락을 취한 백금이를 멸균된 사면배지의 벽에 닿지 않게 삽입한다. 사면배지의 표면을 따라 가로긋기를 하고 백금이를 빼낸다(그림 6-2, ⑨).
8) 사면배지 시험관의 입구를 화염멸균하고 마개를 닫고 시험관 랙에 놓는다(그림 6-2, ⑩, ⑪, ⑫).
9) 접종한 백금이를 화염멸균 한다. (일회용 백금이의 경우 폐기용기에 폐기한다)(그림 6-2, ⑬, ⑭)
10) 접종된 사면배지를 35 ~ 37℃ 배양기에 넣고 24 ~ 48시간 배양한다.
11) 배지를 관찰하고 그 형상을 기록하고 사진을 찍어 보고한다.

3. 방법 2 (그림 6-3)

1) 세균이 접종되지 않은 사면배지에 표기를 하고 시험관 랙에 놓는다(그림 6-3, ①).
2) 엄지와 집게손가락으로 백금이를 쥐고 철선부분을 알코올램프의 불꽃부분에 넣어 철선부분 전체가 빨갛게 되도록 화염멸균한다. 다음 단계를 진행하기 전에 철선부분이 자연상태에서 식을 때까지 수 초간 대기한다. 빨리 식히기 위해 백금이를 공기 중에 흔들지 않는다. 일회용 백금이를 사용하는 경우 이 단계는 생략된다(그림 6-3, ②, ③).
3) 백금이를 쥐고 있지 않은 손을 사용하여 배양 사면배지를 든다. 백금이를 쥐고 있는 손의 손바닥과 새끼손가락을 이용하여 배양할 사면배지 시험관의 마개를 열고 손에 쥔 후 사면배지 시험관 입구를 알코올램프 불꽃에 조심스럽게 대어 멸균한다(그림 6-3, ④, ⑤, ⑥).
4) 멸균 백금이를 사용하여 사면배지 표면의 집락을 소량 취한다. 이때 우무가 도려 나오지 않게 집락만 조심스럽게 취해 나온다(그림 6-3, ⑦).
5) 사면배지 입구를 다시 화염멸균하고 조심스럽게 마개를 닫은 후 시험관 랙에 넣는다(그림 6-3, ⑧, ⑨).
6) 세균을 접종하지 않은 새로운 사면배지를 집어 3번 과정을 반복한다(그림 6-3, ⑩, ⑪, ⑫).
7) 집락을 취한 백금이를 새로운 사면배지의 벽에 닿지 않게 삽입하고 사면배지의 표면을 따라 가로긋기를 하고 백금이를 빼낸다(그림 6-3, ⑬).
8) 사면배지 시험관의 입구를 화염멸균하고 마개를 닫고 시험관 랙에 넣는다(그림 6-3, ⑭, ⑮, ⑯).
9) 접종한 백금이를 화염멸균한다(일회용 백금이의 경우 폐기용기에 폐기한다)(그림 6-3, ⑰, ⑱).
10) 접종된 사면배지를 35 ~ 37℃ 배양기에 넣고 24 ~ 48시간 배양한다.
11) 배지를 관찰하고 그 형상을 기록하고 사진을 찍어 보고한다.

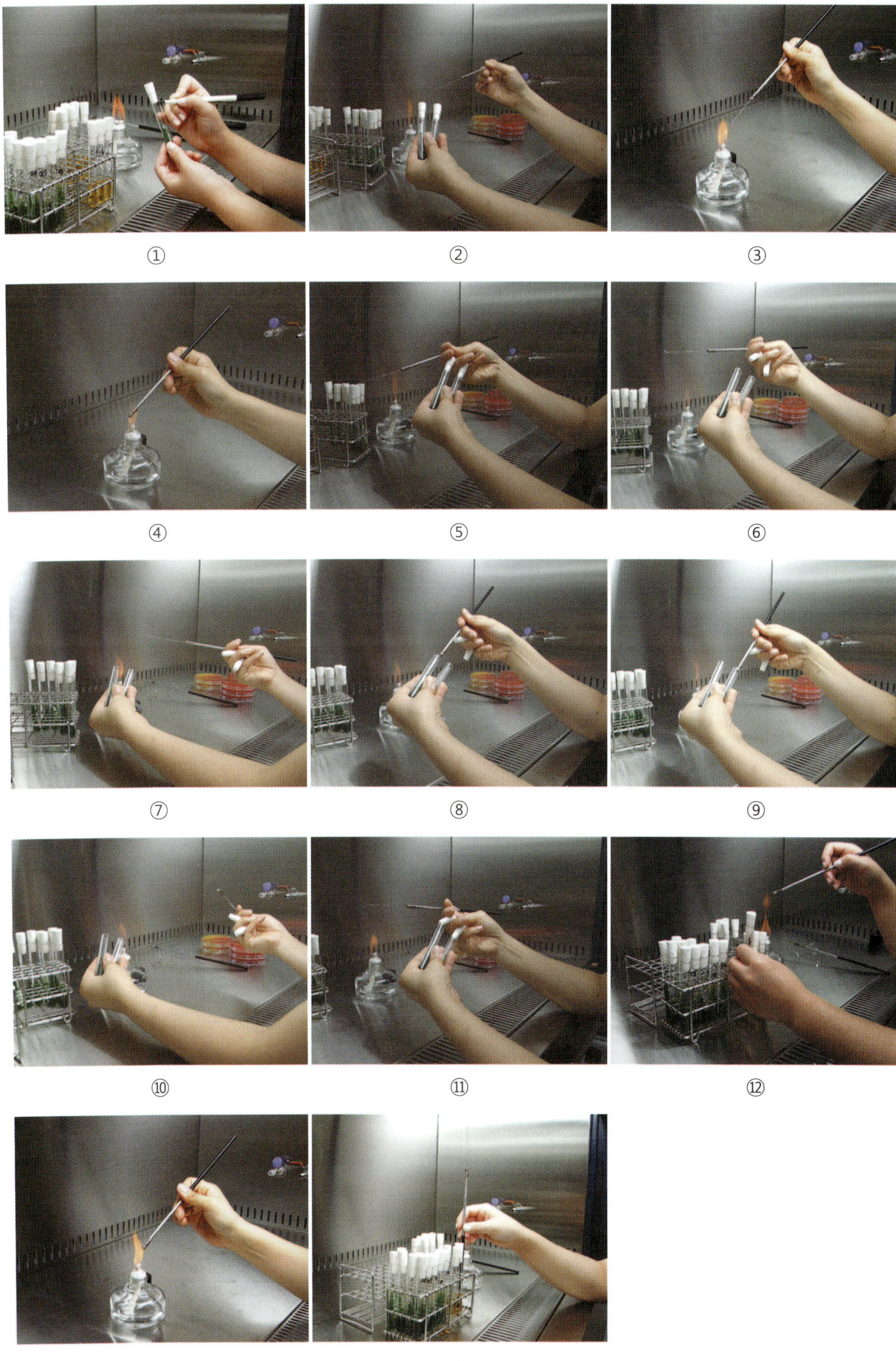

그림 6-2 사면배지에서 사면배지로 옮겨 배양하기(방법 1)

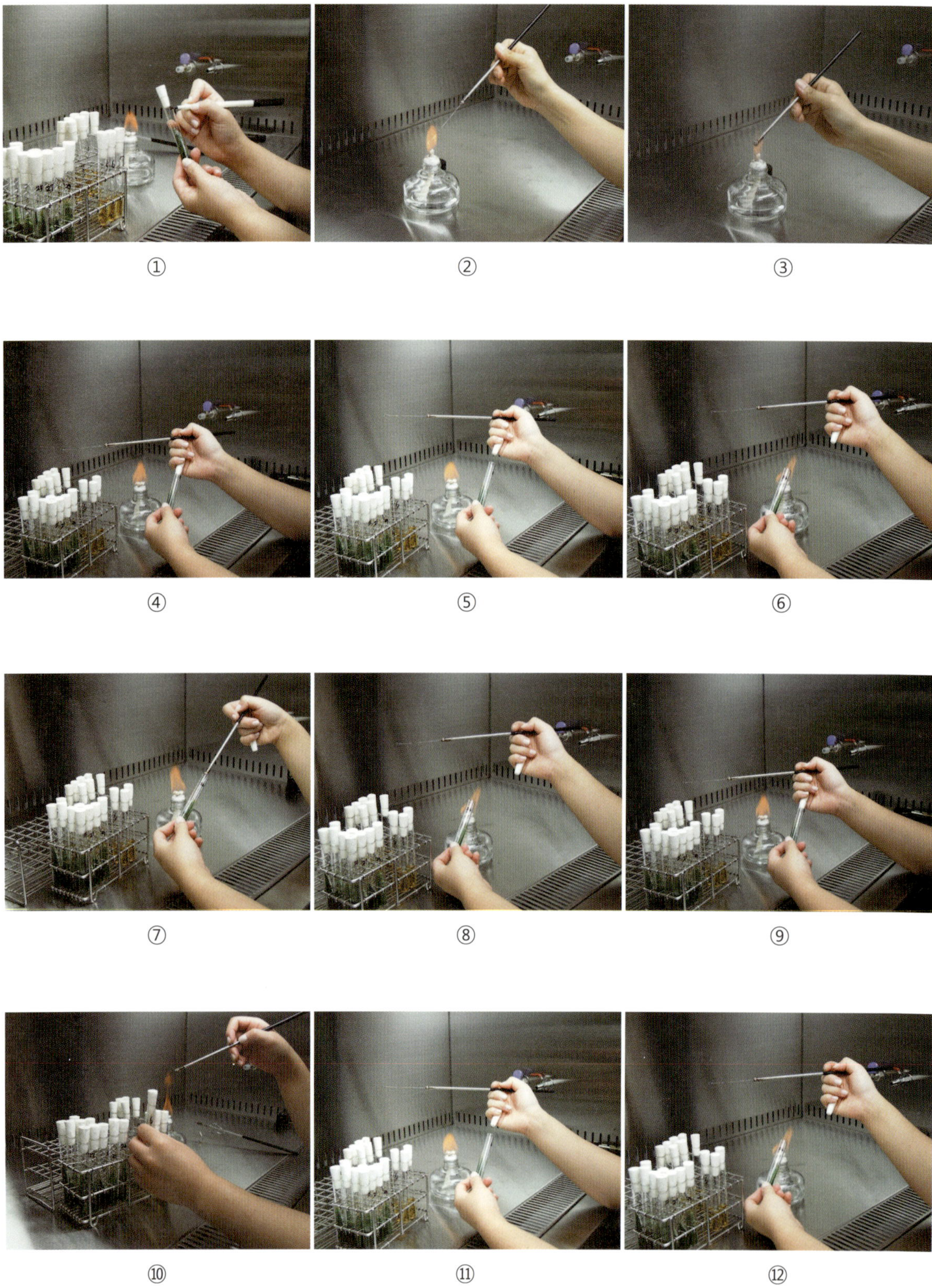

그림 6-3 사면배지에서 사면배지로 옮겨 배양하기(방법 2)

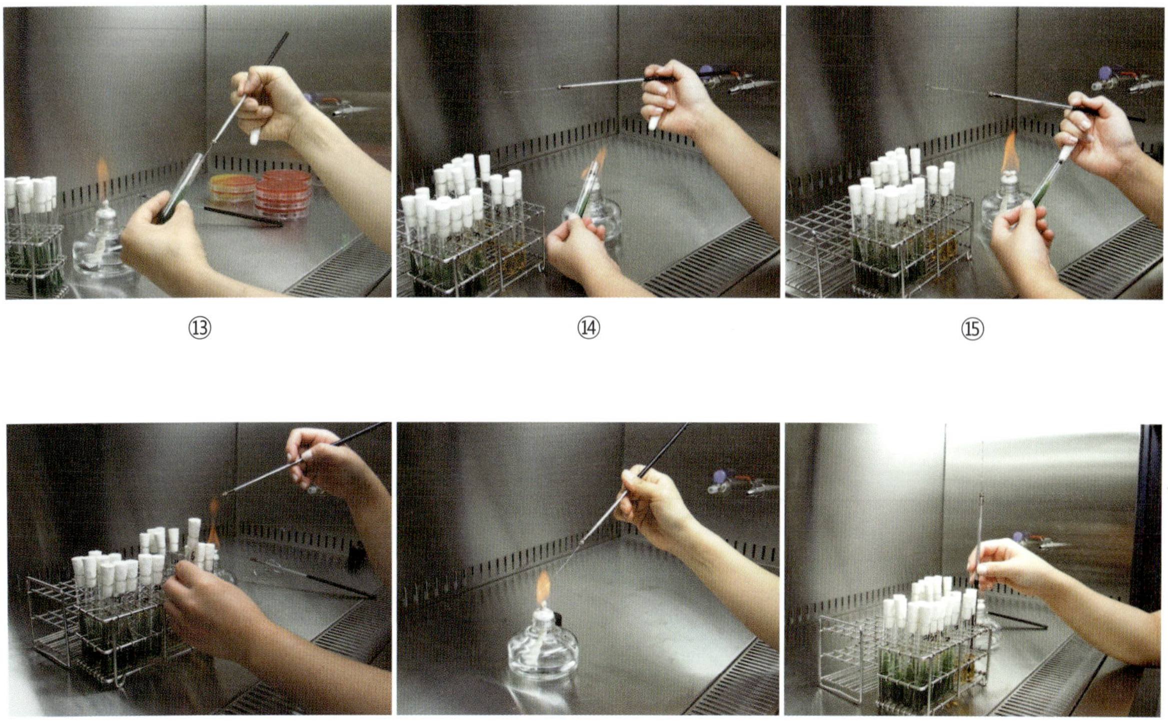

⑬ ⑭ ⑮ ⑯ ⑰ ⑱

그림 6-3 (계속) 사면배지에서 사면배지로 옮겨 배양하기(방법 2)

4. 결과 보고서

사면배지에서 자란 세균의 형상, 색깔, 탁도 등을 상세히 기록하고 접종되지 않은 사면배지와 비교한다.

실습일자	
균명	결과
E. coli	
기타 세균	

Work Sheet

Work Sheet

IV. 평판배지에서 사면배지로 옮겨 배양하기

1. 재료 : 평판 배지에 배양된 *Staphylococcus* spp.와 *E. coli* 혹은 다른 세균
세균이 접종되지 않은 멸균된 사면배지
백금이, 알코올램프 또는 분젠버너

2. 방법 (그림 6-4)

1) 세균이 접종되지 않은 사면배지에 표기를 하고 시험관 랙에 넣는다(그림 6-4, ①).
2) 엄지와 집게손가락으로 백금이를 쥐고 철선부분을 알코올램프의 불꽃부분에 넣어 철선 부분 전체가 빨갛게 되도록 화염멸균 한다. 다음 단계를 진행하기 전에 철선부분이 자연상태에서 식을 때까지 수 초간 대기한다. 빨리 식히기 위해 백금이를 공기 중에 흔들지 않는다. 일회용 백금이를 사용하는 경우 이 단계는 생략된다(그림 6-4, ②, ③, ④).
3) 백금이를 쥐고 있지 않은 손의 손바닥에 평판배지를 올려놓고 엄지, 검지 그리고 중간 손가락을 이용하여 배양접시의 뚜껑을 백금이를 삽입 할 수 있을 만큼 들어 올리고 멸균 백금이를 열려진 평판배지 뚜껑 사이로 넣어 소량의 집락을 취한다. 이때 우무가 도려나오지 않게 집락만 조심스럽게 취해 나온 후 신속히 뚜껑을 덮고 시험대에 놓는다(그림 6-4, ⑤). 평판배지의 뚜껑을 완전히 열면 평판배지 표면에 오염균이 떨어질 수 있다.
4) 백금이를 쥐고 있지 않은 손을 사용하여 배양할 사면배지를 든다. 백금이를 쥐고 있는 손의 손바닥과 새끼손가락을 이용하여 사면배지 시험관의 마개를 열어 손에 쥔 후 사면배지 시험관 입구를 알코올램프 불꽃에 조심스럽게 대어 멸균한다(그림 6-4, ⑥).
5) 집락을 취한 백금이를 사면배지의 벽에 닿지 않게 삽입한다. 사면배지의 표면을 따라 가로긋기를 하고 백금이를 빼낸다(그림 6-4, ⑦).
6) 사면배지 입구를 다시 화염멸균하고 조심스럽게 마개를 닫은 후 시험관 랙에 넣는다(그림 6-4, ⑧, ⑨, ⑩).
7) 접종한 백금이를 화염멸균 한다(일회용 백금이의 경우 폐기용기에 폐기한다)(그림 6-4, ⑪, ⑫, ⑬).
8) 접종된 사면배지를 35 ~ 37℃ 배양기에 넣고 24 ~ 48시간 배양한다.
9) 배지를 관찰하고 그 형상을 기록하고 사진 찍어 저장한다.

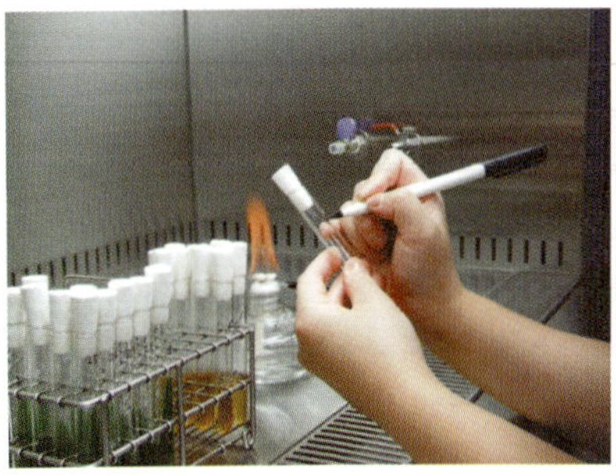
①

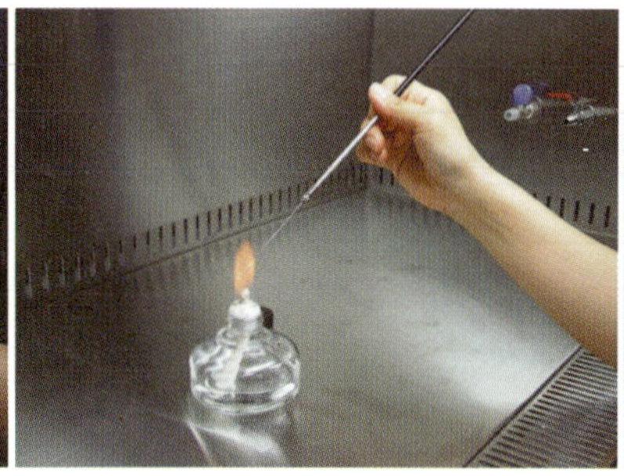
②

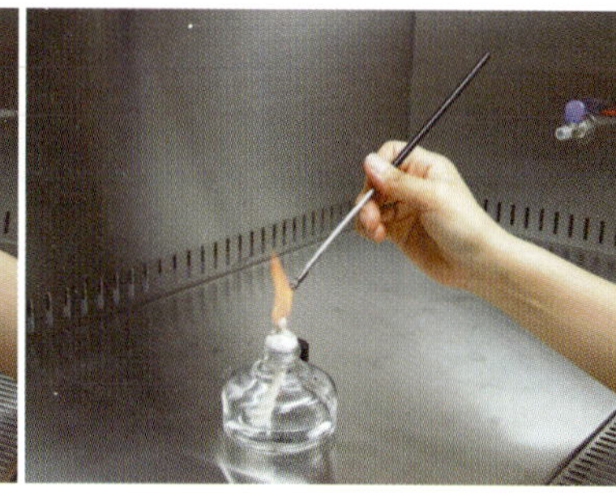
③

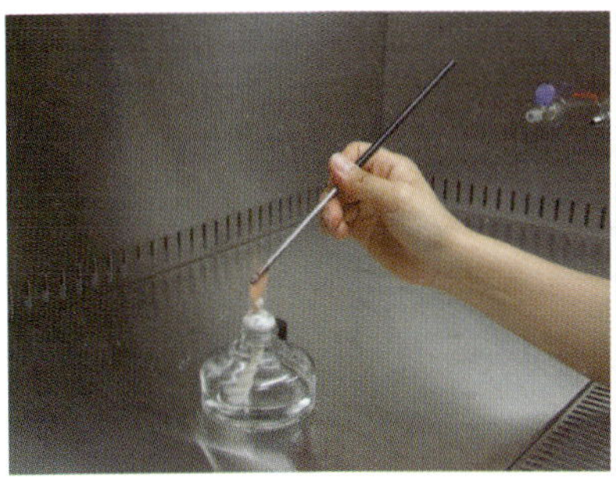
④

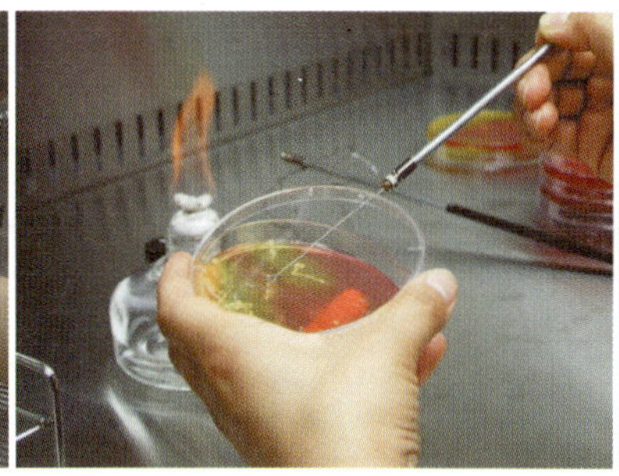
⑤

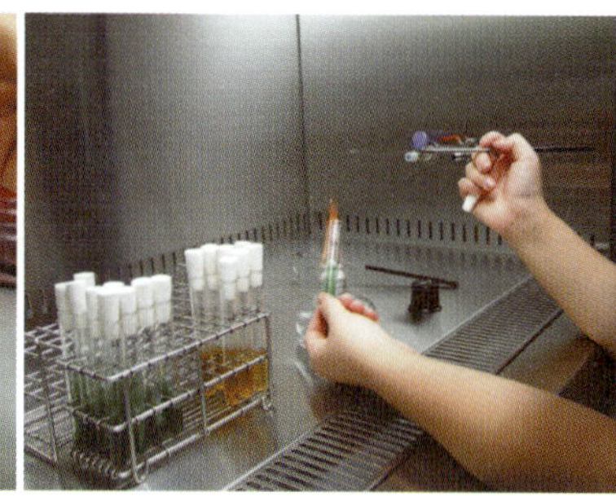
⑥

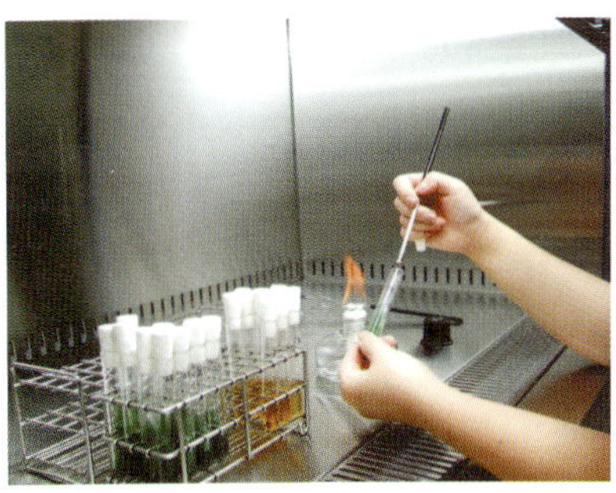
⑦

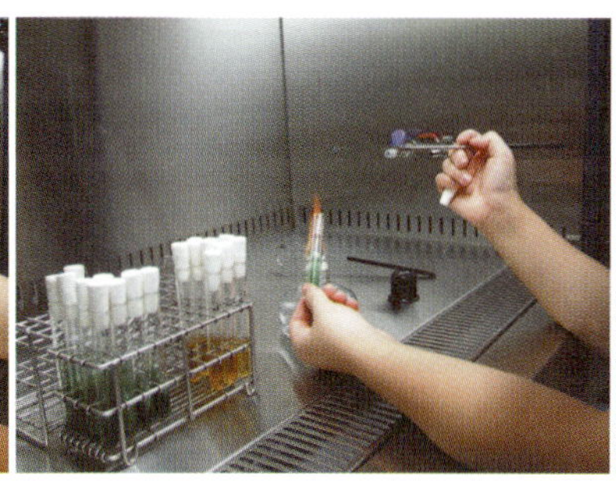
⑧

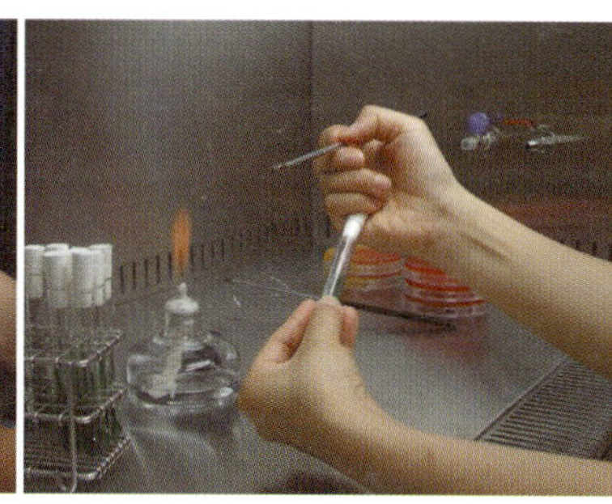
⑨

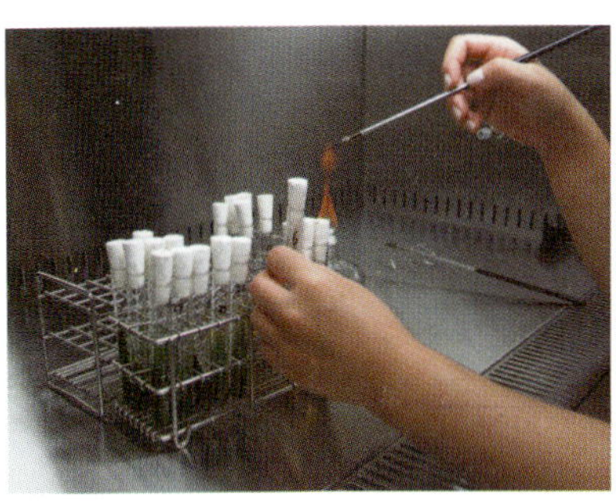
⑩

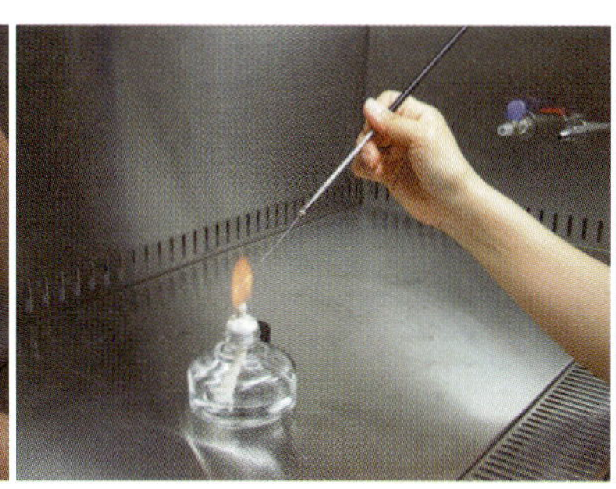
⑪

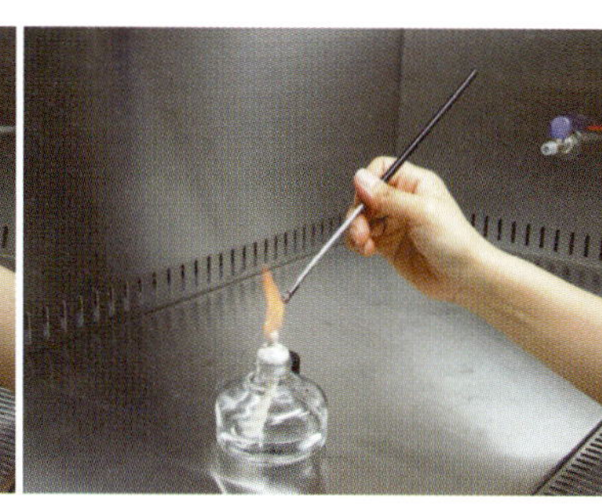
⑫

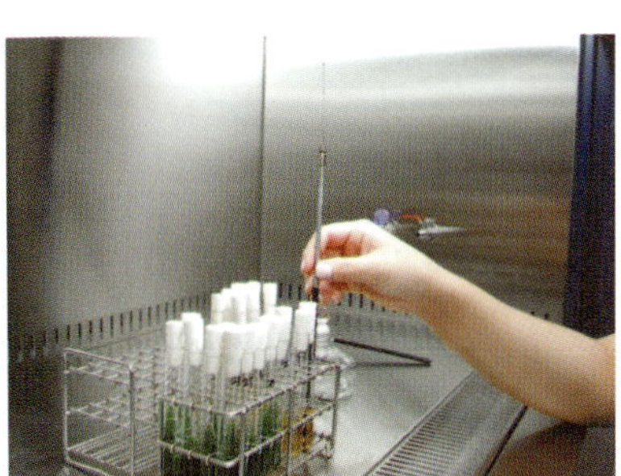
⑬

그림 6-4 평판배지에서 사면배지로 옮겨 배양하기

3. 결과 보고서

사면배지에서 자란 세균 집락의 형상, 색깔 등을 상세히 기록하고 사진을 찍어 보고한다.

실습일자	
균명	결과
E. coli	
Staphylococcus spp.	

Work Sheet

평가문제

1. 계대배양을 시작하기 전에 백금이를 멸균하는 이유는?

2. 배지에 세균을 옮겨 접종한 후 백금이를 다시 멸균하여 두는 이유는?

3. 만일 평판배지나 사면배지의 뚜껑을 열고 시험관이나 시험대에 방치하였다면 어떤 일이 발생될 것으로 예상되는가?

제7장 세균의 증식(Microbial Growth)

▶ 실습을 위한 학습목표

이 실습을 수행한 학습자는

1. **미생물 수 측정법을 설명하고 수행할 수 있다**
2. **세균증식곡선을 설명할 수 있다**
3. **미생물을 배양 환경에 따라 분류할 수 있다(산소성, 무산소성, 조건무산소성)**
4. **무산소성 배양법을 설명할 수 있다**
5. **미생물 배양에 미치는 온도, pH의 영향을 설명할 수 있다**

세균과 같은 단세포 미생물의 세포 증식(reproduction)은 세균 전체를 재현한다. 다세포 미생물에서도 대부분의 경우에서 개체 증식 단위가 증가하는 전체 미생물 성장을 볼 수 있다. 따라서 미생물의 증식은 미생물의 생식과 근본적으로 동의어이다. 다시 말하면 미생물의 죽음은 세포가 지속적으로 성장하지 못할 때 발생되며 이것은 미생물이 더 이상 증식하지 못할 때이다.

미생물의 성장 및 사멸 비율을 확인하려면 미생물 수를 측정하는 것이 필요하고 이것은 미생물의 수를 확인하는 것이다. 미생물학자들은 미생물 수를 추산하기 위한 여러 가지 접근법을 개발하였다. 아주 흔히 증식능력은 생존능력과 동일 시 되며 살아있는 미생물의 수를 측정하는 과정은 시험관 내에서 미생물 배양(성장)에 달려있다.

배양을 위해 사용하는 배양조건은 미생물 증식에 심각한 영향을 주며 조건을 맞추어 배양한 미생물은 살아있는 미생물로서 계산된다. 다른 미생물은 성장에 다른 조건이 요구된다. 많은 경우에서 검체 내의 세균 수를 한 집단은 성공적으로 계산하는데 다른 집단은 극심하게 낮은 수로 측정되는 경우를 볼 수 있다. 만일 세균 수를 직접 계산하는 방법을 사용한다면 죽은 미생물과 살아있는 미생물을 구별할 수 없다는 문제에 직면하게 된다. 그래서 미생물 수를 측정하는 것은 문제점을 내재하고 있으며 특정한 미생물 수 계산방법에 대한 해석은 미생물 수를 측정한 방법에 대한 충분한 이해에 달려 있다고 말 할 수 있다.

적절한 미생물 수 측정과정을 사용함으로써 미생물의 성장률과 사멸률을 계산할 수 있다. 미생물의 성장과 사멸에 영향을 미치는 많은 요소들이 있다. 미생물은 많은 무생체적 요인에 대한 허용 범위를 나타낸다. 주어진 한계를 벗어났을 때 미생물이 견뎌내는 범위가 있고 성장을 멈추는 범위가 있다. 어떤 경우에는 허용범위를 벗어나면 사멸률이 증가하고 더 이상 생존 할 수 없게 된다. 다른 경우에는 성장 할 수 없다는 것의 결과가 미생물의 사멸보다는 그 상태로 보존되는 경우도 있다. 미생물의 성장과 사멸을 조절하는 것은 미생물학의 기초이다. 우리는 음식물의 부패 방지 그리고 감염질환의 치료 등에 미생물의 성장과 사멸에 대한 방법을 광범위하게 적용하고 있다.

I. 세균증식곡선

세균의 정상적인 증식방법은 하나의 세균이 같은 크기의 2개의 자손 세포를 형성하는 이분법(binary fission)이다. 이분법에 의한 생식 현상 결과에 따라 세균이 활발하게 증식하는 동안 미생물 집단은 살아있는 세균의 수는 지속적으로 2배씩 증가하게 된다. 따라서 세균의 증식에서 기하급수적 증식비율은 분열시간(2배로 되는데 걸리는 시간)에 달려있다. 어떤 특정 시간에서 세균의 증가율은 그 시간에 존재하는 세균의 수 또는 질량에 비례한다. 하지만 배양에서 세균의 모든 구성성분이 2배로 증가하는 데 필요한 평균 세대시간(generation time, doubling time, =g)을 정확히 측정하는 데는 또 다른 매개변수가 적용된다. 수학적 개념을 적용한 평균 세대시간의 계산식은

$g= 0.693t$ / $(\ln B_t - \ln B_0)$로 표현된다.

g는 세대시간, $\ln B_t$는 일정시간 t에서의 세균 수에 대한 자연대수, $\ln B_0$는 증식시작 시점의 세균

수에 대한 자연대수, t는 증식시간을 나타낸다.

세균이 새로운 배지에 접종되면 특징적인 증식 곡선을 나타낸다. 정상적인 세균의 증식곡선은 유도기(lag phase), 대수증식기(log phase 또는 exponential growth phase), 정지기(stationary phase) 그리고 사멸기(death phase)와 같은 4가지 단계를 나타낸다(그림 7-1).

1. 유도기(lag phase)

유도기는 세균이 새로운 배지에서 증식하기 위한 여러 가지 유도효소, DNA합성 등을 진행하여 생식(reproduction)을 위한 준비 기간으로 생각할 수 있다. 이 기간 동안 세균세포는 수(number)적 증가는 일어나지 않으며 세균의 부피(mass)만 증가한다. 이 기간 동안 각 세균의 크기(size)가 최대가 되며 세포 내의 DNA 양이 증가하고 rRNA 합성이 아주 빠르게 진행된다.

2. 대수증식기(log phase, exponential growth phase)

대수증식기에는 세균 세포의 수가 기하급수적으로 증가하며 증식률이 일정하게 균형적인 증식이 일어난다. 통상 세균의 세대시간(generation time, doubling time)은 이 기간 동안 측정되며 세대시간이 가장 짧게 나타나는 기간이다. 세대시간은 균주에 따라 다르게 나타나며 각 세균의 독특한 생화학적 능력이 가장 확실하게 나타나고 생리적으로 가장 활발하며, 항균제나 소독제와 같은 외부 환경에 가장 민감하게 반응하는 기간이다. 배양액의 영양성분은 감소하고 세균의 대사산물이 증가되는 기간으로 이러한 결과로 정지기가 유도 되는 원인이 된다.

3. 정지기(stationary phase)

정지기에는 증식률과 사멸률이 동일하게 나타나는 기간으로 더 이상 살아있는 생균수의 증가를 볼 수 없다. 세균집단이 정지기에 도달하는 가장 큰 이유는 영양 성분의 소비와 이에 따른 대사 종말 산물 축적에 의한 저해작용이다. 이 기간 동안 세균의 수는 최대를 나타내며 항균제나 소독제, 열, 방사선 등과 같은 물리화학적 외부 저해 환경에 대한 저항성이 가장 강하게 나타난다.

4. 사멸기(death phase)

사멸기의 동력학(kinetics)은 대수증식기 동력학에 따른다. 사멸기에는 세균의 수가 기하급수적으로 감소한다. 이 기간에는 영양물의 고갈과 독성물질의 영향으로 더 세균의 증식이 일어나지 않으며 사멸되는 세균의 수가 최대로 증가한다.

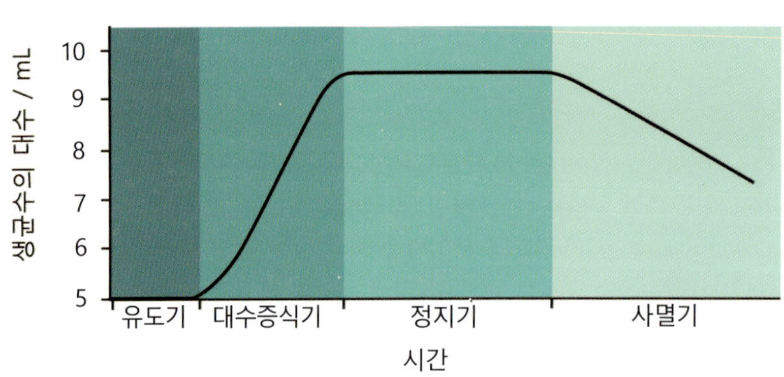

그림 7-1 세균의 증식곡선

Ⅱ. 검체 내의 세균 수 측정

주어진 검체 내의 세균 수를 측정하는 경우가 종종 있다. 세균 수를 측정하는 다양한 방법이 개발되어 왔다. 이러한 방법들에는 세균 수 측정, 세균의 양(mass) 측정 혹은 세균 수에 비례하는 세균 구성률을 측정하는 것이 있다. 이들 각각의 방법들은 특정한 장점과 단점을 가지고 있다.

세균 집단의 크기(수)를 측정하기 위하여 통상적으로 4가지 접근법을 사용하고 있다.

1) **세균의 수 직접 계산 :** 세균 세포를 현미경 혹은 전자식 입자 계산기로 직접 계산하는 방법
2) **세균의 양(mass) 직접 측정 :** 세균의 양은 전체 세포의 무게를 칭량함으로써 직접 측정된다. 세균의 양은 표준곡선에 의해 세균 수와 상관관계를 계산 할 수 있다.
3) **세균 수 간접 계산 :** 검체 내의 세균은 희석되거나 농축되어 있으며 적당한 배지에서 자라나올 수 있다. 즉 우무배지의 표면에 집락을 형성하는 것을 이용하여 검체 내의 세균 수를 계산하는 데 이용할 수 있다.
4) **세균의 양 간접 측정 :** 세균의 양은 단백질, ATP, 지질다당류, murein과 같은 비교적 일정한 생화학적 구성성분을 측정함으로써 계산할 수 있다. 또한 탁도를 측정함으로써 간접 계산을 할 수 도 있다. 세균의 양은 표준곡선에 의해 세균 수와 상관관계를 간접 계산할 수 있다. **이 중 살아 있는 세균 수를 측정하는 것은 세균 수 간접 계산 방법뿐이다.**

1. 평판배지를 이용한 생균 수 계산(viable plate count)

세균 수 측정을 위한 가장 일반적인 과정은 평판배지를 이용한 생균 수 직접계산방법이다. 이 방법은 검체 내에 포함된 살아있는 세균을 순차적으로 희석(serial dilution)하여 적당한 평판배지에 접종하는 방법이다. 희석된 세균 부유액은 일정량이 평판배지 표면에 펼쳐지거나(spread plate method) 일정량이 액체 상태의 우무배지에 혼합되어 평판배지에 부어 굳혀진다(pour plate method). 이렇게 접종된 배지는 세균 증식에 적당한 조건으로 배양되고 현미경 없이 육안으로 볼 수 있는 집락을 형성하게 된다. 형성된 각각의 세균 집락은 하나의 세포가 세포분열이 진행된 것으로 추정한다. 따라서 집락 수를 세고 희석 배율과 접종량을 산출해주면 본래 검체의 세균 수를 계산할 수 있게 된다. 이 방법은 선택적이고 편향적이어서 검체에 포함된 모든 세균 수를 측정하는 것이 아니고 살아있는 세균만 측정된다. 사용된 배지의 조성을 포함한 세균의 영양요구 조건과 온도, pH와 같은 배양조건이 혼합된 세균 집단의 성장 여부를 결정한다. 검체를 희석할 때마다 멸균된 피펫을 교환하여 사용해야 정확한 희석 비율을 유지할 수 있다. 평판배지에 접종된 모든 세포가 같은 속도로 증식하지 않기 때문에 배양시간이 너무 짧으면 미세 집락을 형성한 세균의 경우 계산에서 누락될 수 있기 때문에 살아 있는 세균 수 측정이 부정확해 진다. 따라서 결과 보고를 할 때 생균수라는 말보다 집락 형성 단위(colony forming unit, CFU/mL)로 표현하는 경우가 많다. 모든 미생물의 성장을 허용할 수 있는 조건의 조합은 없다. 많은 형태의 미생물을 포함하는 흙과 같은 자연 검체는 평판배지를 이용한 생균 수 측정으로 모든 미생물의 수를 측정하는 것은 불가능하다. 그러나 특정한 세균 집단의 수를 측정하는 데 간편하게 널리 사용되고 있다. 예를 들면 대장균군과 기타 생리학적으로 분명한 세균집단의 세균 수 측정에 평판배지를 이용한 생균 수 직접계산방법을 선택적으로 채택할 수 있다.

1) 액체 상태의 우무배지에 세균을 혼합하여 평판배지에 붓는 방법(그림 7-2) (pour plate method, 주입평판법)

다른 생균수 측정방법처럼 주입평판법은 세균이 성장할 수 있는 고체배지에 검체를 첨가하여 배양함으로써 각 세균이 집락을 형성하여 증식하고 그 집락의 수를 측정하는 것이다. 일반적으로 검체 내의 세균의 수를 알기 위한 이상적인 방법이 없기 때문에 거의 모든 방법에서 단계적 희석을 준비하는 것이 필요하고 이것은 세균 수 측정에 적당한 수를 포함하는 희석액을 얻을

수 있도록 보장할 것이다.

세균 수 측정을 위한 희석 범위는 특정한 검체에서는 희석범위를 제한할 수 있지만 10^{-1}(1/10)에서 10^{-8}(1/100,000,000)까지 희석하는 방법을 일반적으로 사용한다. 예를 들면 mL 당 10^{7} 혹은 그 이상의 세균이 포함된 물은 육안으로 혼탁하다는 것을 알고 있기 때문에 혼탁하지 않은 물 검체는 최대 희석을 약 10^{-6}(1/1,000,000)으로 제한하는 것이 필요하다. 주입평판법에서 세균 접종액은 액체상태의 우무와 혼합되고 세균은 우무가 고체화될 때 우무배지에 비교적 골고루 분포하게 된다. 우무가 고체화되는 온도가 42℃이고 접종액을 혼합하는 온도는 이보다 높다. 따라서 이 온도에 노출되어 모든 세균이 견뎌내는 것이 아니라는 점이 이 과정을 수행하는 한 계점(단점)이다.

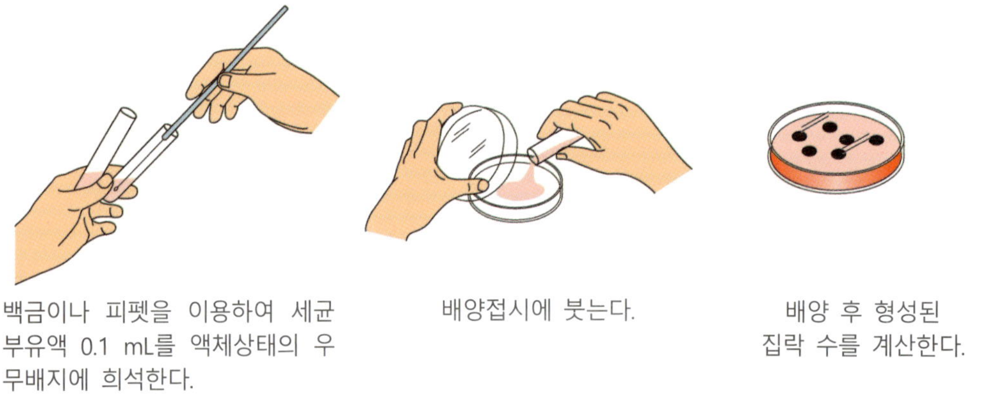

그림 7-2 주입평판법

2) 평판배지 표면에 펼치는 방법(spread plate method, 표면평판법)

평판배지에서 세균 수를 측정하는 또 다른 표준법은 평판배지 표면에 세균을 펼치는 방법(spread plate method, 표면평판법)이다. 방법 이름에서 암시하듯이 검체를 단계적 희석하여 우무배지 표면에 펼쳐 주는 것이다. 일반적으로 영양우무배지 표면에 희석액을 0.1에서 1.0 mL를 멸균된 유리막대봉을 사용하여 펼쳐준다. 이렇게 펼쳐진 평판배지를 배양하고 형성된 집락을 계산하는 것이다(그림 7-3). 통상 1 mL 이상의 배양액을 접종하면 배양액이 배지에 스며들지 못하여 집락이 겹쳐지는 경우가 많으며 집락이 겹쳐지면 집락 계산에 오차가 크게 발생하여 정확한 검사가 되지 못한다.

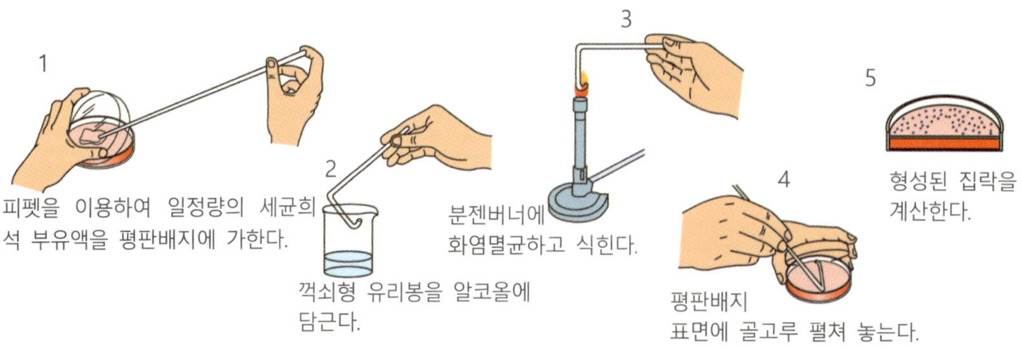

그림 7-3 표면평판법

3) 여과막 이용법(membrane filter method)

세균은 여과공의 직경이 0.2-0.47 ㎛인 여과막을 사용하면 걸러낼 수 있다. 이 여과막을 우무 평판에 얹어놓거나 액체배지를 여과막에 흡수 농축시키면 여과막에 있는 세균이 집락을 형성하게 된다. 이 방법으로 세균을 희석 농축하여 세균을 검출 할 수 있다.

2. 최확수법(the most probable number method, MPN)

최확수법은 미생물학의 초기로 다시 돌아가는 방법이다. Lister는 세균이 소멸될 때까지 희석하는 과정을 개발하였다. 이것이 배양물에서 세균의 실제 수를 평가하는 최확수법(MPN)의 원리이다. 최확수법은 아직까지도 위생세균학에서 물, 우유 및 기타 음식물의 대장균군 수를 계산하는 데 널리 사용되고 있다. 최확수법은 확률이론을 바탕으로 하는 통계학적 방법이다. 검체는 소멸되는 시점까지 단계 희석하며 그 지점이 더 이상 살아있는 세균이 없는 지점이다. 종말점(살아있는 세균이 없는 희석지점)을 측정하기 위하여 여러 단계로 희석한 검체를 적당한 배지에 접종하고 산 생성 혹은 탁도와 같은 인식할 수 있는 특성을 나타나게 하여 성장의 지표로 삼는다. 즉 희석한 검체에 살아있는 세균이 가장 최소로 존재하는 지점을 찾는 방법이다. 계대희석 시험관의 양성(성장) 양상과 통계적 확률표는 최초 검체 내의 세균 농도(최확수)를 결정하는 데 사용된다. 통계적 MPN 표는 각 희석 시험관 수를 3, 5 그리고 10 개로 이용 할 수 있다(그림 7-4).

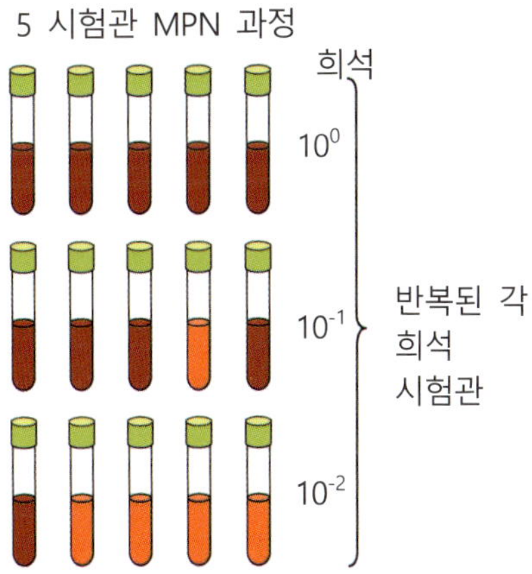

10^{0}	10^{-1}	10^{-2}	MPN	10^{0}	10^{-1}	10^{-2}	MPN
			MPN / 100 mL				
0	1	0	1.8	5	0	0	23
1	0	0	2.0	5	0	1	31
1	1	0	4.0	5	1	0	33
2	0	0	4.5	5	1	1	46
2	0	1	6.8	5	2	0	49
2	1	0	6.8	5	2	1	70
2	2	0	9.3	5	2	2	95
3	0	0	7.8	5	3	0	79
3	0	1	11.0	5	3	1	110
3	1	0	11.0	5	3	2	140
3	2	0	14.0	5	4	0	130
4	0	0	13.0	5	4	1	170
4	0	1	17.0	5	4	2	220
4	1	0	17.0	5	4	3	280
4	1	1	21.0	5	5	0	240
4	2	0	22.0	5	5	1	350
4	2	1	26.0	5	5	2	540
4	3	0	27.0	5	5	3	920
				5	5	4	1600

그림 7-4 최확수법 개요와 판독표

3. 계산판을 이용한 직접 계산(direct counting using a counting chamber)

직접현미경 계산은 이미 알고 있는 슬라이드 지역 위에 측정된 양의 검체를 펼치고, 현미경 시야에 나타낸 것을 계산하고 검체 양과 지역 요소를 감안한 평균수를 다시 계산하여 수행한다. 이 방법은 검사자간 오차가 심하게 나타나기 때문에 액체 검체를 직접 이용하는 방법으로 Petroff-Houser와 Levy 계산판과 같이 특별하게 고안된 계산판을 사용하는 방법이 이용된다. 계산판은 정사각형의 규격화된 지역에 알고 있는 양의 검체가 놓이게 파여져 있기 때문에 직접계산법 과정을 간단하게 수행할 수 있다. 규격화 된 지역의 세균 수를 계산할 수 있고, 계산판에 들어있는 검체의 부피를 1 mL로 환산하면 현미경으로 헤아린 세균 수를 mL 당 세균 수로 환산할 수 있다. 직접계산법은 간단하고 검체 내에 존재하는 총 세균 수를 계산하기에는 편리하고 빠른 방법이다. 하지만 살아있는 세균과 사멸한 세균을 구별할 수 없기 때문에 생균수를 측정하기에는 좋지 않으며 크기가 작은 세포는 현미경으로 보기 어렵다는 단점이 있다. 통상 세포의 밀도가 10^6/mL 이하인 경우 이 방법을 사용하는 데 어려움이 있다. 직접계산법은 식품미생물학에서 제품의 위생수준을 평가하는 데 사용된다. 또한 직접계산법은 혈액학에서 혈구 수를 계산하는 데도 사용된다. 백혈구 수의 차이는 세균감염을 가늠하는 지표로 이용된다.

4. 단백질 측정에 의한 미생물생체량 추산(estimating microbial biomass by measuring protein) - Lowry procedure

특정한 미생물 거대분자 혹은 대사 생성물을 검출하는 데 기초를 둔 다양한 방법이 미생물의 수를 추산하는 데 사용 될 수 있다. 예를 들면 murein 양을 평가할 수 있는데, murein은 미생물 세포벽의 독점적인 생화학 성분이기 때문에 murein의 농도는 세균 수를 추산하는 데 이용 할 수 있다. 유사하게, 지질다당체(lipopolysaccharide)는 그람음성 세균의 세포벽 외측의 기본적인 생화학 구조로 나타나기 때문에 지질다당체의 농도는 그람음성 세균 수 추산에 이용할 수 있다. 좀 더 일반적인 세균 수 추산은 단백질, ATP 및 DNA 농도 측정에 의해서 간접적으로 얻을 수 있다. 세균 수 계산을 위한 모든 생화학적 접근은 특정 생화학 성분을 수량화하는 화학분석 방법의 개발과 세균 세포 구성에서 특정한 생화학 성분이 차지하는 비율을 측정하는 데 달려있다. 이 방법 역시 검체 내의 총 세균 수를 추산하는 데는 유용하지만 생균수를 측정하는 방법으로는 적합하지 않다.

5. 탁도 측정법(turbidity method)

간편하고 쉬운 세포의 질량 간접 측정방법으로 비색계 혹은 분광광도계(spectrophotometer)를 이용한다. 세균 세포 현탁액은 탁도를 갖는다. 세포의 수가 많을수록 빛의 산란이 커지고 탁도가 높아진다. 이 탁도를 분광광도계를 이용하여 투과도나 흡광도를 측정할 수 있다. 세균의 경우 흡광도는 세포수와 비례한다. 이 방법을 이용하려면 각 미생물에 적용할 표준곡선을 미리 만들어야만 한다. 빠르고 쉬운 방법이기는 하지만 생균수 측정법에 비해 민감도가 훨씬 낮다. 총 균수를 간접적으로 측정하는 간편한 방법이다.

III. 주입평판법에 의한 세균 수 계산

1. 재료와 기자재 :

오염된 물(하수 또는 연못 물)
영양우무배지(20 mL/ tube) 여러 개
멸균증류수(99 mL) 시험관 3개
멸균 배양접시, 미량피펫(1 mL), 멸균 피펫 tip, 항온수조(50℃)

2. 방법

1) 영양우무배지(20 mL/tube) 6개를 끓는 물에 녹이고 50℃ 항온수조에 굳지 않게 보관한다.
2) 멸균증류수 99 mL가 들어있는 시험관 3개에 10^{-2}, 10^{-4}, 10^{-6}으로 표기한다. 또 멸균 배양접시 6개에 10^{-2}부터 10^{-7}까지 각각 표기한다.
3) 검체(오염된 물)를 골고루 혼탁될 수 있도록 흔들어 준다(일반적으로 25회 정도). 미량피펫을 이용하여 무균적으로 검체 1 mL을 취하여 10^{-2}로 표기된 99 mL 멸균증류수 시험관으로 옮기고 세균이 골고루 분포되도록 흔들어 준다(100배 희석).
4) 새로운 멸균 tip을 이용하여 100배 희석 용액에서 0.1 mL를 취하여 10^{-3}으로 표기된 멸균배양접시로 옮긴다. 또 다른 멸균 tip을 이용하여 100배 희석 용액에서 1.0 mL를 취하여 10^{-2}로 표기된 멸균배양 접시로 옮긴다.
5) 100배 희석용액에서 1.0 mL를 취하여 10^{-4}로 표기된 99 mL 멸균 증류수 시험관으로 옮긴다(검체는 10,000배로 희석된다).
6) 10,000배 희석 된 검체를 잘 흔들어서 앞에서와 같이 0.1 mL를 취하여 10^{-5}로 표기 된 멸균배양접시로 옮긴다. 또 다른 멸균 tip을 이용하여 10,000배 희석 용액에서 1.0 mL를 취하여 10^{-4}으로 표기된 멸균배양 접시로 옮긴다.
7) 10,000배 희석된 검체 1.0 mL를 취하여 10^{-6}으로 표기된 99 mL 멸균증류수 시험관으로 옮기고 세균이 골고루 분포되도록 흔들어 준다(검체는 1,000,000배 희석).
8) 1,000,000배 희석된 검체를 잘 흔들어서 앞에서와 같이 0.1 mL를 취하여 10^{-7}로 표기된 멸균배양접시로 옮긴다. 또 다른 멸균 tip을 이용하여 1,000,000배 희석 용액에서 1.0 mL를 취하여 10^{-6}로 표기된 멸균배양 접시로 옮긴다.
9) 항온수조에 보관된 영양우무배지를 각각의 멸균 배양접시에 붓고 검체와 영양우무배지가 잘 혼합되도록 돌려준다. 이때 배지와 검체 혼합물이 배양접시에서 넘쳐나지 않게 주의해야 한다. 뚜껑을 덮고 검체와 배지 혼합물을 굳힌 후 배양접시를 뒤집어 30℃에서 배양한다.
10) 배양 후 각 배양접시의 집락 수를 센다. 집락은 배지 표면에 형성 된 것과 배지 내에 형성된 집락 모두를 세어야 한다. 집락 계산기(colony counter)를 사용하면 편리하다. 집락 계산기는 광원을 이용하여 집락을 관찰하기 때문에 배지 내에 형성된 집락의 관찰이 쉽다. 만일 평판배지에 형성 된 집락 수가 300개를 넘으면 TNTC(to numerous to count)로 처리한다.
11) 평판배지의 집락 수 보고는 본래 검체의 희석 배율을 산정하여 계산해야 한다. 평판배지에 형성된 집락 수가 30에서 300개 범위일 때 집락의 분포가 중첩되지 않고 중복해서 집락 수를 세지 않을 수 있어 신뢰 할 수 있는 결과를 얻을 수 있다. 형성된 각각의 세균 집락은 하나의 세포가 세포분열이 진행된 것으로 추정한다. 따라서 결과 보고를 할 때 생균수가 아닌 집락형성단위(colony forming unit, CFU/mL)로 보고한다. 예를 들면 10^{-4}로 표기된 멸균배양 접시에서 200개의 집락을 세었다면 200×10,000=2,000,000 집락 혹은 2×10^{6}CFU/mL로 보고하고 본래의 검체에 존재하는 생균수가 2,000,000으로 추정하는 것이다.

3. 결과보고서

실습일자			
희석평판	주입평판법		
	count 1	count 2	평균
10^{-1}			
10^{-2}			
10^{-3}			
10^{-4}			
10^{-5}			
10^{-6}			
10^{-7}			

Work Sheet

IV. 표면평판법에 의한 세균 수 계산

1. 재료 및 기수

오염된 물(하수 또는 연못 물)
영양우무 평판배지
멸균증류수(9.0 mL) 시험관 3개
미량피펫(1 mL), 멸균 피펫 tip, 유리막대봉
Vortex mixer, 집락계산기, marking pen

2. 방법

1) 멸균증류수 9.0 mL가 들어있는 3개에 10^{-1}, 10^{-2}, 10^{-3}으로 각각 표기한다. 또 영양우무 평판배지 4개에 10^{-1}부터 10^{-4}까지 각각 표기한다.
2) 미량 피펫을 이용하여 검체 1.0 mL를 10^{-1}로 표기된 멸균증류수 시험관으로 옮긴다(10배 희석). 희석된 검체를 vortex mixer를 이용하여 골고루 혼합한다.
3) 10배 희석검체 용액 1.0 mL을 취하여 10^{-2}로 표기된 멸균증류수 시험관에 옮긴다(100배 희석). 희석된 검체를 vortex mixer를 이용하여 골고루 혼합한다.
4) 같은 방법으로 100배 희석검체 용액 1.0 mL 취하여 10^{-3}으로 표기된 멸균증류수 시험관에 옮긴다(1,000배 희석). 희석된 검체를 vortex mixer를 이용하여 골고루 혼합한다.
5) 미량 피펫과 멸균 tip을 사용하여 본 검체액과 각 희석 시험관에서 희석액 0.1 mL를 각각 취하여 영양우무 평판배지 4개에 옮긴다. 각 평판배지에 검체 용액을 0.1 mL만 옮겨 갔기 때문에 평판배지 4개는 본 검체를 10배에서 10,000배까지 희석한 결과가 된다.
6) 멸균된 유리막대봉으로 평판배지에 옮긴 희석된 검체를 골고루 펼쳐 접종한다. 각각의 평판배지에 옮겨진 희석 검체를 접종할 때마다 유리막대봉을 미리 화염멸균한 후 식혀서 사용한다.
7) 30℃에서 24-48시간 배양한다.
8) 배양 후 집락계산기를 이용하거나 육안으로 집락 수를 계산한다. 평판배지에 형성된 집락 수가 30에서 300개 범위일 때 신뢰할 수 있는 결과를 얻을 수 있다.
9) 집락 수에 희석배율을 산정하여 계산한 후 CFU/mL로 보고한다.

3. 결과 보고서

실습일자			
희석평판	표면평판법		
	count 1	count 2	평균
10^{-1}			
10^{-2}			
10^{-3}			
10^{-4}			

평가문제

1. 집락의 수가 300개 이상이거나 30개 미만이면 통계적으로 신뢰할 수 없는 이유는 무엇인가?

2. 주입평판법은 모든 세균에게 적용할 수 있는 생균수 측정방법이라 생각하는가? 그렇지 않다면 그 이유는 무엇인가?

3. Colony forming unit의 의미는 무엇인가? 단순히 colony로 표현하는 것과는 무엇이 다른가?

4. 생균수를 측정하는 전 과정에서 미량피펫의 멸균 tip을 교환하지 않고 하나의 tip을 계속 사용하였다면 그 결과에 어떤 오차가 발생하겠는가?

5. 검체 내의 세균 수를 측정하는 각 방법들의 장·단점을 비교하시오.

제8장 현미경 검사 (Microscopy)

▶ 실습을 위한 학습목표

이 실습을 수행한 학습자는

1. **현미경의 종류와 용도를 설명할 수 있다.**
2. **명시야현미경을 올바로 사용할 수 있다.**
3. **명시야현미경의 구조와 주요부분의 명칭을 설명할 수 있다.**

관찰하는 것은 과학연구의 기본이다. 미생물학 연구는 세균의 구조 및 대사, 성장 그리고 증식을 포함 한 생리학적 특성 그리고 미생물 유전의 분자적 기초와 기능을 관찰하기 위하여 적합한 방법이 요구된다. 육안으로 연구되고 묘사 될 수 있는 식물이나 동물과 같은 생명체(macroorganisms)와는 다르게 미생물(microorganisms)은 직접 관찰하기에는 너무 작다. 독특한 미생물 세포의 생리를 검사하는 것 역시 어렵다. 따라서 세균을 연구하는 데는 특별한 방법이 필요하다.

미생물 세계의 발견과 미생물학의 발전은 현미경의 발명과 완벽한 현미경의 개발에 의한 결과라 할 수 있다. 우리는 누가 세균을 최초로 관찰했는지 확신할 수는 없지만 17세기 네덜란드의 비전문 과학자인 Antony van Leeuwenhoek가 여러 가지 재료에서 정확한 세균의 묘사를 최초로 보고 한 것으로 알고 있다. Leeuwenhoek는 오염된 물이나 치석과 같은 것에서 아주 작은 생명체를 관찰하는 것에 매료되었다. 그의 단순한 현미경은 단지 300배 정도의 확대능력이었지만 그는 아주 정밀하게 현미경 관찰을 하였고 우리가 동정할 수 있는 많은 미생물을 관찰하고 묘사하여 영국의 왕립학회(Royal society)에 전달하였다. 복합렌즈와 Abbe 집광렌즈 출현은 초기 현미경 유용성의 한계인 많은 광학적 결함을 극복하였고 명시야현미경의 확대율과 해상력을 상당히 개선하였다.

현미경은 미생물학자들이 사용하는 가장 중요한 도구 중의 하나이다. 현미경검사를 사용하여 미생물학자들은 미생물의 구조, 분류, 생태학에 관한 정보를 포함하여 미생물 세포에 관한 많은 것을 배울 수 있다. 세균의 크기는 너무 작기 때문에 현미경적 검사는 세균 관찰의 기본이다. 다양한 현미경적 방법이 세균 구조와 차이점을 관찰하는 데 이용된다. 전자현미경, 위상차현미경, 암시야현미경 및 형광현미경과 같은 특수현미경은 미생물학자들이 미생물의 구조의 상세한 연구를 가능하게 하였다.

I. 현미경의 종류와 사용

1. 명시야현미경 사용과 유지(use and care of the bright field microscope)

현미경은 미생물학 분야에서 아주 중요하기 때문에 현미경검사 이론을 이해하고, 다양한 종류의 현미경 사용처와 한계를 이해하는 것은 중요하다. 명시야현미경(light microscope, bright field microscope)은 사실상 거의 모든 미생물 검사실에서 사용되고 있으며 미생물학자의 기본 도구이다(그림 8-1).

명시야현미경은 확대된 상을 생성하기 위해 상호작용하는 광원과 렌즈 두 가지 장치로 구성되어있다.

현미경의 원리를 이해하기 위해서는 빛의 특성을 이해하는 것이 중요하다. 우리가 볼 수 있는 가시광선의 파장은 400에서 700 nm 정도로 전체 전자기 발광 파장에서 차지하는 폭이 아주 좁다. 1 nm(nanometer)는 10^{-9} m(meter)이다. 가시광선의 파장은 색깔과 관계가 있다. 예를 들면 청색광선의 파장은 약 480 nm이다. 반면 적색광선의 파장은 약 680 nm이다. 자외선의 파장은 더 짧은 파장으로 100 ~ 400 nm이다. 빛이 사물에 부딪힐 때 여러 가지 일이 발생한다. 빛은 물질을 통과할 수 있는데 이런 현상을 우리는 투과(transmission)라고 한다. 또 다른 경우에는 빛이 물질에서 튀어나오는 경우가 있는데 이런 현상을 반사(reflect)라고 한다. 우리가 사물의 색깔을 보는 것은 물체의 표면에서 반사되어 나오는 빛의 파장에 근거하고 있다. 빛이 현미경의 조리개를 통과되면 파장차이에 따라 흩어지는 분산(diffract)현상이 일어난다. 현미경 검경에서 영상이 불분명한 것은 조리개를 통과하는 빛의 분산이 원인일 수 있다.

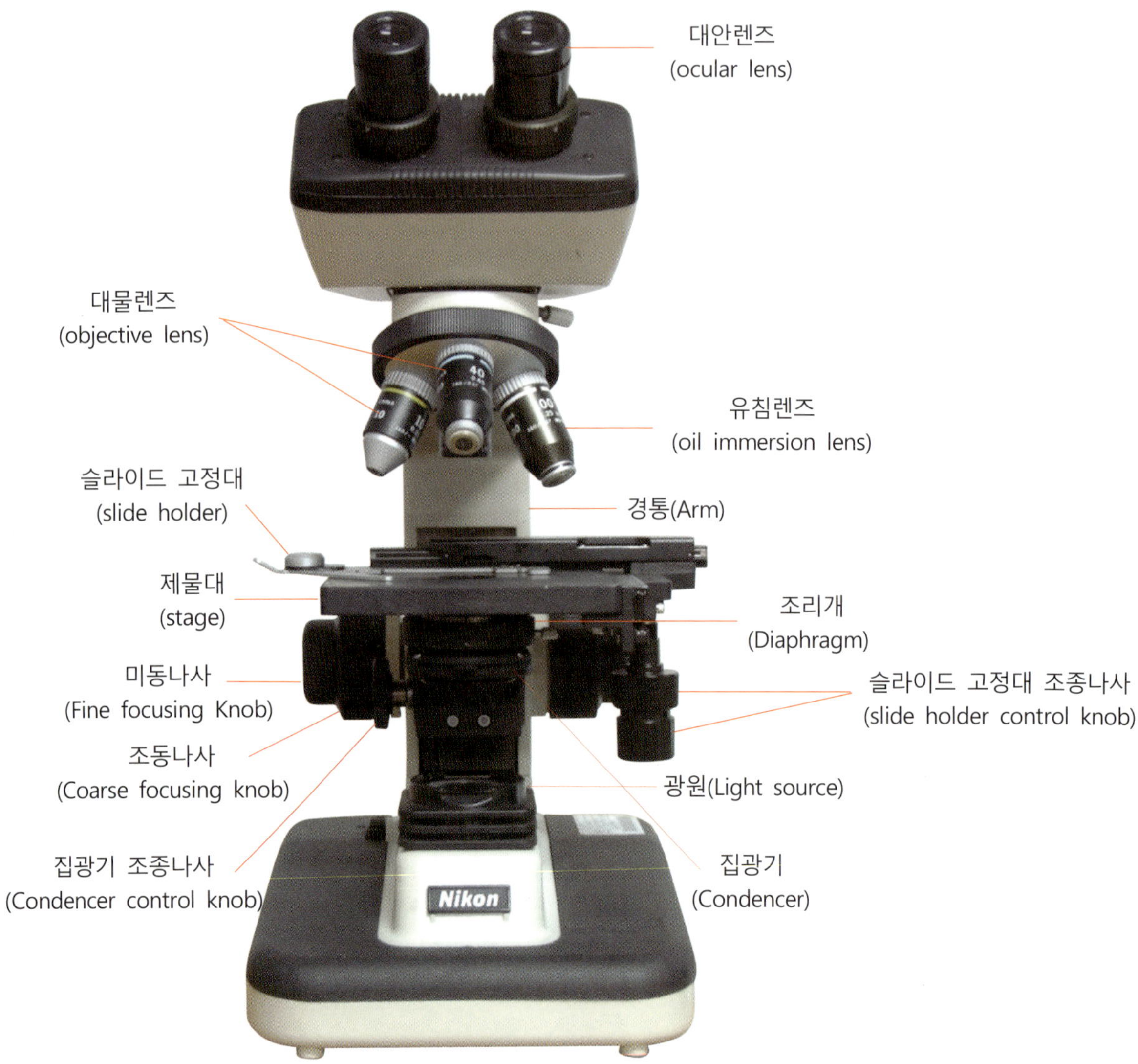

그림 8-1 명시야 현미경 구조

가장 유용한 현미경을 구성하려면 적당한 광원이 기본이다. Leeuwenhoek와 같은 초기 현미경학자들은 광원으로 태양 빛이나 촛불에 의존하였다. 근대의 광학현미경은 빛을 공급하기 위하여 온도, 색상 그리고 강도 조절이 쉽기 때문에 고정된 백열램프를 사용한다. 그러나 어두움이나 태양광의 섬광은 우리의 시야를 가릴 수 있어서 현미경의 부적절한 조명은 현미경 시야에서 볼 수 있는 우리의 시야가 줄어들 수 있다.

현대의 현미경 설계에서는 램프로부터의 빛은 부재물대의 집광렌즈에 의해 수집된다. 빛의 양은 조리개를 열거나 닫아서 조절할 수 있다. 집광렌즈와 조리개 둘 사이의 밀접한 관계는 최고 확대율, 상세한 해상력, 심도(선명한 상을 얻을 수 있는 가장 가까운 목표와 가장 먼 목표사이의 거리) 및 명암(대비)을 달성하기 위해 아주 중요하다. 광원과 집광렌즈 사이에 위치한 조리개는 검체를 통과해 온 빛의 양을 조절한다. 일반적으로 현미경의 배율이 증가하면 적당한 대비(명암)를 위하여 더 많은 빛이 필요하다. 그러나 너무 많은 양의 빛이 현미경 시야에 통과되어 오면 명암과 해상력이 상실된다.

현미경에 사용하는 렌즈는 현미경이 만들어 내는 확대된 영상이 일그러지는 것과 같은 몇 가지 본질적 문제를 안고 있다. 현미경의 확대된 영상이 일그러지는 원인은 평행한 모든 빛이 현미경 렌즈로 들어와서 굴절될 때 실제로는 정확하게 초점이 일치되지 않기 때문이다. 양면 볼록렌즈의 경우 중앙에 두꺼운 부분을 통과하는 빛과 양 끝의 얇은 부분을 통과하는 빛의 초점은 같지 않을 수밖에 없다. 일그러짐 현상은 렌즈의 모양에 그 근거를 둔다. 이런 현상을 구면수차(spherical aberration)라고 한다. 또한 빛은 파장에 따라 초점거리가 다르므로 초점이 약간은 다를 수 있다. 이렇게 빛의 파장(색)에 따라 일그러짐 현상이 일어나는 것을 색수차(chromatic aberration)라고 한다. 이러한 렌즈의 일그러짐(distortion) 현상을 극복한 것이 복합렌즈(compound lenses)이다. 복합렌즈는 모양이 다른 렌즈와 유리로 구성하여 조립한 렌즈이다. 색지움렌즈(achromatic lens)는 구면수차와 색수차 모두를 교정한 것으로 미생물의 일상적인 관찰을 위한 현미경의 대물렌즈를 구성한다. 수차교정렌즈(apochromatic lenses)는 색수차가 보다 더 정교하게 교정된 값을 나타내는 비싼 렌즈로 물체모양이 일그러짐 없이 검체의 실제 색조를 들어내는 우수한 질의 영상을 만들어 낸다. 수차교정렌즈는 현미경을 통한 사진촬영 기술에 우수한 렌즈이다. 현대의 현미경 렌즈는 면의 굴곡을 교정한 평면렌즈로 사물의 중앙이나 주변이 동시에 초점이 맞추어진다.

명시야현미경의 렌즈 장치는 확대된 상을 생성하여 우리에게 미생물 관찰을 가능하게 해준다. 대물렌즈와 대안렌즈가 생성한 확대된 상을 우리가 보게 된다. 대부분의 현미경에서 대안렌즈는 사물을 약 10배정도 확대한다. 현미경 배율의 차이는 회전할 수 있도록 장치된 대물렌즈 뭉치(nose piece)를 변환하여 얻을 수 있다. 일반적인 명시야현미경의 대물렌즈는 저배율(×10), 고배율 건조(×40 ~ 43), 고배율 유침(×97 ~ 100)과 같이 3개의 대물렌즈로 구성된다.

검체의 최종 확대율은 대안렌즈의 배율 ×10에 사용하는 대물렌즈의 배율의 곱으로 결정된다. 예를 들면 대물렌즈를 고배율 건조 대안렌즈(×40)를 사용하면 사물은 400배가 확대되는 것이다. 현미경으로 사물을 확대하여 관찰할 수 있기는 하지만 특정 렌즈를 이용하여 사물을 확대하는 데는 한계가 있다. 대부분의 명시야현미경은 1,000배정도의 배율이 한계이다. 이러한 한계는 해상력(resolving power, R)이라고 하는 렌즈에 내재하고 있는 특징에 의해서 결정된다. 해상력(해상능)이란 확대 된 두 개의 물체가 근접되어 있어 분리되어 보이지 않는 것을 확대된 별개의 물체로 관찰할 수 있는 능력으로 아주 중요한 요소이다. 해상력을 결정하는 두 가지 기능적 성분은 현미경 렌즈를 통과한 빛의 파장(λ)과 렌즈로 들어오는 빛의 양으로 알고 있는 구경수(numeric aperture, NA)이다. 두 개의 물체를 서로 별개의 것으로 인식할 수 있는 두 물체간의 최소한의 거리를 해상한계(resolving limit, d)라 한다. 이 해상한계에 의해 사용 가능한 광학현미경의 최대배율이 결정된다. 해상력(R)의 값이 작을수록 작은 사물을 뚜렷하게 볼 수 있는 해상한계(d)는 향상된다(거리가 짧아진다).

렌즈 장치의 해상력(resolving power, R)은 수학적으로 다음 식으로 표현 할 수 있다.

해상력(R) = 0.5λ(파장)/NA(구경수)

이런 관계에 따라 **해상력은 빛의 파장이 짧을 때, 렌즈장치의 구경수가 높을 때 최대가 된다.** 실재로 우리가 볼 수 있는 광 파장은 한계가 있으므로 청색광선(약 480nm)을 사용했을 때 가장 최상의 해상력을 얻을 수 있다. 일부 현미경에서 광원위에 청색을 필터를 장치하는 것은 장파장의 빛을 흡수하고 검체에 짧은 파장의 빛만 통과하도록 함으로서 일정 정도의 해상력 증가를 얻기 위해서이다. 이렇게 하여 실재로 해상력의 상승을 얻을 수 있다 하더라도 좀 더 해상력을 높이기 위해서는 렌즈장치의 구경수를 개선해야 달성 할 수 있다.

구경수는 집광렌즈와 대물렌즈 전면 사이 공간을 채우고 있는 매질의 반사지수(refractive index, η)와 대물렌즈로 들어올 수 있는 빛의 각도(angle, θ)로 결정된다. 구경수는 수학적으로 다음 식으로 계산 할 수 있다.

구경수(NA) = 반사지수(refractive index, η) × sin θ(각도의 sin값)

이상적인 구경수는 집광렌즈에 의해 원뿔형으로 집중 되어 대물렌즈를 통과하는 빛의 양이 최대일 때 가장 높다. 그러나 실재로는 공기 속에 있는 유리를 통과하면서 굴절(refraction)에 의해 일부의 빛은 상실된다. 굴절에 의한 빛의 상실이 커지면 구경수도 작아지며 해상력도 낮아지게 된다. 굴절에 의한 빛의 소실은 대물렌즈와 유리슬라이드 위의 검체 사이에 오일을 놓아 담그면(유침) 최소화 할 수 있다. 오일(immersion oil, 유침)은 유리의 굴절지수와 대략 같은 굴절률을 갖고 있어서 빛이 같은 정도로 굴절되어 빛의 소실이 작아지며 구경수와 유침렌즈의 해상력이 크게 증가된다. 대부분의 명시야현미경은 유침렌즈를 사용했을 때 구경수를 1.4까지 얻을 수 있으며 해상한계는 0.2 ㎛ 혹은 1 inch의 1/10,000까지 얻을 수 있다. 세균 세포는 대체로 0.2 ㎛보다 크기 때문에 현미경을 통해 볼 수 있으며 유침렌즈를 사용 하여 관찰 할 때 세균 세포는 약 1 mm 정도의 길이로 나타나게 된다**(표 8-1, 그림 8-2).**

표 8-1 명시야 현미경에 통상적으로 사용하는 대물렌즈의 특성

대물렌즈 배율	초점 길이(mm)	실제 거리(mm)	구경수	확대	해상력)
저배율 (low power)	16	7.7	0.25	10x	1.1
고배율 (high dry)	4	0.3	0.85	43x	0.3
유침렌즈 (oil immersion)	1.8	0.12	1.25	97x	0.2

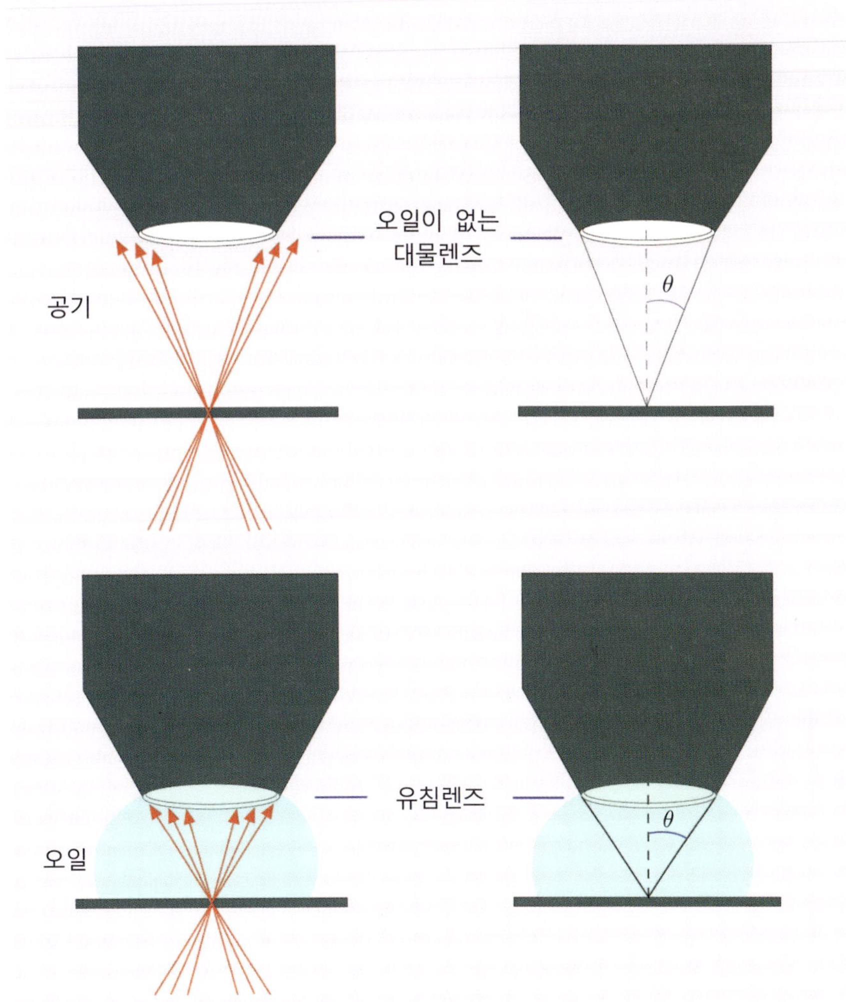

그림 8-2 오일(oil)을 이용한 해상력 향상의 원리

명시야현미경의 초점(focusing)은 검체(유리슬라이드 위에 있는)와 대물렌즈 사이의 거리를 조절하여 달성 할 수 있다. 대부분의 명시야현미경에서 이 작용은 재물대를 올리거나 내리면서 조절할 수 있도록 현미경 본체의 옆에 장치된 조동나사(coarse focusing knob)와 미동나사(fine focusing knob)를 이용하여 조절하도록 구성되어 있다. 현미경의 초점을 맞추는 데 한 가지 중요하게 고려해야 하는 점은 대물렌즈의 거리를 조절하는 일이다. 이것은 검체와 대물렌즈의 거리를 의미한다. 대물렌즈의 초점거리가 짧을수록 거리를 조절하는 폭도 짧다. 만일 검체를 덮개유리로 덮었을 경우 초점 이동거리는 그 두께 만큼 짧아진다. 대부분 현미경적 관찰을 하는 물질 특히 세균의 경우는 유침렌즈 사용이 필요하다. 최대의 배율과 해상력을 위해서 검체와 대물렌즈 사이에 오일을 놓는 것이 필요하다. 명시야현미경의 최대배율이 ×97 ~ 100이기 때문에 대물렌즈의 이동거리는 단지 0.14 mm 정도이다. 유침렌즈에서 현미경 유리슬라이드의 근접도는 어떤 검체의 경우에 아주 어려울 때가 있어서 이 작업을 처음 해보는 경우에는 덮개유리가 부서지거나 현미경 슬라이드에 유침렌즈가 닿는 소리가 날 수 있다. 렌즈를 교체하는 불필요한 경비 지출은 간단한 규칙과 일반적인 상식을 지킴으로써 피할 수 있다. 유침렌즈를 사용하여 초점을 맞추는 현미경 작업에는 세심한 주의를 해야 한다. 만일 렌즈에 의해 현미경 슬라이드가 부서진다면 부주의에 의한 렌즈의 손상을 가져올 것이다. 대부분의 명시야현미경이 이런 렌즈의 손상을 방지하기 위한 기계적 장치를 가지고 있기는 하지만 유침렌즈의 초점을 맞추기 전에 검체를 저배율에서 조동나사를 이용하여 초점을 조절한 후 유침렌즈로 전환하

여 관찰하는 것이 렌즈의 손상을 피하기 위해 반드시 필요하다. 어떤 현미경이라도 최상의 상태로 운영하려면 사용자에 의하여 항상 청결을 유지하고 안전하게 취급되어야 한다. 통상 미생물 검사실은 현미경을 여러 사람이 공동으로 사용하기 때문에 모든 사용자가 현미경 운영에 대한 같은 책임감을 갖는 것이 중요하다.

1. 현미경 사용 시 주의할 사항

1) 현미경을 옮길 때는 항상 한 손으로 현미경의 손잡이(arm)를 움켜쥐고 다른 한 손으로 받침대를 받쳐준다.
2) 먼지는 모든 렌즈에 유해하기 때문에 사용하지 않을 때는 덮개를 덮거나 적당한 보관 용기에 보관한다.
3) 고가의 광학부(빛이 통과되는 부위) 표면의 긁힘을 방지하기 위해 렌즈와 광학부 표면을 청결하게 닦을 수 있도록 고안된 렌즈티슈를 사용해야 한다. 클리넥스, 손수건 셔츠의 소매 혹은 연마 물품과 같은 것을 사용하면 안 된다.
4) 유침렌즈를 사용하고 현미경 작업을 끝낼 때는 모든 오일을 제거해야 한다. 만일 렌즈에 오일성분이 남아있으면 마르고 굳어 결국은 렌즈에 심각한 손상을 준다. 장시간 유침렌즈를 사용 후에는 렌즈에는 먼지, 입자 그리고 오일 성분들이 집적되어 렌즈를 손상시키고 해상력에 심각한 제한을 가져온다. 따라서 유침 렌즈는 사용 후 적은 양의 xylol(xylene)을 렌즈티슈에 묻혀 조심스럽게 제거해야 한다. Xylene을 과도하게 이용하는 것은 피한다. xylene 이외에 알코올이나 아세톤과 같은 유기용매를 사용하기 전에는 제조사의 권고사항을 점검해보아야 한다. 렌즈는 특별한 접착제에 의해 자리하고 있기 때문에 유기용매들에 의해 쉽게 용해될 수 있다.
5) 오일이 유침렌즈 이외의 다른 렌즈나 재물대에 묻는 것은 피해야 한다. 재물대는 청결하고 건조하게 유지해야 한다. Xylene이 묻은 렌즈티슈나 광학 청결제를 이용하여 모든 오일성분이나 알갱이 성분들을 제거한다. 다른 대물렌즈들도 xylene과 렌즈티슈를 사용하여 조심스럽게 청결을 유지한다. 집광렌즈에 오일을 흘리는 것은 피해야 한다. 주기적으로 청결 상태를 점검한다.
6) 대안렌즈를 청결하게 유지한다. 먼지, 때(더께) 그리고 속눈썹 화장(마스카라) 들은 대안렌즈에 유해하다. 렌즈 청결제를 면봉에 묻혀 대안렌즈의 찌꺼기를 유용하게 제거할 수 있다. 먼지는 공기를 뿜어내는 장치(blower blush)를 이용하여 제거할 수 있다.
7) 지시를 받았거나 교육을 받지 않았으면 렌즈를 제거하거나 교체하지 말아야 한다.
8) 현미경에 과도한 힘을 가하지 않는다. 적절한 작업 기구는 쉽고 막힘없이 조절할 수 있도록 되어 있다.
9) 현미경 작업을 종료할 때는 재물대 위의 슬라이드를 제거하고 재물대를 중간위치에 놓고 유침렌즈의 오일을 제거하며 대물렌즈는 가장 낮은 배율로 위치하게 놓은 후 지정된 보관장소에 보관하거나 덮개를 씌워 보관한다.
10) 현미경의 전기선을 밟지 않도록 조심한다.

2. 암시야현미경 검사(dark-field microscopy)

암시야현미경 검사법은 염색을 통해서 명암을 얻기보다는 검체와 배경 사이의 대비(명암)을 강화하여 살아있는 세포를 볼 수 있도록 하는 현미경 검사법이다. 암시야현미경 검사의 기본은 어두운 방을 통과하여 비추는 빛에서 먼지 입자를 관찰하는 것과 같이 우리에게 익숙한 작업이다. 먼지 입자의 표면에 영향을 받은 빛은 분산되어 어두운 방을 배경으로 밝게 보이게 된다. 이러한 현상은 Tyndall 효과(Tyndall effect)라고 알려져 있다. 만일 방안의 조명이 어둡지 않았다면 먼지를 볼 수 없었을 것이다. 암시야현미경도 같은 원리이다. 암시야현미경에서는 일반 집광렌즈 대신에 불투명한 원판이 들어있는 집광렌즈(암시야 집광렌즈)를 사용한다. 불투명한 원판은 광원에서 공급되는 빛이 대물렌즈로 직접 들어가지 못하도록 차단한다. 암시야 집광렌즈를 통과하는 빛은 검체를 직접 통과하지 못하고 검체를 빗각(비스듬하게)으로 부딪치게 된다(그림 8-3). 대물렌즈로 들어오는 빗각의 빛 중 슬라이드 위의 물체(세균과 같은)에 반사된 빛만이 대물렌즈로 밝게 들어간다. 따라서 배경에는 직접 빛이 들어오지 못하기 때문에 배경은 어둡고 검체는 밝게 나타나게 된다. 암시야현미경은 몇 가지 장점을 가지고 있다. 첫째 명시야현미경에서는 너무 작아 관찰할 수 없는 것을 관찰할 수 있다. 예를 들면 아주 크기가 작은 세균이나 매독의 원인균인 *Treponema pallidium* 혹은 크기가 큰 바이러스 입자는 검체와 배경 사이의 명암 차이로 미생물의 외관이나 모양이 충분하게 나타나기 때문에 이 기술을 이용하여 관찰 할 수 있다. 둘째 염색할 수 없어서 일반 광학현미경으로 관찰할 수 없는 경우나 염색을 하면 특징적인 모습이 일그러져 동정하기 어려운 미생물을 염색 없이 관찰하는 데 주로 사용하고 너무 얇아서 명시야현미경 검사법으로 보이지 않는 세균, 생리학적 특성으로 배양이 안 되는 세균 등을 환자 검체로부터 직접 검출할 때 아주 유용하게 사용된다. 그러나 미생물의 내부 기관을 관찰하거나 구별하기는 불가능하다.

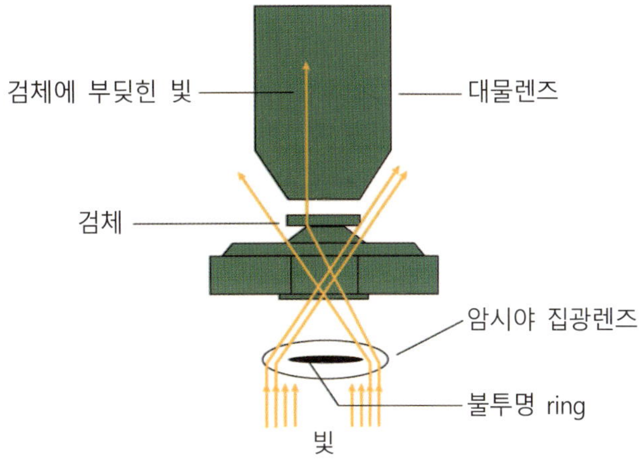

그림 8-3 암시야 현미경의 원리

3. 위상차현미경 검사(phase contrast microscopy)

위상차현미경은 염색을 하지 않고 살아있는 미생물의 내부 구조나 배지에서 배양된 의학적으로 중요한 진균의 동정을 위하여 주로 사용한다. 염색과정 중 고정을 하면 미생물의 모양이 변형되거나 사멸하기 때문에 미생물 구조를 보기에 오히려 적당하지 않다. 위상차현미경의 원리를 이해하려면 간략하게 빛의 물리적 성질을 이해할 필요가 있다. 위상차현미경은 빛의 파동현상에 근거를 두고 있다. 즉 빛은 파동이 일치하는 현상(in phase)과 파동이 일치하지 않는 현상(out of phase)이 나타날 수 있다는 것이다. 세포나 세포 구조를 통과하는 빛은 매질 주변의 저밀도를 통과하는 빛에 비하여 상대적으로 느리게 통과된다. 세포나 세포 구조를 통과하는 빛은 빛의 속도를 변화시키는 능력인 굴절률이 커서 빛의 파동을 지연시키는 힘도 크다. 즉 빛의 속도는 굴절률에 반비례하게 된다. 만일 특정 광원에서의 빛의 파동이 다른 광원에서의 빛의 파동과 일치하는 현상이 일어난다면 두 빛은 상호작용하여 상대적으로 밝게 나타나는 강화현상(reinforcement)이 발생할 것이다. 그러나 특정 광원에서의 빛의 파동이 다른 광원에서의 빛의 파동과 일치하지 않는 현상이 일어난다면 두 빛은 상호작용하여 상대적으로 어둡게 나타나는 간섭현상(interference)이 될 것이다. 위상차현미경에서는 광원에서 직접 공급되는 빛과 검체의 특정 구조에 반사되거나 회절되는 빛 두 조합이 나타난다. 이 두 빛이 대안렌즈에 영상을 만들 때 파동이 일치하면 밝게, 파동이 일치하지 않으면 어둡게 영상을 만들게 되어 미생물의 내부 구조를 뚜렷하게 나타낼 수 있다. 집광렌즈와 대물렌즈에 장착되어 있는 환상의 조절기는 검체를 거치면서 굴절된 빛과 그렇지 않은 빛을 분리하게 된다. 굴절된 빛이 유리 고리를 통과한 후 두 종류의 빛이 다시 결합되어 위상차가 발생하게 된다.

4. 형광현미경 검사(fluorescent microscopy)

형광현미경 검사는 생명과학을 연구하는 사람들에게 조사나 진단 측면에서 아주 가치 있고 유용한 검사방법이다. 형광현미경은 전통적인 명시야현미경이나 위상차현미경과는 다르게 설계되어 있다. 특정 파장의 빛(여기파장, excitation wavelength)을 비추었을 때 빛을 흡수하여 고 에너지 수준으로 올라 갈 수 있는 염료를 형광염료(fluorochromes)라고 한다. 염료 분자가 낮은 에너지 상태인 정상 상태로 되돌아 갈 때 염료 분자는 여분의 에너지를 형광을 발생하는 가시광선으로 방출한다. 이 과정을 형광성(fluorescence)이라고 하고 이 현상을 이용하여 미생물을 관찰할 수 있도록 개발된 현미경을 형광현미경이라 한다. 형광현미경은 짧은 파장(자외선)의 빛을 흡수하여 긴 파장(가시광선)의 빛을 방출하는 특성을 갖는 형광염료로 검체를 염색하여 관찰할 수 있도록 고안되어 있다. 다양한 종류의 여기필터에서는 검체를 염색하기 위해 사용한 형광 색소를 여기시킬 수 있는 원하는 파장의 빛만이 통과된다. 대물렌즈에 있는 차단필터는 검체를 통과하여 온 빛을 모두 차단하고 가시광선(방출파장)만 통과시키도록 구조화되어 있다. 염료에서 여기되는 빛의 파장은 자외선 범위이지만 방출되는 빛은 볼 수 있는 가시광선 범위에 있어야 한다. 자외선 파장을 사용할 때는 자외선이 우리 눈에 닿지 않도록 차단 필터를 사용하는 것이 매우 중요하다. 그렇지 않으면 실명하는 결과를 초래 할 수도 있다. 형광을 발하는 검체 내의 목표물은 어두운 배경에 대하여 밝게 점화돼 나타난다. 형광의 색깔은 사용된 염료와 여기필터에 의해 결정된다. 예를 들면 형광성 염료 acridine orange, auramine, fluorescein isothiocyanate(FITC)를 사용하면 청색의 여기 빛이 필요하며 따라서 여기필터에서는 빛의 파장을 450 λ ~ 490 λ 범위에서 선택하여 통과시키고 차단필터에서는 515 λ 파장만 통과시킨다. Calcofluor white 염료를 사용하면 보라색 여기 빛을 요구하기 때문에 여기필터는 355 λ ~ 425 λ 파장 범위의 빛을 선택적으로 통과시키고 차단필터에서는 460 λ 파장의 빛을 통과시킨다. 어느 염료를 이용할 것인지는 추정하는 미생물의 종류에 달려있으며 그 미생물에 맞는 형광방법이 사용된다. 형광염료는 면역에 관련된 항원(antigen)이나 항체(antibody)와도 결합할 수 있어 특정한 형광염료와 결합된 항원이나 항체를 형광현미경을 이용하여 관찰함으로써 미생물의 면역학적 진단에 중요하게 사용할 수 있다(그림 8-4).

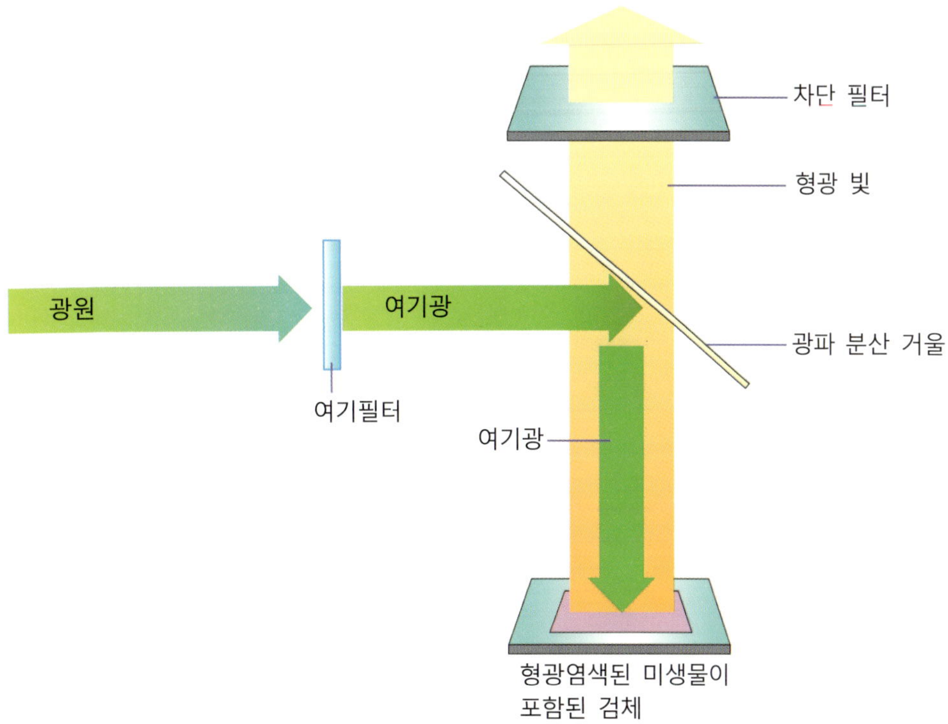

그림 8-4 형광현미경의 원리

5. 전자현미경 검사(electron microscopy)

전자현미경 검사는 빛 대신에 전자파를 이용한다. 전자현미경은 지금까지 제시된 다른 현미경에 비해 해상능이 매우 높다. 검체의 크기가 0.2 ㎛ 이하인 바이러스 혹은 세포의 내부구조를 검사하기 위해서는 반드시 전자현미경을 사용해야만 한다. 전자현미경의 뛰어난 해상능력은 전자선의 파장이 0.04nm로 가시광선에 비해 약 10만 배 정도 짧다는 것에 있다. 전자현미경은 검체를 비추는 전자선의 초점을 맞추기 위해 사용하는 렌즈를 유리렌즈 대신에 전자기(electromagnetic)렌즈를 사용한다. 전자현미경은 투과형전자현미경(transmission type, TEM)과 주사형전자현미경(scanning type, SEM) 두 가지 형이 있다.

II. 명시야현미경 구조

실습일자	

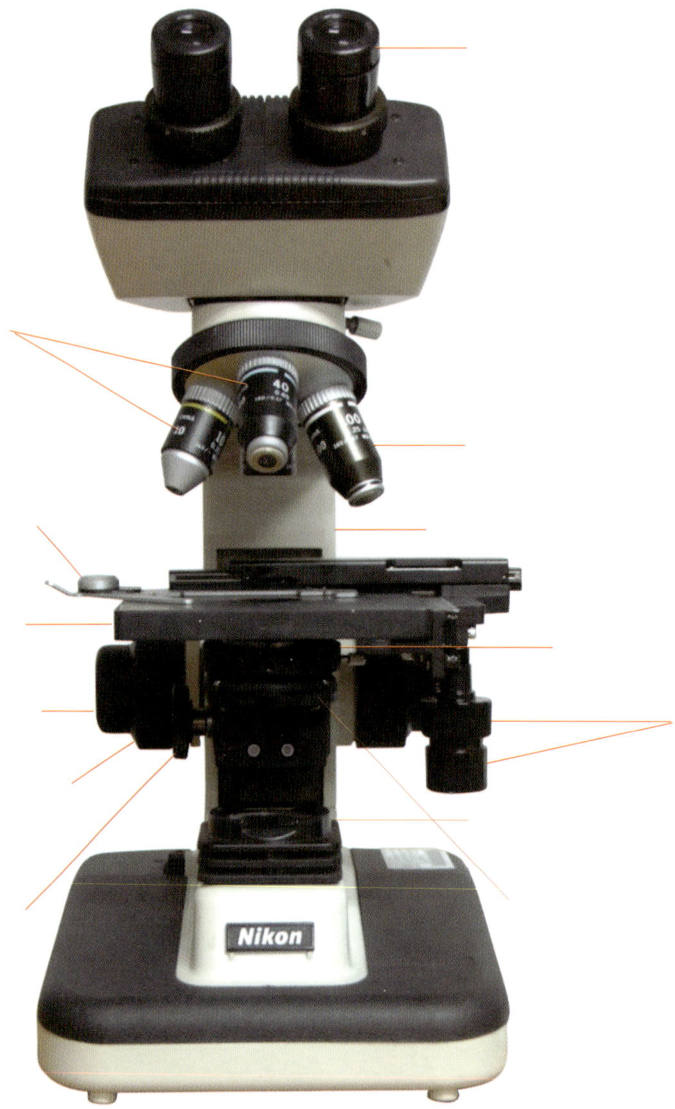

Work Sheet

III. 명시야현미경을 이용한 세균 관찰(습윤표본)

1. 재료 : 오염된 물(하수)
명시야현미경
Pasteur pipettes
Vaspar(vaseline과 파라핀의 혼합물)
현미경 슬라이드, 덮개유리

2. 방법

1) Pasteur pipette을 이용하여 현미경 슬라이드에 하숫물 한 방울을 옮긴다.
2) 하숫물 옆에 덮개유리를 45° 각도로 대고 기포가 생기지 않도록 조심스럽게 하숫물 위로 덮어 누른다.
3) Vaspar를 이용하여 덮개유리 사면 둘레를 봉입하여 하숫물이 새 나오지 않도록 처리한다.
4) 재물대 위에 현미경슬라이드를 놓고 저배율과 고배율로 관찰한다. 움직이는 세균이 관찰되면 운동성의 양상을 관찰하여 방향성이 있는 움직임인지 물 속에서 세포끼리의 부딪힘에 의한 진동성의 움직임(Browning movement)인지 구별한다.
5) 명시야현미경에서 관찰되는 모든 미생물의 형태를 관찰하고 그린다.

3. 결과 보고서

실습일자	
배 율	습윤표본(wet mount) : 그리기 혹은 사진
× 100	
× 400	
× 1000	

Work Sheet

평가문제

1. 해상능과 해상한계란 무엇인가 ?

2. 현미경의 최종 배율은 어떻게 산출되는가?

3. 명시야현미경에서 해상력 향상을 이룩할 수 있는 조건은?

4. 유침렌즈를 사용하는 목적은 무엇이며 상을 형성하는 데 어떤 영향을 미치는가?

5. 우리의 노력에도 불구하고 명시야현미경의 확대율이 2000배까지 도달하지 못하는 이유가 무엇이라 생각하는가?

6. 암시야현미경 관찰 시 검체를 염색하지 않는 이유는?

7. 암시야현미경이 세포의 내부를 상세히 볼 수 없는 이유는?

8. 형광현미경에서 차단 필터의 기능은?

제9장 미생물의 염색(Staining Microorganisms)

▶ 실습을 위한 학습목표

이 실습을 수행한 학습자는

1. **염료(dye)를 정의할 수 있다.**
2. **산성염료, 염기성염료, 중성염료를 설명할 수 있다.**
3. **세균염색의 원리를 설명할 수 있다.**
4. **각 염색법의 원리를 설명할 수 있다.**
5. **단순염색, 감별염색, 형광염색을 설명할 수 있다.**
6. **검체를 도말, 고정, 건조하여 각종 염색과정을 수행할 수 있다.**
7. **염색된 검체를 현미경검사를 통하여 판독할 수 있다.**

현미경을 통해 미생물을 관찰할 때 광원에서 공급되는 빛의 양 중 매질을 통과한 빛의 양은 검체인 미생물을 통과한 빛의 양보다 많기 때문에 매질과 검체 사이에 어느 정도의 대비(명암, contrast)가 생겨 미생물을 식별할 수가 있다. 광원에서 공급되는 빛의 양이 검체를 통과하면서 줄어드는 이유는 첫째 미생물에 의해 빛의 일부가 흡수되기 때문이고, 둘째는 매질과 세포 사이에 굴절률이 차이가 있기 때문이다. 그러나 미생물 검체는 색깔을 갖지 않기 때문에 가시광선 영역의 빛을 거의 흡수하지 않기 때문에 미생물의 관찰은 굴절률차이에 의한 대비에만 의지하게 된다. 따라서 이러한 대비를 증가시키기 위해 시행하는 것이 염색(staining)이다. 염색을 통하여 현미경에서 대비의 정도를 크게 향상시킬 수 있다. 관찰하고자하는 세포 또는 세포의 특정 부분에 친화력이 높은 염료로 염색을 시행하면 공급되는 가시광선의 일부를 흡수하여 대비 정도가 크게 향상되게 된다. 세균 염색에는 세균과 염료사이에서 세포의 모세관현상, 삼투압과 같은 물리적 현상 및 세균세포와 염료사이의 전기적 전하에 의한 화학적 친화력이 관계된다. 염색에 사용하는 염료(dye)는 화학적으로 무색의 벤젠 고리에 색깔을 나타내게 하는 화학군인 발색단(chromophore)이 결합하여 색원체(chromogen)를 형성하고 여기에 하전을 띠게 하는 조색단(auxochrome)이 결합하여 양하전 또는 음하전으로 대전 되는 염(salt)을 형성한다. 염료가 양이온으로 하전되면 염기성염료(basic dye), 음이온으로 하전 되면 산성염료라고 한다.

대표적인 염기성염료는 methylene blue, malachite green, safranin O, methyl violet, crystal violet, hematoxylin, bismark brown auramin O, basic fuchsin 등이며 대표적인 산성염료는 eosin Y, orange G, picric acid, nigrosin 등이 있다. Sudan Ⅲ, Giemsa, Wright 염색액은 중성염료로 분류된다. 세균은 pH 7.0의 음하전을 띈다. 따라서 음하전을 띈 세균 세포는 crystal violet, methylene blue, malachite green, safranin과 같은 양이온으로 하전된 염기성 염료에 친화성이 높다. 음이온으로 하전 된 산성 염료는 세균 세포와 동일한 하전을 띠기 때문에 서로 친화성이 없어 세균이 염색 되는 대신 배경이 염색되게 된다.

단순염색(simple stain)은 단 한 가지 염료를 사용하는 염색을 의미한다. 단순염색은 세균의 크기, 모양, 배열과 같이 대부분 세균의 형태학적 특징을 밝히는 데 충분한 염색법이다. 단순염색에 사용되는 염료는 특정 세균 세포의 구조구성물과 화학적으로 반응하여 편모, 내생포자 및 봉입체와 같은 몇몇 독특한 미세구조 관찰을 가능하게 한다.

몇 가지 추가적인 정보를 얻기 위하여 특성화된 다양한 감별염색이 개발되었다. 세균세포간의 다른 종류의 염색 반응을 보인다는 의미로 감별염색(differential stain)이라 하며 세균 집단을 분류학적 집단으로 구별하여 동정하는 데 중요한 역할을 한다. 그람염색(Gram stain) 반응을 기초로 세균은 그람양성 세균과 그람음성 세균 두 집단으로 나눌 수 있다. 이러한 감별 반응은 두 집단의 세포벽 구조와 구성의 차이점에 근거를 두고 있다. 이와 비슷하게 mycobacteria와 같은 중요한 세균 집단을 구별하기 위한 항산성 염색(acid fast stain)은 세균이 함유한 지질에 그 근거를 두고 있다.

제1절 단순염색(Simple Stain)

I. 단순염색

단순염색 과정에서 미생물은 유리 슬라이드 위에 고정되고(그림 9-1) 적당한 염료에 염색된다(그림 9-2). 이렇게 되면 세포와 배경 사이에 대비(명암)가 증가하여 명시야현미경에서 쉽게 관찰할 수 있다. 단순염색은 한 가지 염료와 한 단계의 과정을 거친다는 의미로 미생물 세포를 염색하는 데 사용한다. 가장 일반적으로 사용하는 단순염색 염료는 methylene blue, basic fuchsin 및 crystal violet과 같은 염기성 염료이다. 알균, 막대균, 나선균과 같은 세균 세포의 모양은 단순염색을 통해 알 수 있다. 세균 세포의 모양은 방대한 세균 집단을 알균, 막대균, 나선균과 같은 3가지 집단으로 구별해 준다. 추가적으로 특정 세균이 세포분열 후 각 세포가 어떻게 들러붙었는지의 결과는 세균세포의 배열을 관찰함으로써 알 수 있다. 알균과 막대균 모두에서 어떤 세균 종은 세포가 사슬(chains)을 형성한다. 예를 들면 *Streptococcus* 속은 알균이 사슬을 형성하는 특징을 보인다. 또 다른 알균에서는 두 개의 세포가 쌍을 이루는 쌍알균(diplococci) 혹은 4개가 뭉쳐서 보이는 사련알균(tetrads) 및 집단(cluster)을 이루는 종도 있다.

세균이나 다른 미생물의 성공적인 염색에는 무엇보다 먼저 현미경 슬라이드 위에 적절한 도말표본(smear preparation)을 만드는 것이 필요하다. 세균세포는 배양물로부터 현미경슬라이드 위의 좁은 지역에 얇게 펼치고(spread), 건조(dry)되는데 이 때 열이나 화학적 고정제에 의해 슬라이드에 세균세포가 부착되게 고정(fix)한다. 질적으로 준비가 잘 된 도말표본은 다음과 같은 특징이 있다.

첫째 각 세균 세포를 잘 관찰할 수 있도록 적당한 두께로 펼쳐져 있다.

둘째 반복 된 수세 과정에서도 잘 견디게 부착되어 있다.

셋째 세균세포가 고정이나 염색을 한 후에도 고유의 모양을 잘 유지하고 있다.

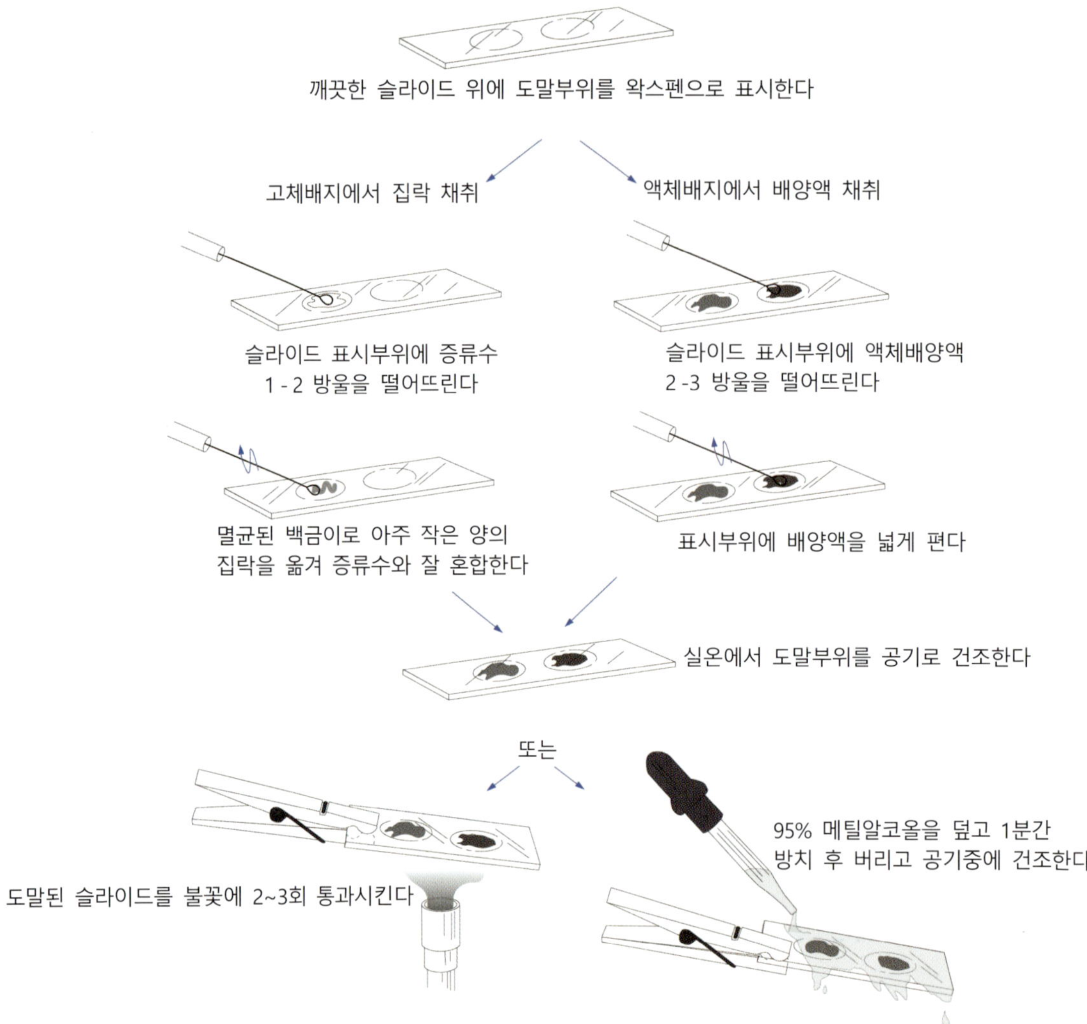

그림 9-1 염색을 위한 도말, 건조, 고정과정

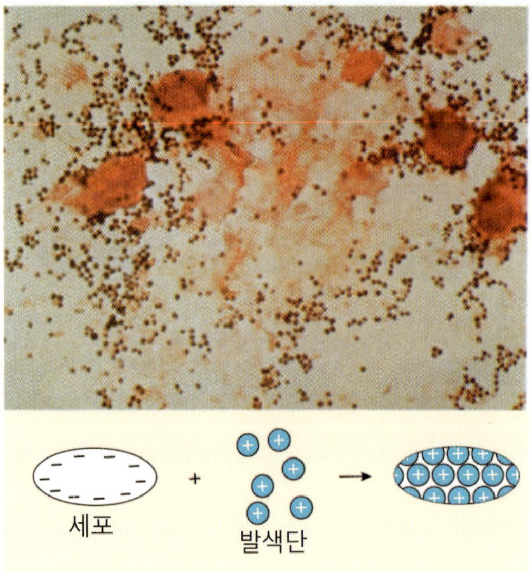

그림 9-2 단순염색의 원리

II. 단순염색 방법

1. 재료, 시약 및 기자재

1) 고체배지나 액체배지에 발육한 그람양성균과 그람음성균
2) 염색시약
   Loeffler's methylene blue, basic fuchsin, crystal violet, safranin O 등
   한 가지 염색액으로만 염색한다.
3) 깨끗한 슬라이드, 유리용 색연필, 백금이
4) 멸균증류수
5) 명시야현미경

염색을 하려면 우선 marking pen(wax pen)을 사용하여 현미경 슬라이드의 양쪽 끝에 도말할 세균명을 표기하고 슬라이드 두 군데에 지름 2 cm 정도의 원을 그린다. 이곳을 관찰 목표지점으로 사용한다. 슬라이드에 표시한 원에 멸균 증류수 한 방울씩을 떨어뜨리고 배양된 검체를 각각 엷게 펼쳐 도말하고 자연 건조시킨 후 불꽃 고정을 한다. 액체배지에서 배양된 세균의 경우는 증류수를 사용하지 않고 직접 슬라이드에 도말하면 된다. 모든 과정은 무균적으로 수행해야 한다. 도말건조 된 슬라이드 위에 한 가지 염색시약을 가하고 약 1분간 염색한 후 약하게 흐르는 수돗물을 슬라이드 가장자리에 흘려보내며 완전히 수세하고 슬라이드의 물을 털어버리고 자연 건조하거나 급한 경우는 여과지로 가볍게 눌러 습기를 제거한 후 자연건조 시킨다. 명시야현미경으로 유침렌즈에서 검경한다.

2. 방법

1) 도말하고 공기건조한 후 불꽃으로 고정한다.
2) 한 가지 염색액으로 1분 정도 염색한 후 수세한다.
3) 공기건조한 후 현미경 유침렌즈로 관찰한다.

3. 결과

염색에 따라 세균의 색깔이 다르다

1) Methylene blue에서 청색으로 염색된다.
2) Basic fuchsin에서는 적색으로 염색된다.
3) 크리스탈 바이올렛에서는 보라색으로 염색된다.

4. 결과 보고서

실습일자	
배 율	단순염색표본(simple stain specimen) 그리기 혹은 사진
× 100	
× 400	
× 1000	

Work Sheet

제2절 감별염색(Differential stain)

I. 그람염색

1. 그람염색의 원리

그람염색은 단순염색의 원리를 포함하고 있으며 세균집단을 그람양성과 그람음성으로 구별 할 수 있는 감별염색이며 감염 원인체를 예측하여 진단하고 검체의 질을 평가 할 수 있는 중요한 검사이다. 그람염색의 감별력은 세균이 갖는 물리, 화학적 특성 모두에 근거하는 것으로 추측된다.

그람염색은 1884년 덴마크의 의사 Christian Gram에 의해 개발된 염색방법이다. Gram은 포유동물의 조직에서 모든 세균을 구별하는 방법을 연구하는 병리학자였다. 그는 아닐린 염료인 gentian violet에 이어 매염제로 Lugol's iodine 적용을 시도하였다. 매염(mordant)은 염색에서 염료와 세포의 친화력을 증강시킨다. 그는 염료와 매염제의 침전물이 너무 두꺼워서 95% 에탄올을 사용하여 과도한 염색을 씻어내기로 결정하였다. 그는 조직세포가 세균세포보다 염색액이 더 빨리 씻겨나가는 것을 발견하였다. 다른 세균세포에서 조직만큼 빠르게 탈색되는 것이 있다는 것은 일 년이 지난 후에야 발견하였다. 그래서 Gram은 포유류의 조직에서 모든 세균을 감별하는 목표에는 실패하였다. 그러나 그의 연구는 세균세포를 쉽게 감별하는 유용한 방법이 개발되는 결과를 가져왔다.

그람염색 반응은 다른 염색방법보다 좀 더 광범위하게 사용되고 연구되었기 때문에 가장 다양한 염색 과정에 대한 규정들이 공개되어 있다. 현재 세균학에서 일반적인 그람염색 방법은 1921년 Hucker에 의해 변형 개발된 방법이 사용되고 있다. Hucker는 세균에 대한 감별도가 좀 더 높고 안정도가 큰 염색액을 사용하였다. 무산소성 세균에 대한 변형된 그람염색법인 Kopeloff's 변법과 그람음성균으로 그람염색에 약하게 반응하는 *Legionella* spp.와 *Campylobacter* spp. 및 *Brucella* spp. 같은 세균에는 대조염색액으로 carbolfuchsin이나 basic fuchsin을 사용하는 방법이 개발되었다. 사실 많은 검사실에서 대조염색 시약으로 carbolfuchsin이나 basic fuchsin을 사용하는 것을 일상적인 방법으로 사용하고 있으며 특히 임상검체의 직접 도말 표본에서는 정례화(routinely)되어 있다. 일반적인 그람염색 과정에는 4가지의 시약이 사용된다. 그 과정을 보면 1차 염색은 본래 아닐린 염료인 gentian violet을 사용했으나 좀 더 안정적인 crystal violet으로 대체되어 사용되고 있다. 매염과정으로 그람 iodine 용액을 사용하는데, 이 화합물은 염료와 염료의 목표 화합물 사이에서 좀 더 강력한 복합체를 형성하는 역할을 한다. 탈색과정으로 유기용매(알코올이나 아세톤)를 사용하는데, 이 용액은 세포에 1차 염색 된 염료를 제거하는 역할을 한다. 2차 염색 혹은 대조염색 시약으로 safranin을 사용한다. 이 염료는 탈색용액에 의해 1차 염색액이 제거된 세균 세포를 다시 염색하는 역할을 한다. 이 염료는 1차 염색액과 대비되는 색깔을 나타내게 된다(그림 9-3, 9-4).

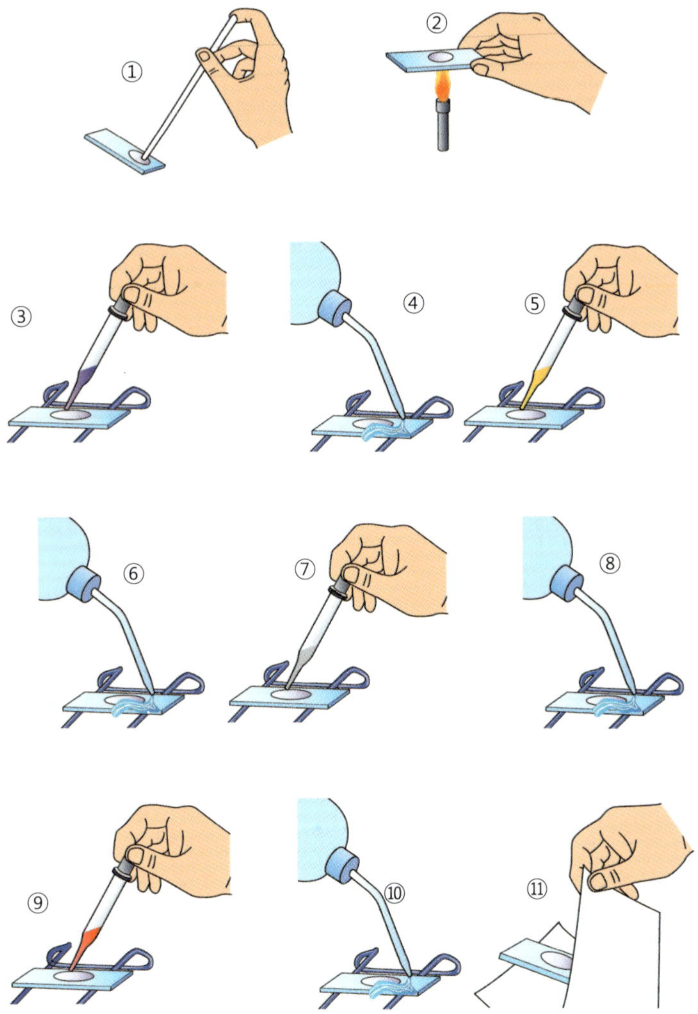

그림 9-3 그람염색 과정

: ① 검체 도말과 공기건조 ② 열(화염)을 이용하여 검체 고정 ③ 크리스탈 바이올렛으로 약 1분간 1차 염색 ④ 1차 염색액 후 수세 ⑤ Gram iodine 매염제로 1분 이상 매염 ⑥ 매염제를 수세 ⑦ Acetone/alcohol 탈색제로 15~20초 정도 탈색 ⑧ 수세과정으로 탈색액을 완전히 제거 ⑨ Safranine O로 약 30초 대조염색 ⑩ 대조염색액 수세 ⑪ 여과지로 덮어 수분제거하고 건조

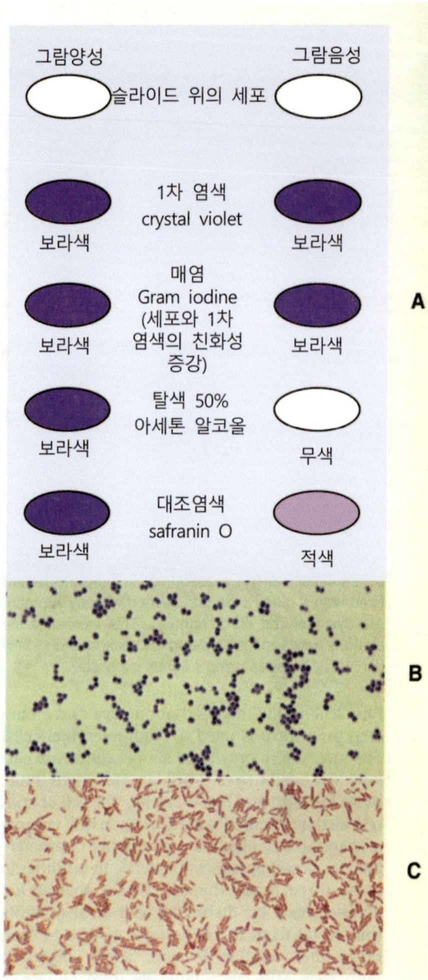

그림 9-4 그람염색의 원리(A)와 결과(B), (C)

그람염색 과정에서 가장 중요한 단계는 탈색이다. 어떤 세균은 탈색액으로 탈색 할 때 1차 염색액이 탈색되지 않는다. 이러한 세균을 그람양성 세균이라고 하며 염색과정 후에 자주색에서 보라색을 나타낸다. 다른 세균 즉 그람음성 세균은 탈색과정에서 1차 염색액이 탈색되고 2차 염색액에 염색되어 붉은색으로 나타난다. 만약 그람양성균이라고 해도 1차 염색 후 매염과정을 거치지 않으면 이 세균 역시 탈색과정에서 1차 염색액을 상실하며 그람음성 세균과 같이 붉은 색으로 염색된다. 그람염색의 각 단계 별 시간을 맞추는 것이 대단히 중요하지만 슬라이드 위에 도말한 세균 부유액의 밀도와 세균 배양의 본성(신선배양인가 오래된 배양상태인가)에 달려있기도 하다. 만일 슬라이드에 탈색액을 처리하는 시간이 너무 길면 어떤 그람양성균은 그람음성 세균으로 나타날 수 있다. 그람염색 결과에 영향을 주는 인자에는 다음과 같은 여러 가지가 있다.

1) 도말과정 : 만일 슬라이드 도말이 너무 두꺼우면 적절한 탈색이 가능하지 않다. 만일 도말표본을 열을 이용하여 고정하는 동안 과도한 열을 가하면 세포가 부서질 수 있다.
2) 염색 시약의 농도와 신선도가 염색의 질에 영향을 줄 수 있다.
3) 염색 과정의 각 단계 사이에 도말표본의 수세와 건조과정이 거듭된다. 슬라이드 위에 과도한 물이 남아 있으면 염색액, 특히 매염에 사용하는 그람 iodine이 희석될 수 있다.
4) 그람염색은 단지 대수증식기에 있는 세균 배양액 염색에 믿을 수 있는 염색법이다. 오래된 배양에서는 세균이 부서지거나 사멸된 세포가 많이 포함되어 있다. 오래된 배양으로부터 도말된 세균의 경우 그람양성 세균이라도 그람음성 세균으로 염색될 수 있다.

2. 그람염색 방법

1) 재료, 시약 및 기자재

(1) 염색시약

크리스탈 바이올렛(Hucker's crystal violet; 일차염색시약)

그람 아이오다인(Gram iodine; 매염제)

아세톤 알코올(acetone alcohol; 탈색제)

사프라닌오(Safranin O; 후염색액)

(2) 고체배지나 액체배지에 발육한 그람양성균과 그람음성균

(3) 깨끗한 슬라이드, 유리용 색연필, 백금이

(4) 멸균증류수

(5) 명시야현미경

2) 방법

(1) 검체 또는 집락을 도말하고 공기건조한 후 불꽃으로 고정한다.

(2) 크리스탈 바이올렛 염색액을 도말표본에 부어넣은 후 60초 동안 염색한다.

(3) 흐르는 물로 표본의 색소를 제거(수세)한다.

(4) 그람 아이오다인 용액을 가한 후 60초 동안 기다린다.

(5) 아이오다인 용액을 수세하여 제거한다.

(6) 아세톤 알코올을 표본에 부어넣고 10초 동안 탈색한 후 바로 수세한다.

(7) 사프라닌오를 표본에 부어 30초간 염색한다.

(8) 후염색이 끝난 후 수세하는데, 이때는 도말 맞은편의 염색액도 잘 씻어낸다.

(9) 공기건조한 후 현미경 유침렌즈로 관찰한다.

3) 결과

(1) 그람양성 균은 보라색으로 염색된다.

(2) 그람음성 균은 적색으로 염색된다.

그람염색을 할 때도 도말에서 고정까지는 단순염색과 같다. Marking pen(wax pen)을 이용하여 현미경 슬라이드의 양쪽 끝에 도말할 세균명을 표기하고 슬라이드 두 군데에 지름 2 cm 정도의 원을 그린다. 이곳을 관찰 목표지점으로 사용한다. 슬라이드에 표시 한 원에 멸균 증류수 한 방울씩을 떨어뜨리고 배양된 검체를 각각 엷게 펼쳐 도말하고 자연 건조시킨 다음 불꽃 고정을 한다. 액체배지에서 배양 된 세균의 경우는 증류수를 사용하지 않고 직접 슬라이드에 도말하면 된다. 모든 과정은 무균적으로 수행해야한다. 도말건조 된 슬라이드 위에 1차 염색액인 crystal violet을 가하고 약 1분간 염색한 후 약하게 졸졸 흐르는 수돗물을 슬라이드 가장자리에서부터 흘려보내며 수세하고 슬라이드를 털어 수돗물을 충분히 제거한다. 슬라이드에 Gram iodine을 가하고 충분히 기다린다. 이때는 1차 염색 시간의 2배정도로 하는 것이 좋다. 흐르는 물로 수세하고 슬라이드를 털어 수돗물을 충분히 제거한다. 슬라이드를 기울여 아세톤 알코올을 약 10초 ~ 20초 정도 흘려보낸다. 아세톤 양이 알코올보다 많을수록 탈색시간을 짧게 한다. 흐르는 물로 완전히 수세하고 슬라이드를 털어 수돗물을 충분히 제거한다. 슬라이드에 대조염색액인 safranin O를 가하고 약 30초 ~ 1분간 염색한다. 수돗물로 완전히 수세하고 슬라이드를 자연 건조하거나 여과종이로 가볍게 눌러 습기를 제거한 후 자연 건조시킨다. 명시야현미경 유침렌즈로 검경한다.

4) 결과 보고서 1

실습일자	
그람양성 알균	그람양성 막대균
그람음성 알균	그람음성 막대균

Work Sheet

결과 보고서 2(탈색시간에 따른 그람염색 결과)

실습일자		
탈색시간	그람양성 알균	그람음성 막대균
10초		
20초		
30초		
40초		
50초		

Work Sheet

Work Sheet

II. 항산성염색(Acid-Fast Stain)

1. 항산성염색의 원리

항산성균은 세균 표면에 일반적으로 많은 지질(mycolic acid) 복합체를 함유하고 있다. 이 지질은 세균 세포에 밀랍의 특성을 부여하고 일반적인 염색 과정에서 세포 안으로 염색액의 침투가 어렵게 한다. 이 문제는 세균 세포에 염색액이 충분히 침투할 수 있게 할 수 있는 중 정도의 열을 가하거나 지질층을 약하게 하는 분해세제를 사용하여 극복할 수 있다. 그러나 항산성균은 한번 염색되면 산을 함유한 알코올을 사용하는 탈색과정에 저항을 한다. 이런 이유로 항산성(acid-fast)이라는 이름을 붙였다.

Mycobacterium 속 여러 종의 항산성 특성을 증명하는 염색에는 Ziehl-Neelsen 방법을 이용한다. 이 염색과정에서 세균 세포는 중간 정도의 열을 가하는 동안 basic fuchsin이 세균 세포 안으로 들어간다. Basic fuchsin에 존재하는 페놀(phenol) 역시 염색액의 침투를 강화시킨다. 이 염색으로 찾을 수 있는 중요한 두 개의 병원균은 결핵을 유발하는 *Mycobacterium tuberculosis*와 나병을 유발하는 *Mycobacterium leprae*이다. 항산성염색은 이 질병을 진단하는 중요한 도구이다(그림 9-5).

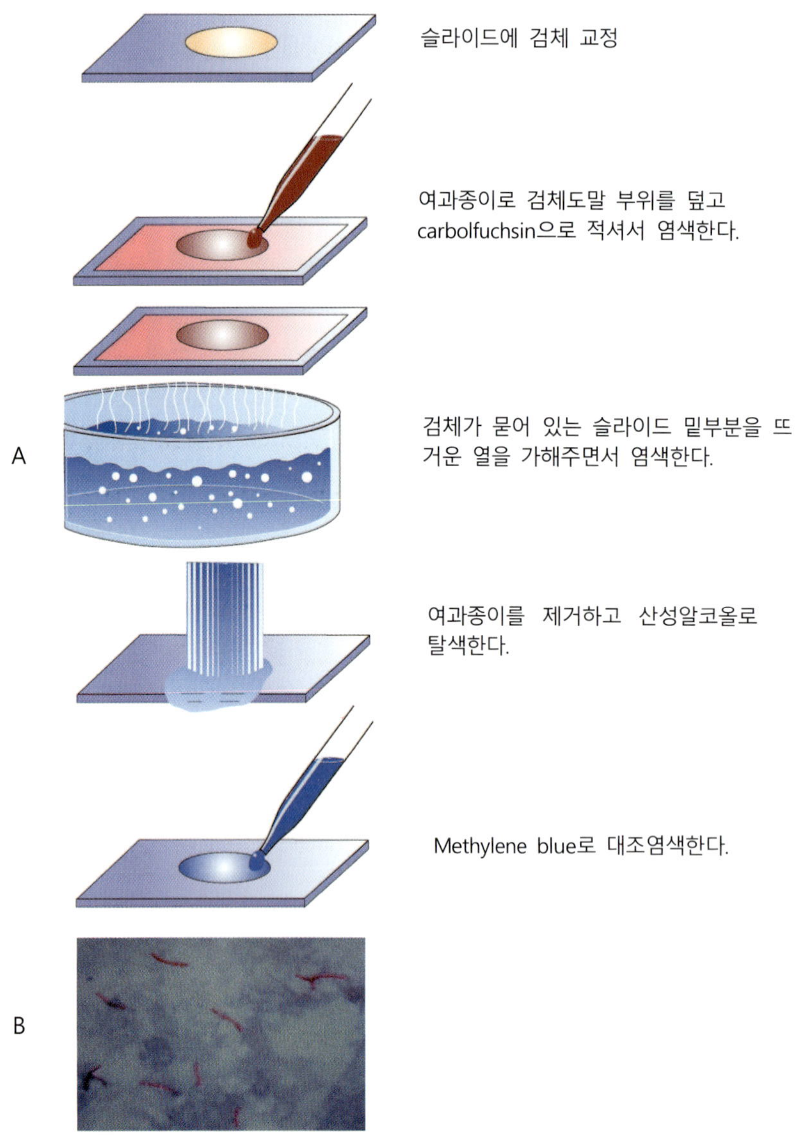

그림 9-5 항산성염색(Ziehl-Neelsen)과정(A)과 결과(B)

2. 질넬센염색(Ziehl-Neelsen stain) 방법

1) 재료, 시약 및 기구

(1) 배양된 비병원성 *Mycobacterium* spp.와 *Staphylococcus aureus*

(2) AFB 염색액
석탄산 푸크신(carbol fuchsin) : 염색액
산성 알코올(acid-alcohol) : 탈색제
메틸렌블루(methylene blue) : 후염색액

(3) 알코올램프, 현미경 슬라이드, 여과지, 명시야현미경

2) 방법

(1) 도말하고 공기건조한 후 불꽃으로 고정한다.

(2) 석탄산 푸크신을 표본에 부어넣고 알코올 솜에 불을 붙인 후 김이 약간 오를 정도로 염색한다. 5분 동안 염색하는 동안 염색액이 마르지 않도록 한다.

(3) 흐르는 물로 표본의 색소를 제거(수세)한다.

(4) 산성 알코올로 빨간 색소가 묻어 나오지 않을 때까지 약 15~30초 동안 탈색한다.

(5) 흐르는 물로 수세한다.

(6) 메틸렌블루로 30초간 후염색을 한다.

(7) 수세하고 공기건조한 후 현미경의 유침렌즈로 관찰한다.

3) 결과

1) 항산성균은 적색으로 염색된다.

2) 주위의 배경은 청색으로 염색된다.

반드시 생물안전후드에서 수행하며 초자용 색연필(marking pen(wax pen))을 이용하여 현미경 슬라이드의 양쪽 끝에 도말할 세균명을 표기하고 슬라이드 두 군데에 지름 2 cm 정도의 원을 그린다. 이곳을 관찰 목표지점으로 사용한다. 슬라이드에 표시한 원에 멸균 증류수 한 방울씩을 떨어뜨리고 배양된 검체를 각각 엷게 펼쳐 도말하고 자연 건조시킨다. 액체배지에서 배양된 세균의 경우는 증류수를 사용하지 않고 직접 슬라이드에 도말하면 된다. 모든 과정은 무균적으로 수행해야 한다. *Mycobacterium* spp.는 증류수에 풀어 도말하기가 어렵기 때문에 액체배지에서 자란 검체를 사용하는 것이 좋다. 도말건조된 슬라이드 위에 1차 염색액인 석탄산 푸크신을 가하고 슬라이드 밑에 핀셋을 이용하여 알코올 솜에 불을 붙이거나 기타 적당한 방법으로 열을 가한다. 이때 석탄산 푸크신 염색액이 끓을 정도의 과도한 열을 가하면 안 된다. 염색액에서 김이 날 정도로 약 1 ~ 2분 정도 열을 가한다(왁스층 용해). 가온 염색 후 슬라이드를 식히고 수돗물로 완전히 수세하고 슬라이드를 털어 수돗물을 충분히 제거한다. 슬라이드에 3% 염산 알코올(HCl alcohol)을 가하고 충분히 탈색한다. 졸졸 흐르는 물로 완전히 수세하고 슬라이드를 털어 물을 충분히 제거한다. 슬라이드에 대조염색액인 메틸렌블루를 가하고 약 30초 정도 염색한다. 물로 완전히 수세하고 슬라이드를 자연 건조하거나 여과종이로 가볍게 눌러 습기를 제거한 후 자연 건조시킨다. 명시야현미경 유침 렌즈로 검경한다.

4) Ziehl-Neelsen 염색 결과 보고서

실습일자	
균명	결과
Mycobacterium spp.	
S. aureus	

Work Sheet

3. 형광염색(fluorochrom stain) 방법

형광염색에는 형광염료 만 이용되는 일반 형광염색(fluorochroming)과 형광염료가 특정 항체에 결합되어 이용되는 면역형광염색(immunofluorescence)법이 있다.

일반 형광염색(fluorochroming)에서는 형광염료와 세균 사이에 직접 화학작용이 일어난다. 이 상호작용은 명시야현미경 검사법에서 사용하는 염색과 동일하다. 차이점은 형광염료를 사용하여 물체의 대비를 증강시킴으로써 명시야현미경 검사법에서 세포를 검출하는 능력보다 검출능력을 10배정도 증폭시켰다는 것이다. 예를 들면 명시야현미경 검사법에서는 검체 내의 세균 관찰은 농도가 최소 10^5/mL 정도가 요구되는데 비해 형광현미경 검사법에서는 그 요구도가 10^4/mL 정도로 줄어든다. 그만큼 형광현미경 검사법이 예민하다는 것을 의미한다. 진단 미생물학에서 사용된 일반적인 형광염색법은 acridine orange 염색, auramine-rhodamine 염색, calcofluor 염색 등이 대표적이다.

1) Auramine-Rhodamine 염색

형광염료인 auramine과 rhodamine은 mycobacteria의 세포벽에 존재하는 mycolic acid와 친화성이 높아 세포벽에 mycolic acid를 갖는 모든 mycobacteria와 비특이적으로 결합하여 세균세포는 녹색배경에 밝은 노란색이나 오렌지색으로 나타난다. 이 형광염색 방법은 환자 검체의 슬라이드 직접도말 표본이나 배양 배지에서 자란 세포 모두에서 검색도구로 이용할 수 있지만 양성반응 시 항산성 염색으로 확인이 필요하다.

(1) 재료, 시약 및 기구

① 배양 된 비병원성 *Mycobacterium* spp.와 *Staphylococcus aureus*
② 형광 염색액
오라민로다민(Auramine-Rhodamine): 염색액
산성 알코올(acid-alcohol); 탈색제
0.5% 과망간산칼륨(potassium permanganate($KMnO_4$)): 대조염색액
③ 현미경 슬라이드, 여과지, 형광현미경

(2) 방법

① 도말하고 공기건조한 후 불꽃으로 고정한다.
② Auramine-Rhodamine 염색액을 도말표본에 부어넣고 15분 동안 염색한다.
③ 흐르는 물로 표본의 색소를 제거(수세)한다.
④ 산성 알코올로 빨간 색소가 묻어 나오지 않을 때까지 약 15 ~ 30초 동안 탈색한다.
⑤ 졸졸 흐르는 물로 수세한다.
⑥ 과망간산칼륨으로 3분간 후염색을 한다.
⑦ 수세하고 공기건조다.
⑧ 형광현미경의 저배율(100X)로 관찰하고 고배율(400X)로 확인한다.

(3) 결과

① 항산성균은 형광색소로 염색되는데, 필터에 따라 색깔이 다르다
② 주위의 배경은 청색으로 염색된다(그림 9-6).

반드시 생물안전 후드에서 염색한다. 현미경 슬라이드의 한 쪽 끝에 도말할 세균명을 표기하고 초자용 색연필(marking pen(wax pen))을 이용하여 슬라이드 두 군데에 지름 2 cm 정도의 원

을 그린다. 이곳을 관찰 목표지점으로 사용한다. 슬라이드에 표시한 원에 멸균 증류수 한 방울씩을 떨어뜨리고 배양된 검체를 각각 엷게 펼쳐 도말하고 자연 건조시킨다. 액체배지에서 배양된 세균의 경우는 증류수를 사용하지 않고 직접 슬라이드에 도말하면 된다. 모든 과정은 무균적으로 수행해야 한다. *Mycobacterium* spp.는 증류수에 풀어 도말하기가 어렵기 때문에 액체배지에서 자란 검체를 사용하는 것이 좋다. 도말건조된 슬라이드 위에 Auramine-Rhodamine 시약을 놓고 15 ~ 20분간 염색한다. 수돗물로 완전히 수세하고 슬라이드를 털어 수돗물을 충분히 제거한다. 슬라이드에 3% HCl 알코올을 가하고 20 ~ 30초 정도 탈색한다. 수돗물로 완전히 수세하고 슬라이드를 털어 수돗물을 충분히 제거한다. 과망간산칼륨을 가하여 약 3분간 과도한 형광물질을 제거한다. 흐르는 물로 완전히 수세하고 슬라이드를 자연 건조시킨다. 여과지를 사용하지 않는 것이 좋다. 형광현미경을 사용하여 검경하여야 한다.

그림 9-6 형광염색 결과

(4) 형광 염색 결과보고서

실습일자		
세균명	결과	
Mycobacterium spp.		
S. aureus		

Work Sheet

Work Sheet

오라민로다민 이외의 형광염색법에 대하여는 방법은 생략하고 일반적인 사항만 설명한다.

2) 아크리딘 오렌지(acridine orange) 염색

형광 색소인 acridine orange는 핵산과 결합한다. 검체 내의 세균 존재 여부를 확인할 때, Gram 염색에서 균의 존재를 확인하기 어려울 때, 세균이 많이 존재 할 것으로 예상되는데 명시야현미경 검사에서 검출하지 못했을 때 그리고 세포벽이 결여되어 그람염색 시약을 유지하지 못하는 *Mycoplasma* 검출 등의 선별방법(screening)으로 이용할 수 있다. Acridine orange는 모든 핵산을 염색하는 비특이적 방법으로 1942년 Strugger와 Hilbrich에 의해 처음 설명되었다. Acridine orange 염색법은 자외선 하에서 RNA와 단일가닥 DNA는 오렌지색, 이중가닥 DNA는 녹색(green)으로 나타난다. pH 3.5 ~ 4.0 완충액을 사용할 때 acridine orange 염색법은 세포물질로부터 세균을 감별하는 염색방법으로 사용된다. 세균이나 곰팡이는 밝은 주황색(bright orange)인 반면에 사람의 상피세포나 염증세포 그리고 배경은 연한 녹색에서 노란색으로 보인다. 활성화 된 백혈구 핵은 RNA 생산의 증가로 인해 노란색, 오렌지색 혹은 붉은색으로 나타난다. 적혈구는 염색이 안 되거나 아주 연한 녹색으로 나타난다. 이 방법은 세균 감지 능력이 강화되기는 하였지만 그람양성균과 음성균을 구별하지는 못한다. Acridine orange는 피부에 흡수되면 발암물질이기 때문에 염색을 수행할 때 반드시 장갑을 끼고 염색과정을 수행한다. 형광현미경으로 관찰할 때 평균방출 파장은 520 nm 이다.

3) Calcofluor White 염색

Calcofluor White는 진균의 세포벽에 결합되어 조직이나 다른 검체에서 진균을 관찰하는 데 사용된다. 이 형광 색소는 임상 검체에서 직접 진균의 존재를 검출하거나 배양 배지에서 진균의 특성을 관찰하는 데 일반적으로 사용된다.

III. 이염소체 염색(Metachromatic Granules Stain)

*Corynebacterium diphtheriae*와 같은 특정 세균은 세포질 내에 저장물질로 인산을 축적하여 다중 인산염(polyphosphate)을 형성하는데 이것은 염기성 염료로 염색했을 때 세포질과 다른 염색상인 이염성(異染性, metachromasia)을 나타내며 이렇게 나타나는 과립을 이염소체(metachromatic granules)라고 하며 염색을 통하여 특정세균을 동정하는 중요한 요소가 된다.

이염소체를 염색하는 방법에는 95% 에탄올에 용해된 1.5% methylene blue를 사용하는 Loeffler's alkaline methylene blue 단순염색법이 있으며 여기서 이염소체 과립은 세포질에 비해 짙은 청색으로 염색되어 나타난다. Albert 염색법은 toluidine blue와 malachite green이 혼합된 시약으로 대상 세균을 염색하고 iodine과 potassium iodide 혼합액으로 대조염색 하면 균체는 malachite green에 의해 녹황색으로, 이염소체는 toluidine blue에 의해 아주 진한 청색으로 염색된다. Neisser 염색법은 methylene blue와 crystal violet이 혼합된 시약이 사용되며 대조염색으로 0.3% bismark brown이 사용되며 균체는 엷은 갈색으로 이염소체는 흑색에 가까운 진한 청색을 나타낸다(그림 9-7).

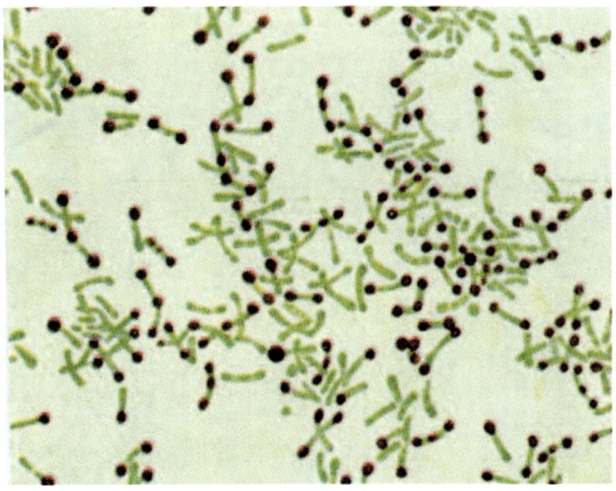

그림 9-7 Albert 염색에 의한 이염소체

1. 이염소체 염색법

이염소체 염색법은 위에서와 같이 여러 가지 방법이 있지만 여기서는 Albert 염색법에 대하여만 설명한다.

1) 재료, 시약 및 기구

(1) Albert 시약

A 용액

Toluidine blue	0.15 g
Malachite green	0.2 g
Glacial acetic acid	1 mL
Ethyl alcohol, 95%	2 mL
Distilled water	100 mL

증류수 100 mL에 glacial acetic acid 1 mL을 넣는다.

Toluidine blue 0.15 g과 malachite green 0.2 g을 95% ethyl alcohol 2 mL에 갈아 녹인다.

Glacial acetic acid가 들어있는 증류수와 섞는다.

B 용액

Potassium iodide	3 g
Iodine	2 g
Distilled water	300 mL

Potassium iodide를 증류수 5 mL에 녹인 후 iodine을 첨가하여 흔들어준다.
나머지 증류수를 넣고 강력하게 흔들어준다.

(2) 이염소체를 형성하는 diphtheroides가 배양된 배지
(3) 슬라이드, 백금이, 분젠버너, 현미경

2) 방법

(1) 검체를 슬라이드에 도말, 건조, 고정한다.
(2) Albert A 용액으로 5분간 염색한다.
(3) 염색액을 흘려버린다(물로 수세하지 않는다).
(4) Albert B 용액으로 1분간 대조염색한다.
(5) 수돗물로 짧게 수세한다.
(6) 건조 후 현미경으로 검경한다.

3) 결과

이염소체 : 검은색 혹은 진한 청색
균체 : 연한 녹색

4) 이염소체 염색 결과 보고서

실습일자	
균명	결과
Diphtheria spp.	
대조균	

Work Sheet

Work Sheet

IV. 세균의 아포염색(Bacterial Endospore Stain)

많은 미생물이 아포를 형성하지만 세균이 생성하는 아포는 다양한 환경조건에 대항하는 주목할 만한 저항성을 갖는다는 점에서 독특하다. 포자가 존재하는 세균의 고온에 대한 저항성 때문에 식품 산업에서는 생산품을 고압멸균 처리하는 방법이 사용된다. 포자를 생성하는 가장 중요한 세균집단은 *Bacillus* 속과 *Clostridium* 속이다. 미생물의 성장 조건이 지속적인 성장조건이 아닐 때 미생물은 영양세포 내에 내생포자를 형성한다. 이때 모세포는 포자를 독립체로 방출하며 붕괴되고 사멸한다. 포자가 형성되면 독립적으로 생존을 유지할 수 있다. 성장 조건이 양호해지면 포자는 발아하여 활성적인 영양세포가 된다.

포자는 치밀하고 여러 층으로 구성되어 있다. 명시야현미경 하에서 포자는 높은 굴절률을 보이는 원형 또는 난형(타원형)으로 나타난다. 포자는 쉽게 염색되지 않으며 methylene blue나 crystal violet, malachite green과 같은 염색액으로 영양세포를 염색했을 때 세균 세포 내에서 염색되지 않은 개체로 나타난다. 아포를 염색할 때는 아포 내로 염색액이 들어갈 수 있도록 열을 가하는 단계가 요구된다. 그러나 아포는 한번 염색되면 염료를 유지하지만 영양세포는 물을 이용한 수세 단계에서 제거된다(그림 9-8).

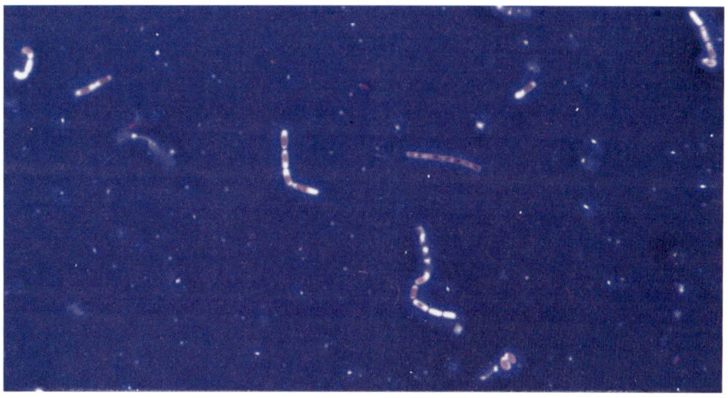

그림 9-8 아포염색 결과

1. 아포 염색법

1) 재료, 시약 및 기구

(1) Dorner 염색액

A 용액 (Ziehl-Neelsen carbolfuchsin과 같다)

B 용액 : 10% nigrosin 용액

Nigrosin	10 g
Distilled water	100 mL

Nigrosin 10 g을 증류수 100 mL 넣고 30분간 끓인다. 보존제로 0.5 mL formalin(40%)을 첨가 하여 여과하여 사용한다.

(2) 배양된 *Bacillus subtilis* 집락

(3) 슬라이드, 백금이, 분젠버너 혹은 온수조, 현미경

2) 방법

(1) 배양된 집락을 3 ~ 4 방울의 증류수가 든 시험관에 풀어 진한 혼탁액을 만든다.

(2) Dorner A 시약 3 ~ 4 방울을 놓고 10 ~ 15분 정도 끓인다.

(3) Dorner B 시약 1 ~ 2 방울을 혼합한다.

(4) 슬라이드에 얇게 도말하여 건조한다.

(5) 현미경으로 관찰한다.

3) 결과

아포 : 붉은색으로 염색된다.

영양세포 : 염색되지 않는다.

4) 아포염색 결과보고서

실습일자	
균명	결과
Bacillus subtilis	
대조균	

Work Sheet

V. 음화염색과 협막염색(Negative Staining - Capsule Stain)

음화염색(negative stain)의 목적은 세포를 제외한 배경의 모든 것을 염색하는 것이다. 이 때 세균은 어두운 배경에 반하여 밝은 실루엣으로 가시화될 수 있다. 음화염색은 많은 세균 종에서 세균 세포를 둘러싸고 있는 점액성 협막층을 증명하는 방법으로 유용하다. 이 점액층은 당이나 단백질 혹은 두 가지 조합의 중합체로 구성되어 있으며 다양한 세균 종이 특이한 생화학적 조성을 나타낸다. 협막의 존재는 세균의 병원성을 결정하는 중요한 요소로서 많은 증명을 갖고 있으며 그것은 질병의 원인으로 세균의 능력 즉, 감염의 원인이라는 것이다.

협막은 고도로 수화된 중합체이기 때문에 열을 가하거나 다른 방법으로 염색을 진행하는 동안 급격하게 수축된다. 이 문제를 극복할 수 있는 방법이 음화염색이다. 세균 부유액을 슬라이드 위에서 india ink 한 방울과 혼합하고 관찰을 위해 넓고 얇게 펼친다. 준비된 표본을 가장 잘 관찰할 수 있는 것은 위상차현미경이다. 좀 더 어두운 배경에 반하여 염색되지 않은 협막을 관찰 할 수 있다(그림 9-9, 9-10).

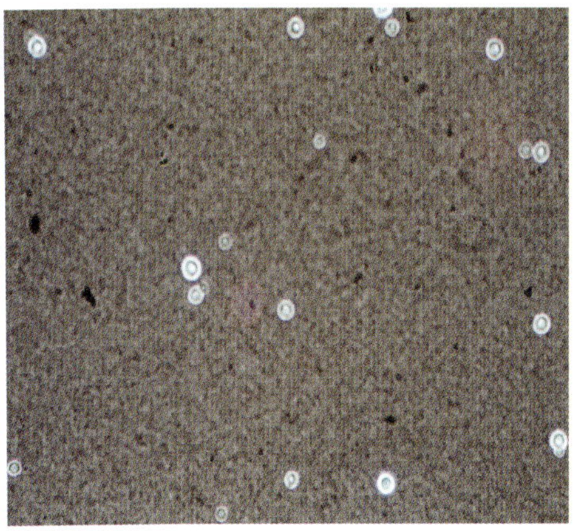

그림 9-9 음화염색

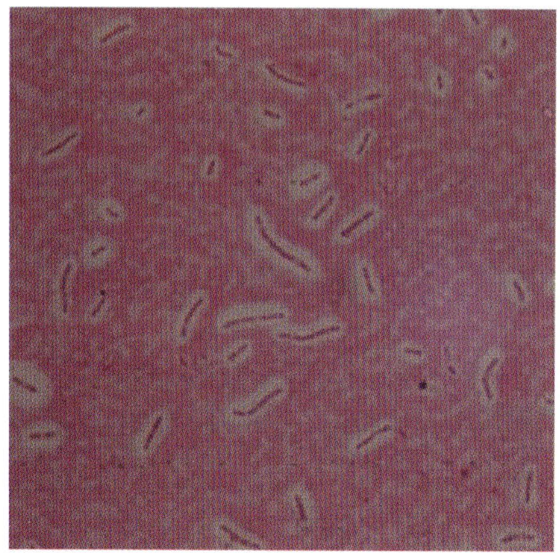

그림 9-10 협막염색

1. 음화염색과 협막염색 방법

1) 재료, 시약 및 기구

(1) 음화염색 시약 : India ink 또는 nigrosin

(2) 협막염색 시약 : Hiss 염색시약

① Gentian violet 알코올 포화용액 5 mL를 증류수 95 mL와 혼합하여 제조한다.
혹은 1% crystal violet 수용액을 사용한다.

② 20% copper sulfate(Hiss 법의 매염제)

(3) 배양된 *S. pneumoniae*와 *Crytococcus* spp. 집락

(4) 슬라이드, 백금이, 분젠버너 혹은 온수조, 현미경

2) 방법

(1) 음화염색(India ink preparation)

① India ink와 증류수 혹은 Dorner nigrosin 용액과 동량 혼합하여 슬라이드에 한 방울 떨어 뜨린다.

② *Cryptococcus* 부유액 한 방울을 떨어뜨려 혼합한다.
③ 얇게 도말하거나 그대로 덮개유리를 기포가 생기지 않게 덮고 현미경으로 검경한다.

(2) 협막염색(Hiss 법)
① 염색할 균 부유액과 동량의 혈청을 혼합한 후 얇게 도말한다.
② 공기 중에서 건조한다.
③ 열(혹은 불꽃)을 이용하여 고정한다(과도하게 열을 가하지 않는다).
④ Hiss 염색액 혹은 1% crystal violet 수용액을 얹어 놓고 몇 초간 증기로 열을 가한다.
⑤ 20% copper sulfate로 염색액을 씻어낸다.
⑥ 공기 중에서 건조하고 현미경으로 검경한다.

3) 결과

(1) 음화염색의 결과
균체는 염색되지 않고 주위의 배경만 염색된다.
(2) 협막염색의 결과
세균체와 배경 : 자주색
협막 : 무색 혹은 옅은 자주색(lavender)

4) 음화염색과 협막염색 결과보고서

실습일자		
균명	결과	
	음화염색	협막염색
S. pneumoniae		
Crytococcus spp.		

Work Sheet

VI. 편모염색(Flagella Stain)

어떤 미생물은 환경 내에서 영양분의 농도에 대응하여 이동 할 수 있다. 미생물에서 운동성에 관여되는 것은 섬모(cilia)와 편모(flagella) 그리고 세포를 확장하는 위족(pseudopodia)가 있다. 많은 세균들은 운동성이 있으며 그것은 세포 표면에서부터 돌출 된 가늘고 긴 편모에 의해서 이루어진다. 편모의 부착 방식이나 세포표면에서 출현 장소는 중요한 분류학적 특성이 된다. 어떤 분류 집단은 세포의 한쪽 끝에서 편모가 생겨나오는 극편모(단편모, polar flagella)를 갖는다. 어떤 세균 분류 집단은 세포표면으로부터 무작위적으로 여러 군데에서 편모가 생겨나오는 주모성 편모(peritrichous flagella)를 갖는다(그림 9-11). 이런 이유로 세균의 편모 부착형태나 존재여부를 밝혀내는 믿을만한 염색 방법이나 다른 수단을 이용하는 것은 상당히 중요하다. 세균의 편모는 그 직경이 15 nm 정도의 flagelin이라는 단일 단백질로 구성된 사상형으로 일반적으로 사용하는 명시야현미경으로 관찰하기가 어렵다. 이 정도의 직경은 명시야현미경의 해상력 이하이다. 이 문제를 극복하기 위해 편모 표면에 매염제를 침전시켜 직경을 증가시킴으로써 명시야현미경의 해상도 한계에 들어오도록 하고 코팅된 편모를 염색하는 것이다. 편모염색은 상당히 어려운 염색과정으로 성공적인 염색을 실현하기까지 여러 가지 시도가 요구된다. 따라서 포기하지 말고 여러 번 시도해야만 한다. 배양이 오래되지 않은 세균과 활동적인 세균을 사용하는 것이 중요하다. 배양액을 진탕하거나 격렬하게 피펫팅을 하는 것은 세균으로부터 편모를 부러뜨리는 결과를 초래하므로 배양액을 조심스럽게 취급하는 것은 아주 중요하다.

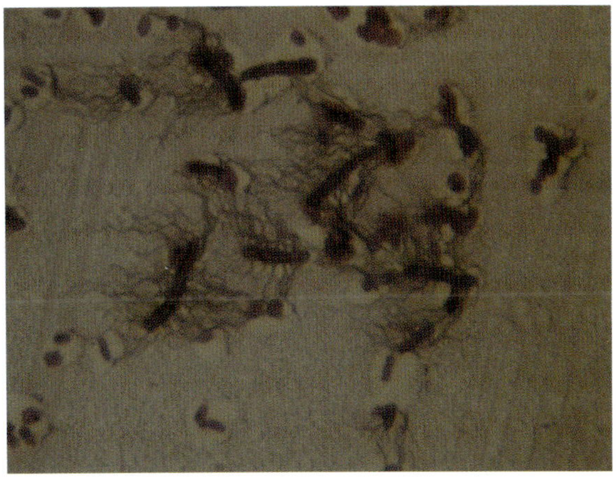

그림 9-11 *Proteus* spp.의 편모염색 결과

1. 편모염색 방법

1) 재료, 시약 및 기구

(1) Leifson 염색 시약

증류수에 5%로 용해된 potassium alum	10 mL
증류수에 2%로 용해된 tannic acid	10 mL
9% alcohol을 용매로 1%되게 만든 basic fuchsin	10 mL

(2) 배양된 *Proteus* spp. 및 편모가 있는 다른 세균과 *Shigella* spp.

(3) 슬라이드, 왁스 펜, 현미경

2) 방법

(1) 슬라이드 3개를 준비한다.

(2) 왁스 펜을 이용하여 각 슬라이드에 손으로 잡을 부분만 남기고 슬라이드 끝부분을 따라 선을 긋는다.

(3) 배양된 균으로 세균 부유액을 만들어 각 슬라이드 한쪽 끝에 놓고 슬라이드를 기울여 부유액을 아래로 흘려보낸다.

(4) 공기 중에 건조한다.

(5) 각 슬라이드에 Leifson 염색액 0.8 ~ 1 mL를 가하여 첫 번째 슬라이드는 8분, 두 번째 슬라이드는 10분, 세 번째 슬라이드는 12 ~ 15분 염색한다.

(6) 수돗물로 씻어낸다.

(7) 건조 후 검경한다.

(8) 대조염색이 필요하다면 1: 2,000 borax 수용액으로 1 : 1,000 희석된 methylene blue 용액으로 염색한다.

3) 결과

세균체는 청색, 편모는 적색으로 염색된다.

4) 편모염색 결과보고서

실습일자	
균명	결과
Proteus spp.	
Shigella spp.	

Work Sheet

평가문제

1. 세균이 염기성 염료로 염색이 잘되는 이유는?

2. 그람염색에서 매염과정이 누락되면 염색의 결과는 어떻게 되겠는가?

3. 그람염색 과정에서 대조염색액인 safranin O를 1차 염색액으로 crystal violet을 대조염색으로 사용했다면 그 결과는 어떻겠는가?

4. 그람염색에서 매염제의 역할은 무엇인가?

5. 항산성 세균의 그람염색 반응은 어떻게 추측되는가?

6. 음화염색의 원리는 무엇인가?

7. 협막이 염료에 염색되지 않는 이유는 무엇인가?

제 Ⅱ 편 생화학적 검사방법

(Biochemical Method)

제10장 미생물 대사의 생화학적 분석

▶ 실습을 위한 학습목표

이 실습을 수행한 학습자는 :

1. **미생물 대사의 개요를 설명할 수 있다.**
2. **세균 동정에 이용하는 중요 효소의 종류를 설명할 수 있다.**
3. **효소 활성을 측정하여 세균을 동정할 수 있다 .**
4. **세균 동정에 자주 이용되는 중요 대사경로를 설명할 수 있다.**
5. **세균의 대사경로를 분석하는 방법을 설명할 수 있다.**
6. **세균의 대사경로를 분석하여 세균을 동정할 수 있다.**

미생물의 대사는 생화학적 경로가 회로망(network)으로 통합되어 있어 복잡하게 연관되어 있다. 이러한 대사 회로망에서 발생하는 생화학반응은 화학결합을 절단하기 위해 요구되는 에너지 및 새로운 결합에 의해 방출되는 에너지와 미생물의 주변 환경에서 교환되는 열과 같은 에너지 사이에 최종적으로 균형을 이룬다. 세포의 단백질합성이나 세포벽합성과 같은 어떤 화학반응은 세포 에너지 투입을 요구하지만 반면에 영양분을 산화하는 다른 화학반응은 에너지를 방출한다. 다른 관점에서 볼 때, 세포는 에너지요구성 반응을 수행하기 위해 에너지 회수 반응을 사용한다고 볼 수 있다. 그래서 미생물의 대사는 세포를 통한 에너지 교류와 세포를 통한 탄소 교류 두 가지 관점에서 볼 수 있다. 이들 대사 활성 결과로 미생물은 중간 에너지 형태인 ATP(adenosine triphosphate)를 합성하는 경로가 될 수 있다. 또한 대사는 미생물이 세포물질 합성 목적을 위하여 필요한 환원력을 세포 영양물질의 산화를 통한 NADH(nicotinamide adenine dinucleotide)와 NADPH(nicotinamide adenine dinucleotide phosphate)와 같은 환원된 보효소 형태로부터 환원력을 파생하는 경로가 된다. 그래서 미생물 대사에 의해 생성된 에너지와 환원력은 미생물의 성장과 증식에 사용된다. 미생물이 ATP 생성과 환원력을 위해 사용할 수 있는 특정한 대사경로는 미생물이 수행하는 대사경로 내에서 특별한 단계를 수행하는 생물학적 촉매제 혹은 효소의 종류에 달려있다. 따라서 대사경로의 종류와 대사경로의 최종 산물은 미생물의 유전적 구성에 의해 결정된다. 미생물은 에너지 생성을 위한 일상적인 필요성과 세포구성물질인 거대분자로 탄소를 함유한 분자를 이동시키기 위한 여러 가지의 대사 전략을 발전시켜왔다. 이러한 전략들은 세균세포의 주된 탄소원으로 이산화탄소와 빛 에너지(photosynthesis)를 제공하거나 무기화합물(chemolithotrophic metabolism)의 산화로 에너지를 생성하는 독립영양균 대사(autotrophic metabolism)를 포함한 서로 다른 미생물에 의해 사용된다. 종속영양균 대사(heterotrophic metabolism)에서는 세포의 탄소원이나 에너지원 모두 유기화합물을 제공해야하는 대사이다. 종속영양균의 대사는 영양분을 산화하여 이산화탄소와 물을 생성하는 호흡(respiration)을 하거나 영양분의 불완전한 산화로 유기산이나 알코올과 같은 다양한 중간물질 생성이 일어나는 발효(fermentation)를 하게 된다.

대사형식에 상관없이 ATP, 환원력 및 세포구성 성분으로서 제공될 작은 전구분자 합성과 이때 사용하는 에너지, 환원력 합성 그리고 작은 전구물질로 단백질, 세포벽 그리고 핵산과 같은 거대분자를 합성하는 전략들은 똑 같다. 에너지 생산, 환원력 생성, 대사 전구물질분자 합성을 포함한 모든 미생물 대사반응은 효소(enzyme)라고 부르는 촉매 단백질에 의해 수행된다. 수많은 효소들이 개개의 세균 대사반응에 포함되어 있으며 전체 효소들이 미생물의 성장과 증식에 필요하다. 각각의 효소분자는 대사과정에서 특별한 대사반응을 중재한다.

세균은 세포를 통한 에너지 생산과 탄소의 흐름을 포함한 여러 개의 중심대사 경로를 갖고 있다. 종속영양균(heterotrophic microorganisms)은 혐기적 산화(발효, fermentation)와 호기적 산화(호흡, respiration 또는 oxidation)라는 두 가지의 기본 대사 전략을 나타낸다. 발효 과정에서는 유기물 기질이 내부 전자공여체(donor, 환원제)로 작용하며 유기물 기질분자의 산물(products)이 내부 전자수용체(acceptor, 산화제)로 작용한다. 발효과정이 시작된 개시 기질분자와 비교하여 산화 상태의 생성물에는 총체적인 변화가 없고 산화된 생성물은 환원된 생성물에 의해서 정확하게 균형을 이룬다. 호흡과정에서는 외부 전자수용체를 요구하는데 그것은 유기물 기질 분자가 산화되는 동안 유기물 기질에서 파생된 생산물보다는 어떤 분자가 환원된 보효소를 다시 산화시키기 위해 산화제로서 작용하기 때문이다. 호흡과정에서 대부분의 외부 전자 수용체는 산소 분자이다. 포도당의 호기적 산화에 대한 전형적인 방정식은 다음과 같다.

$$C_6H_{12}O_6 + 6O_2 \rightarrow 6CO_2 + 6H_2O$$

호기적산화 경로의 완성을 위하여 3가지 서로 다른 단계가 있다.

첫째는 유기물 기질분자가 작은 유기물 분자로 전환되고 Kreb's 회로로 들어갈 수 있는 사이의 경로이다(통상 해당작용을 의미). 둘째는 Kreb's 회로 동안 유기물 탄소는 무기물인 이산화탄소로 산화되고 환원된 보효소가 만들어진다. 셋째는 최종 단계로 산화적 인산화(oxidative phosphorylation) 동안 환원된 보효소 분자들은 재산화 되고 최종 전자수용체인 산소에 의해 환원되고 ATP가 합성된다. 탄수화물의 경우 해당작용(glycolysis)이라는 대사경로를 통해 최초 기질분자는 분해되어 피루브산(pyruvate)이 된다. 해당작용은 미생물에 의한 탄수화물 대사의 중심경로이다. 피루브산은 호기적산화(호흡) 과정의 다음 단계인 Kreb's 회로에 공급된다. 포도당으로부터 생성된 피루브산에서 시작 되는 Kreb's 회로 전체의 반응은 다음과 같다.

$$2pyruvate + 2ADP + 2FAD + 8NAD^+ \rightarrow 6CO_2 + 2ATP + 2FADH_2 + 8NADH$$

Kreb's 회로의 최종단계에서 세포는 포도당분자의 모든 탄소분자는 이산화탄소로 전환되도록 처리한다. 또한 전체적으로 4개의 ATP 분자, 10개의 환원된 보효소분자인 NADH, 2개의 환원된 보효소분자인 $FADH_2$를 합성한다. ATP 합성이라는 관점으로부터 호기적산화(호흡)를 생각해 볼 때 해당작용과 Kreb's 회로 두 단계의 대사 동안 생산된 환원된 보효소분자(NADH와 $FADH_2$)는 산화적인산화 동안 재산화 되어 추가적으로 ATP를 생산할 수 있다는 것을 기억해야 한다.

산화적인산화 동안 NADH와 $FADH_2$의 전자는 전자전달계라고 부르는 일련의 연속단계를 통해 이동된다. 이 전자의 이동은 전자와 양성자를 이동하는 막결합이동분자(membrane-bound carrier molecules)의 연속적인 산화-환원 반응을 포함하고 있으며 최종적으로 최종전자수용체가 환원된다. 포도당의 호기적 산화(호흡) 대사의 전체 반응은 다음과 같다.

$$Glucose + 6O_2 + 38ADP + 38P_i \rightarrow 6CO_2 + 6H_2O + 38ATP$$

호기적산화(호흡)와 다르게 혐기적산화(발효)는 ATP 생산을 위한 산화적인산화 단계를 포함하지 않는다. 오히려 발효에서 ATP 합성은 대부분이 해당작용 기간에 형성된 양으로 제한된다. 발효대사는 산소를 필요로 하지 않기 때문에 모든 발효경로는 무산소성(혐기성)이며 발효에 의해 에너지를 생산하는 미생물은 무산소성 대사를 수행하고 산소 유무에 관계없는 미생물은 산소가 존재하는 곳에서 성장한다. 조건무산소성세균(facultative anaerobes)으로 알려진 이런 미생물은 호기적산화와 혐기적산화 모두를 수행할 수 있다. 탄수화물의 발효에서 최초의 대사 단계는 호기적산화에서와 동일하여 해당작용에서 시작된다. 만일 미생물이 포도당 한 분자를 Embden-Meyerhof 경로를 따라 해당작용을 수행한다면 2분자의 피루브산(pyruvate)과 환원된 보효소인 NADH 2분자를 생산하고 최종적으로 2개의 ATP 분자를 합성할 것이다. 일반적으로 해당작용 동안 생산된 2분자의 ATP는 합성된 ATP 분자 수에 의한 측정으로는 발효과정에서 전환된 에너지 전체를 의미한다. 발효과정에서 기억할 것은 실재로 보효소의 재산화와 연관되어 중요하다는 것이다.

호기적산화(호흡) 과정에서는 전자전달계에서 NADH가 NAD^+로 재산화가 일어나고 외부 전자수용체가 필요하다. 발효과정에서 보효소의 재산화는 산화-환원 반응의 균형을 위해 해당작용에서 형성된 피루브산 분자의 환원에 달려있다. 서로 다른 미생물은 피루브산 환원에서 다양한 최종산물을 형성하는 서로 다른 경로를 진행한다. 일반적으로 서로 다른 발효 경로는 생성된 최종산물의 특성으로 명명 되며 세균 동정에 있어서 분류학적 열쇠로서 널리 사용되고 있다. 이러한 생리학적 특성은 특히 장내세균의 구별에서 아주 중요하다.

효소는 생체 내에 존재하면서 생화학적 반응을 위한 활성화 에너지를 낮추고 상대적으로 낮은 온도에서 조차 근본적인 대사 단계를 급속하게 진행시키는 생물학적 촉매단백질이다. 촉매단백질은 반응유발에 요구된 활성화 에너지를 낮추어 주어진 온도에서 촉매되지 않은 반응보다 촉매화된 반응이 좀 더 빠르게 진행되게 하는 물질이다. 효소는 기질(substrate)과 함께 결합하여 효소-기질 복합체(enzyme-substrate complex)를 형성하며 나중에 분해되어 생성물(products)을 형성하고 본래의 효소 상태로 돌아간다. 효소 분자가 재생되는 이 반응의 중요성은 기질이 생성물로 되는 전체 반응에서 효소는 소모되지 않으며 반복해서 사용할 수 있다는 것이다. 효소의 촉매반응 속도는 온도, 효소의 농도, 기질의 농도 및 기질과 효소의 친화도에 달려있다.

미생물은 많은 종류의 다른 효소를 가지고 있다. 이들 효소의 활성을 측정하는 것은 미생물의 습성을 아는 것이다. 미생물의 생리학적 특성은 미생물의 효소적 능력에 의해 대부분 결정된다. 미생물이 주어진 곳에서 살 수 있고 다른 미생물과 어떻게 상호 작용하는 지 즉, 생태학적 상호관계 역시 그 미생물이 가지고 있는 효소가 직접 반영된다. 대부분의 미생물 동정 체계는 미생물의 분류학적 위치를 반영하는 특정한 효소적 잠재력을 측정하는 데 그 기본을 두고 있다.

제1절 탄수화물 대사에 관한 시험

I. 산화-발효 시험[Oxidation - Fermentation(OF) test]

1. 목적

세균이 배지 내의 탄수화물의 이용 양상에 근거하여 산화(oxidation), 발효(fermentation), 탄수화물의 비분해를 시험함으로써 세균을 감별하기 위한 시험이다.

2. 원리

포도당이 분해하면 산이 생성되고 지시약인 브롬티몰 블루(bromthymol blue) 혹은 페놀 레드(phenol red)에 의하여 배지가 황색으로 변한다. 광유를 가하지 않은 배지의 상부만 황색(산화)으로 변하거나 두 배지 모두 황색(발효)으로 변하거나 배지가 전혀 변하지 않는 세 가지 양상을 나타낸다. 탄수화물을 이용하지 못하는 포도당 비분해성 세균은 펩톤을 이용한다.

3. 배지, 기구 및 시약

O-F 배지[Gram-negative O-F (enteric O-F)]

우무 0.25%와 브롬티몰블루가 함유된 O-F 기본배지(O-F base)에

포도당 10 g

증류수(distilled water) 1,000 mL

맥콘키배지에 발육한 발효성 세균과 비발효성 세균, 탄수화물을 이용하지 못하는 세균

멸균된 광유(mineral oil), 백금선, 백금이멸균기(bacticinerator)

4. 방법

1) 그림과 같이 시험세균을 두 개의 O-F 배지에 여러 번 찔러(천자) 접종한다.
2) 두 시험관 중 한 시험관에는 광유를 가하여 5 mm 두께로 덮어 공기를 차단한다.
3) 35℃에서 24~27시간 이상 배양한다.

5. 결과 (그림 10-1)

1) 산화 : 광유를 가하지 않은 배지의 상부만 황색으로 변한다.
2) 발효 : 두 배지 모두 황색으로 변한다.
3) 포도당 비분해 : 배지가 전혀 변하지 않는다.

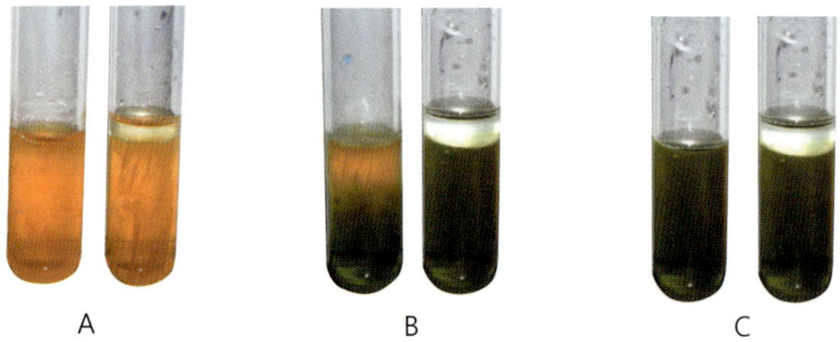

그림 10-1 OF 시험 결과

A : 조건무산소성균 : 발효(혐기적 산화)와 산화(호기적 산화) 모두 양성
B : 산소성균 : 산화(호기적 산화)만 양성
C : 당을 이용하지 않는 균 : 산화, 발효 모두 음성

6. 결과 보고서 : OF 시험

실습일자	
시험 균주	OF 시험 결과
Escherichia coli	
Pseudomonas aeruginosa	
Alcaligenes faecalis	

Work Sheet

II. MR-VP 시험

1. 개요 및 목적

미생물은 특정 탄수화물 기질로부터 산성 최종산물(예를 들면 젖산 및 다양한 최종산물)과/혹은 이산화탄소(CO_2)를 생산하거나 두 가지 모두를 생산하지 않을 수도 있다. 이러한 산물은 미생물이 특정 탄수화물 기질을 이용할 수 있는 능력과 미생물이 적절한 발효과정을 수행할 수 있는 능력에 달려있다. pH 지시약이 포함된 배지를 사용함으로써 산과 가스 생성을 인식할 수 있다.

복합산형 발효형식 시험인 메틸레드(methyl red) 시험에서는 혼합산 발효 경로는 ethanol, acetate, formate, 수소분자 및 이산화탄소를 포함하는 다양한 종말산물을 생산한다. 혼합산 발효경로는 *E. coli*를 포함한 많은 세균들이 수행한다. 최종산물들의 할당 몫은 세균 종에 따라 다양하다. 이 경로는 세균 종의 주된 발효경로로 추정하고 있으며 급격하게 pH를 저하시키기에 충분한 산성 생성물을 축적한다. 젖산, acetate, succinate, formate의 축적은 peptone과 potassium phosphate와 함께 약간의 완충액이 들어있는 배지의 pH를 쉽게 4.5 미만으로 떨어뜨린다. pH가 5.0 미만으로 내려가면 methyl red는 붉은색을 나타내는데 이것이 혼합산 생성을 증명하는 지표가 된다.

VP 시험에서 알 수 있는 Butanediol 경로는 일부 coliform bacilli는 수행하지만 *E. coli*는 수행하지 않는 포도당 발효경로이다. 이 발효 경로의 최종 산물 중 하나가 중성 산물인 butanediol이다. 이 경로를 통한 동정검사는 최종산물보다는 acetylmethyl carbinol이라고도 알려져 있는 acetoin이라는 중간 대사물질을 검출하는 데 바탕을 두고 있다. 이 acetoin은 40% KOH와 만나면 diacetyl을 거쳐 butylene glycol로 산화되면서 α-naphthol과 만나 붉은색을 나타낸다. α-naphthol은 반응에 관여하지는 않으며 색깔을 증강시키는 촉매로서 작용하므로 배양액에 첨가할 때 반드시 KOH보다 먼저 첨가해야 산화된 butylene glycol과 반응하여 검출 할 수 있다.

2. 원리

1) MR 시험의 원리

MR-VP 배지내의 포도당이 복합산형 발효형식(mixed acid fermentation pathway)으로 분해되면 강한 산(lactic acid, acetic acid, formic acid)이 생성되어 배지의 pH가 4.5보다 강한 산이 되었을 때 메틸레드 지시약(pH4.6~6.0)을 가하면 적색으로 변한다.

2) VP 시험의 원리

MR-VP 배지내의 포도당이 분해하여 butylene glycol 발효형식으로 종말산물로 acetoin(acetylmethylcarbinol)이 생성되면 40% KOH에 acetoin이 diacetyl로 변하고 여기에 촉매제인 alphanaphthol이 촉매제 역할을 하여 적색 복합체를 만든다.

3. 배지, 시약, 재료

1) 배지

MR/VP 액체배지(MR/VP broth, pH6.9)

Polypeptone	7 g
Glucose	5 g
Dipotassium phosphate	5 g
Distilled water	1,000 mL

Final pH = 6.9

2) 시약

(1) 메틸레드 지시약(Methyl red pH indicator, 0.02%)

Methyl red	0.1 g
95% ethyl alcohol	300 mL
Distilled water	200 mL

(2) VP 시약

① 5% alpha-naphthol

Alpha-naphthol	5 g
Absolute ethyl alcohol	100 mL

② 40% KOH

Potassium hydroxide	40 g
Distilled water	100 mL

3) 표준균주와 평판배지나 사면배지에 배양된 세균

(1) MR 시험

양성대조 : *Escherichia coli* ATCC 25922

음성대조 : *Klebsiella pneumoniae* ATCC 13883

(2) VP 시험

양성대조 : *Klebsiella pneumoniae* ATCC 13883

음성대조 : *Escherichia coli* ATCC 25922

4. 방법

1) MR 시험의 결과

(1) MR-VP 액체배지에 시험할 균주와 대조균주를 각각 접종한다.

(2) 35℃에서 18 ~ 24시간 배양한다.

(3) 배양 후 배지에 메틸레드 5 ~ 6 방울을 가하고 잘 혼합한다.

(4) 결과 : 액체배지가 붉은색으로 변하면 양성이다(그림 10-2 A).

2) VP 시험의 결과

(1) MR-VP 액체배지에 시험할 균주와 대조균주를 각각 접종한다.

(2) 35℃에서 18 ~ 24시간 배양한다.

(3) 배양 후 배지에 5% α-naphthol 5 ~ 6방울을 첨가하고 잘 혼합한다.

(4) 40% KOH를 2 ~ 3방울 첨가하고 잘 혼합한다.

(5) 결과 : 30분 이내에 액체배지가 붉은색으로 변하면 양성이다(그림 10-2 B).

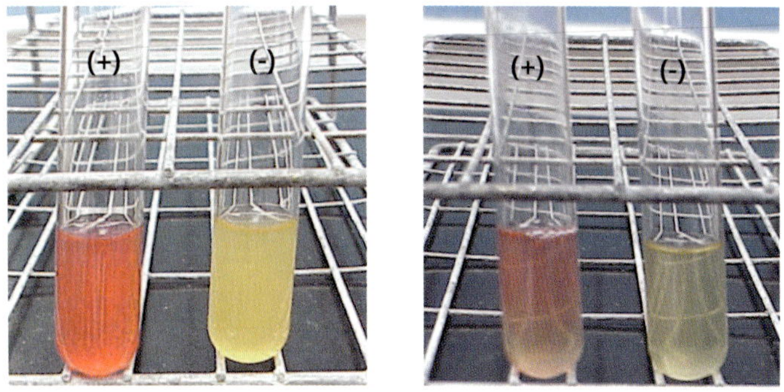

A B

그림 10-2 MR-VP의 결과
A : MR 검사, B : VP 검사

5. 결과 보고서 : MR-VP 시험

실습일자		
시험 균주	MR 시험 결과	VP 시험 결과
Escherichia coli ATCC 25922		
Klebsiella pneumoniae ATCC 13883		

Work Sheet

III. Citrate 이용능 시험

1. 개요 및 목적

특정한 발효경로를 검사하는 것에 추가적으로 미생물이 특정한 탄수화물을 이용하여 대사를 수행할 수 있는지를 검사할 수 있다. Citrate 이용능 시험은 장내세균의 균종 중 배지 내에 유일한 탄소원으로 구연산(citrate)만을 공급했을 때 구연산을 탄소원으로 이용하여 살아갈 수 있는지를 검사하는 시험이다. 이 검사는 장내세균을 동정하는 데 아주 중요한 생리학적 검사 중 하나이다. 미생물이 구연산을 유일한 탄소원으로 이용할 수 있는지를 보기 위하여 Simmon's citrate agar를 사용한다. 이 배지는 합성배지로 sodium citrate가 유일한 탄소원으로 공급되며 ammonium 염이 질소원으로 들어있으며, pH 지시약으로 브롬티몰 블루(bromthymol blue)가 함유되어 있다. 미생물이 이 배지에서 탄소원인 구연산을 이용하여 성장하면 질소원 분해에 의한 pH 상승으로 지시약이 녹색에서 청색으로 변한다.

2. 원리

배지 내에는 단백질이나 탄수화물이 없어도 배지 내의 유일한 탄소원으로 구연산염을 이용하여 탄소원을 얻고 암모니움염에서 질소원을 얻어 살아갈 수 있는 세균의 능력을 시험하는 것이다.

$$\text{Citric acid} \xrightarrow{\text{citricase}} \text{Oxalacetic acid} + \text{acetic acid}$$

$$\text{Oxalacetic acid} + \text{acetic acid} \rightarrow \text{pyruvic acid} + CO_2 \rightleftarrows$$

$$CO_2 + 2Na + H_2O \rightarrow Na_2CO_3 \rightarrow \text{alkaline pH}$$

알칼리성 pH에서 BTB 지시약에 의하여 녹색이던 배지가 청색이 된다.

3. 배지와 시험 균주

1) 구연산염배지(사면배지)

Ammmonium dihydrogen phosphate	1 g
Dipotassium phosphate	1 g
Sodium chloride	5 g
Sodium citrate	2 g
Magnesium sulfate	0.2 g
Bromthymol blue	0.08 g
Agar	15 g
Distilled water	1,000 mL

최종 pH = 6.9

2) 표준균주와 평판배지나 사면배지에 배양된 세균

양성대조 : *Klebsiella pneumoniae* ATCC 13883

음성대조 : *Escherichia coli* ATCC 25922

4. 방법

1) Simmon's citrate 배지에 시험할 균주와 대조균주를 각각 접종한다.

2) 35℃에서 4일까지 뚜껑을 느슨하게 하여 배양한다.

5. 결과

세균이 발육하거나 세균이 발육하여 배지가 녹색에서 청색으로 변하면 양성이다(그림 10-3).

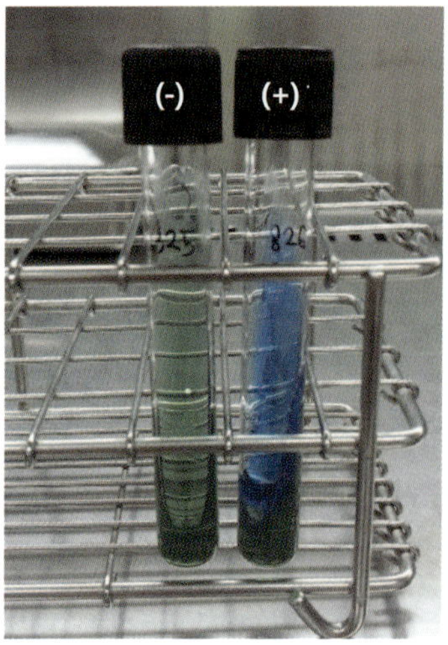

그림 10-3 Citrate 이용능 시험의 결과

6. 결과 보고서 : 구연산 이용능 시험

실습일자		
Klebsiella pneumoniae ATCC 13883	시험한 균주	*Escherichia coli* ATCC 25922

Work Sheet

Work Sheet

제2절 단백질 대사에 관한 시험

Ⅰ. 인돌(Indole) 생성 시험

1. 개요 및 목적

트립토판을 인돌(indole)로 가수분해하는 능력은 tryptophanase(트립토판 가수분해효소)를 가지고 있는 특정 세균의 특성이다. 트립토판 가수분해효소는 트립토판 가수분해를 촉매하여 인돌(indole)과 피루브산염(pyruvate) 및 물을 생성한다. 트립토판으로부터 인돌 생성은 많은 생리학적 특성이 *E. coli*와 비슷한 장내세균으로부터 *E. coli*(양성)를 구별하는 데 유용하다. 트립토판 가수분해효소 검사에 사용하는 배지에는 1.0% tryptone, casein에서 파생된 peptone이 포함된다. Tryptone은 tryptophan을 높은 비율로 함유하고 있어서 이 검사에 적당한 기질로 이용될 수 있다. 만일 배지에 indole이 생성되었다면 5% para-dimethylaminobenzaldehyde 혹은 1% paradimethylaminocinnamaldehyde와 같은 시약과 반응하여 적색 화합물을 형성한다.

2. 원리

$$\text{Tryptophan} \xrightarrow{\text{trytophanase}} \text{indole + pyruvic acid}$$

pyruvic acid + p-dimethylaminobenzaldehyde → 적색 복합체(red color complex)

Indole은 xylol, chloroform, isoamyl alcohol에 잘 녹으며 이 물질들은 비중이 낮아 배양액 위로 떠오르기 때문에 적색 고리가 생긴다.

3. 배지 및 시약

1) 배지

트립토판 액체배지(1% tryptophan broth)

Peptone or pancreatic digest of casein(trypticase)	1 g
Sodium chloride	0.5 g
Distilled water	100 mL

2) 시약

Kovac's reagent

p-Dimethylaminobenzaldehyde	10 g
Pure amyl or isoamyl alcohol	150 mL
Concentrated HCl	50 mL

Ehrlich's reagent

p-Dimethylaminobenzaldehyde	2 g
Absolute ethyl alcohol	190 mL
Concentrated HCl	40 mL

3) 평판배지나 사면배지에 배양된 세균 집락

양성대조 : *Escherichia coli* ATCC 25922

음성대조 : *Klebsiella pneumoniae* ATCC 13883

P-dimethylaminobenzaldehyde를 isoamyl alcohol에 용해시킨(조심스럽게 가열하면 잘 녹는다) 후 농염산을 천천히 첨가한다(절대로 염산에 알코올을 가하면 안 된다). 코박 시약이나 또는 에를

리히 시약 중 하나를 사용하지만 에를리히 시약을 사용하는 경우는 자일렌(xylene, xylol; 자일롤) 또는 클로로포름(chloroform)을 먼저 가하여 인돌을 추출한 후 시약을 가하여야 한다.

4. 방법

1) 트립토판 액체배지(tryptophan broth)에 시험할 대조균주를 각각 접종한다.
2) 37℃에서 24~48 시간 정도 배양한 후 Kovac 시약 5~6방울을 가한다.
   Ehrlich 시약을 사용할 경우에는 배지에 먼저 xylene을 가해서 혼합 후 시약을 가한다.

5. 결과 (그림 10-4)

1) 양성 : 액체배지 상층부가 붉은색이면 양성이다.
2) 음성 : 색깔의 변화가 없으면 음성이다.

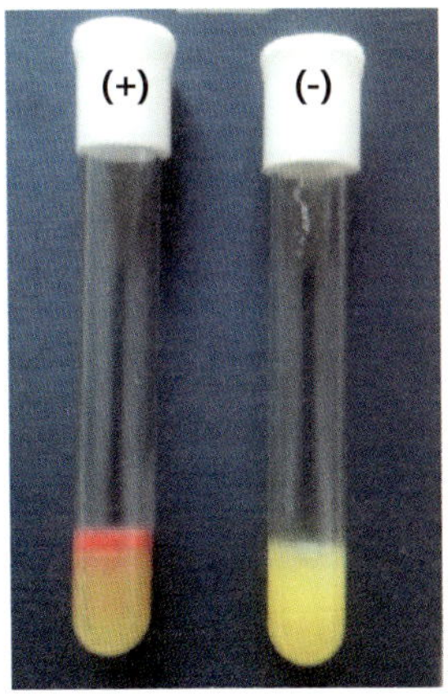

그림 10-4 Indole 시험의 결과

6. 결과 보고서 : Indole 생성 시험

실습일자		
Escherichia coli ATCC 25922	시험한 균주	*Klebsiella pneumoniae* ATCC 13883

Work Sheet

Work Sheet

Ⅱ. 탈아미노효소(Deaminase) 시험

1. 개요 및 목적

탈아미노효소는 아민과 아미노산으로부터 아미노기 제거를 촉매 하는 효소이다. 탈아미노 반응은 요소분해효소(urease) 검사 양성인 그람음성 막대균 중 아미노산을 산화적탈아미노반응으로 분해하는 세균을 구별해내는 검사이다. 탈아미노반응의 대표적인 예는 phenylalanine deaminase (PDA)가 phenylalanine을 phenylpyruvic acid(PPA)로 전환하는 산화적탈아미노반응을 촉매하고 tryptophan deaminase(TDA)가 tryptophan을 indolepyruvic acid(IPA)로 전환하는 산화적탈아미노반응을 촉매 한다. 이때 생성된 phenylpyruvic acid(PPA)와 indolepyruvic acid(IPA)는 10% ferric chloride와 반응하여 진한 녹색의 고리형 화합물을 형성한다. *Proteus* spp., *Morganella* spp., *Providencia* spp.의 동정에 아주 유용하다.

2. 원리

$$\text{Phenylalanine} \xrightarrow{\text{deaminase}} \text{phenylpyruvic acid} + \text{keto acid}$$

phenylpyruvic acid(PPA) + ferric chloride → 녹색

Tryptophan deaminase에 의한 반응에서는 indole pyruvic acid(IPA) 생성으로 인하여 ferric chloride를 가하였을 때 적갈색이 된다.

3. 배지, 시약, 재료

1) 배지

페닐알라닌배지(phenylalanine agar)

Phenylalanine	2 g
Yeast extract	3 g
Sodium chloride	5 g
Sodium phosphate	1 g
Concentrated HCl	2.5 mL
Distilled water	1,000 mL

최종 pH = 7.3

Phenylalanine agar slant 또는 tryptophan agar slant

2) 시약

10% Ferric chloride

Ferric chloride	12 g
Distilled water	100 mL

Ferric chloride 12 g을 증류수 97.5 mL에 녹이고 농 염산 2.5 mL를 서서히 가하기도 한다.

3) 평판배지나 사면배지에 배양된 세균 집락

4) Phenylalanine & tryptophan 탈아미노효소에 양성과 음성 세균

양성대조 : *Proteus mirabilis* ATCC 12453

음성대조 : *Escherichia coli* ATCC 25922

4. 방법

1) Phenylalanine agar slant와 tryptophan agar slant에 시험할 균주와 대조균주를 각각 접종한다.

2) 37℃에서 4 ~ 5일 정도 배양한다.
3) 배양 후 4 ~ 5방울 정도의 10% ferric chloride($FeCl_3$) 용액을 배지 사면에 떨어뜨린다.

5. 결과 (그림 10-5)

1) 양성 : 페닐알라닌을 기질로 한 시험에서는 녹색이 나타나면 양성이다.
   트립토판을 기질로 한 검사에서는 갈적색(brownish-red)이 나타나면 양성이다.
2) 음성 : 색깔이 변화가 없다.

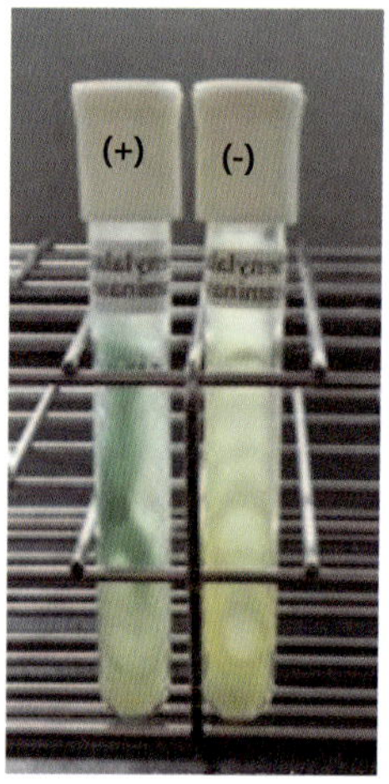

그림 10-5 Phenylalanine deaminase 검사 결과

6. 결과 보고서 : Phenylalanine 탈아미노 반응

실습일자		
Proteus mirabilis ATCC 12453	시험한 균주	*Escherichia coli* ATCC 25922

결과 보고서 : Tryptophan 탈아미노 반응

실습일자		
Proteus mirabilis ATCC 12453	시험한 균주	*Escherichia coli* ATCC 25922

Work Sheet

III. 탈탄산효소(Decarboxylase) 시험

1. 목적 및 개요

탈탄산반응이란 분자로부터 carboxyl기(탄산기, COO^-)를 제거하는 것이다. 탄산기의 제거는 종종 acetyl-coenzyme A 형성과 관련되어 있다. Acetyl-CoA는 전달분자로 활동하고 나중에 acetyl기를 다른 분자에게 제공한다. 탈탄산효소(decarboxylase)는 몇몇 아미노산 대사에 연관되어 있다. 예를 들면 lysine 탈탄산효소는 lysine을 알칼리성 아민(amine)인 cadaverine과 이산화탄소로 변형시킨다. Ornithine 탈탄산효소는 ornithine을 알칼리성 아민인 putrescine과 이산화탄소로 변형시킨다. 탈탄산효소의 검출은 세균이 배지 내에 탄소원으로 포함 된 포도당을 발효하여 산을 생성하면 배지의 pH가 떨어져 지시약인 bromcresol purple(BCP)이 노란색으로 변한다. 만일 세균이 탈탄산효소를 갖고 있으면 산성 pH에서 활성화되는 탈탄산효소의 특성으로 배지 내의 아미노산을 탈탄산반응으로 분해하여 배지의 pH가 다시 상승하고 지시약인 BCP는 본래의 색(자주색)으로 변한다(양성). 이 효소에 의한 반응은 장내세균과, 비브리오과 등에서 종을 감별하는 검사로 다양하게 이용된다.

2. 원리

Decarboxylase는 기질특이성 효소로서 아미노산의 카르복실기(COOH)를 공격(탈탄산)하여 알칼리성 아민을 만들고 이어 두 번째 부산물로 CO_2가 생성되고 배지의 최종 pH를 알칼리로 만든다. 배지에는 포도당이 소량(0.05%) 들어 있어서 포도당을 분해하는 균은 시험 초기에는 브롬크레졸퍼플 지시약에 의하여 보라색이던 배지가 황색이 되지만 아미노산의 탈아민화로 배지의 pH가 다시 알칼리로 되어 보라색으로 돌아오면 양성으로 판정한다. 특이성 아민(specific amine)은 다음과 같다.

Lysine → Cadaverine
Ornithine → Putrescine
Arginine → Citrulline

Arginine이 citrulline으로 되는 것은 dihydrolase에 의하여 첫 단계로 NH_2가 제거되어 생기는 것이지만 citrulline은 다시 ornithine으로 변하고 ornithine은 decarboxylase에 의하여 putrescine이 된다.

3. 배지와 재료

Moeller decarboxylase broth base

Peptone	5 g
Beef extract	5 g
Bromcresol purple	0.01 g
Cresol red	0.005 g
Glucose	0.5 g
Pyridoxal	0.005 g
Distilled water	1,000 mL

최종 pH = 6.0

배지 제조 시에는 이 기초배지에 리신(lysine), 오르니틴(ornithine), 아르기닌(arginine)을 각각 1% 씩 따로 넣어 세 개의 서로 다른 배지를 만든다.

평판배지나 사면배지에 배양된 세균 집락

Mineral oil, Pasteur 피펫, 백금이(선)

Lysine 탈탄산효소 양성대조 : *Klebsiella pneumoniae* ATCC 13883

음성대조 : *Enterobacter cloacae* ATCC 23355

Ornithine 탈탄산효소 양성대조 : *Enterobacter cloacae* ATCC 23355

음성대조 : *Klebsiella pneumoniae* ATCC 13883

4. 방법

1) Moeller broth base에 1% lysine과 1% ornithine이 첨가된 배지를 각각 준비한다.
2) 검사균주와 대조균주를 접종하고 mineral oil로 덮는다.
3) 37℃에서 24시간 혹은 최대 4일 정도 배양한다.

5. 결과 (그림 10-6)

1) 양성 : 배양 후 배지가 보라색 내지 자주색이면 양성 반응이다.
2) 음성 : 배지가 노란색으로 변하면 음성이다.

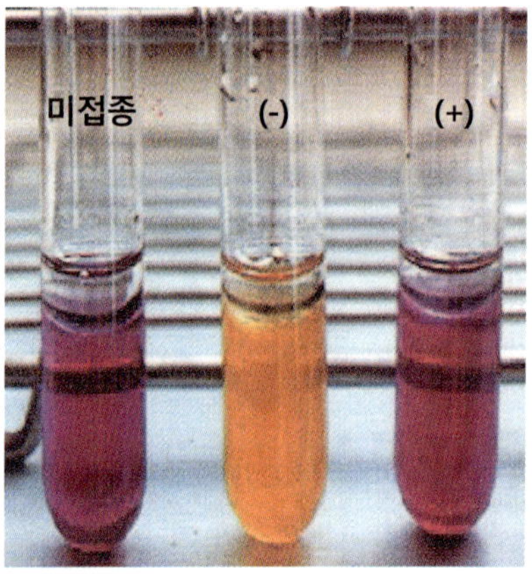

그림 10-6 탈탄산 시험의 결과

6. 결과보고서 : Lysine 탈탄산 반응

실습일자		
Klebsiella pneumoniae ATCC 13883	시험한 균주	*Enterobacter cloacae* ATCC 23355

결과보고서 : Ornithine 탈탄산 반응

실습일자		
Enterobacter cloacae ATCC 23355	시험한 균주	*Klebsiella pneumoniae* ATCC 13883

Work Sheet

IV. 탈황효소(Desulfurase)에 의한 황화수소 생성 시험

1. 개요 및 목적

황화수소(hydrogen sulfide, H_2S)는 탈황효소를 합성하는 특정세균에 의해 황을 함유한 아미노산인 cysteine이나 methionine 혹은 황을 함유한 무기화합물(sod. thiosulfate)로부터 생성된다. 이들 기질로부터 황화수소 생성의 검출은 두 단계로 이루어진다. 탈황효소를 가지고 있는 세균이 기질(황을 함유한 물질)을 분해하여 배지에 아황산염(sulfite)과 황화수소를 방출한다. 무색의 황화수소 가스는 배지 내에 포함된 철(Fe) 이온이나 연당(lead acetate, 납)과 반응하여 비수용성 검은색 침전물인 황화 제1철(ferrous sulfide) 혹은 황화납(lead sulfide)을 형성하여 검출 할 수 있다.

2. 원리

1)

$$\text{Cysteine} \xrightarrow{\text{Cysteine desulfurase}} \text{Pyruvic acid} + H_2S\uparrow + NH_3$$

H_2S + Fe → FeS(검은색 침전)

2)

$$\text{Thiosulfate} \xrightarrow{\text{Thiosulfate reductase}} \text{Sulfite} + H_2S\uparrow$$

H_2S + Fe → FeS(검은색 침전)

3. 배지, 기구 및 재료

Sulfide indole motility(SIM, 반고체 배지)

Peptone	30 g
Beef extract	3 g
Peptonized iron	0.2 g
Sodium thiosulfate	0.02 g
Agar	3 g
Distilled water	1,000 mL

평판배지나 사면배지에 배양된 세균 집락

Salmonella Typhimurium, *Proteus mirabilis*, *Enterobacter aerogenes*

Sulfide indole motility(SIM), TSI 사면배지 혹은 KIA 사면배지, lead acetate paper

알코올램프 혹은 전기식 백금이 멸균장치, 백금선

4. 방법

SIM 배지를 사용하는 경우

1) SIM 배지에 시험세균을 접종하는데, 시험관의 밑 부분까지 완전히 찌르지 않고 약 5 mm 정도 떨어지게 찔러(천자) 접종한다.
2) 37℃에서 24 ~ 48시간 정도 배양한다.

5. 결과

1) 양성 :

(1) H_2S 생성 : 검은색이 퍼져있으면 양성이다(그림 10-7).

(2) 인돌생성 : 코박스 시약을 가하여 적색이면 양성이다.

(3) 운동성 시험 : 배양 후 접종선을 따라 세균이 퍼져 자라면 양성이다.

2) 음성 :

(1) H_2S 생성 : 검은색이 나타나지 않으면 음성이다.

(2) 인돌생성 : 코박스 시약을 가하여 적색이 아니면 음성이다.

(3) 운동성 시험 : 배양 후 접종선을 따라 세균이 퍼져서 자라지 않으면 음성이다.

TSI 또는 KIA 반사면 반고층 배지를 사용한 경우는 황화수소가 발생하면 고층부 검은색이 된다. Lead acetate는 독성이 있으므로 세균에게 영향을 줄 수 있다. 따라서 황화수소 검출 지시약으로 lead acetate를 사용할 때는 배지에 첨가하지 말고 lead acetate를 함유한 종이 strip을 사용하여 H_2S 생성용 배지 뚜껑 안쪽에 매달아 놓고 시험하는 것이 좋다. Lead acetate를 이용하는 방법은 다른 방법을 이용하는 것보다 예민도가 10배 정도 높다.

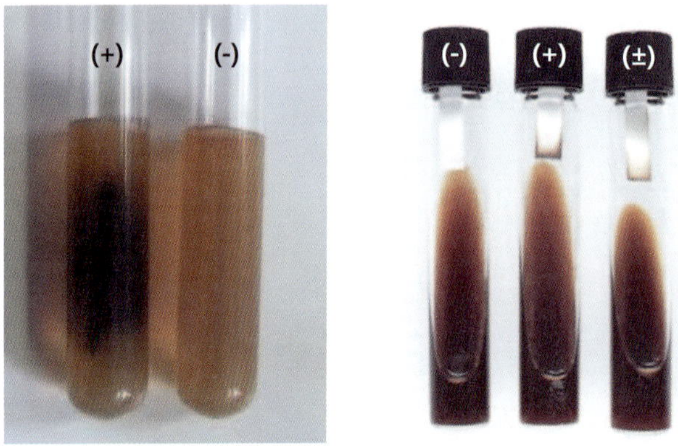

A B

그림 10-7 황화수소생성 시험 결과, A : SIM B : 연당법

6. 결과보고서 : 황화수소 생성시험

실습일자		
Proteus mirabilis ATCC 12453	시험한 균주	*Klebsiella pneumoniae* ATCC 13883

Work Sheet

V. 요소 가수분해효소(Urease) 시험

1. 개요 및 목적

Urease는 요소 분해를 촉매하는 효소로 요소를 가수분해하여 암모니아와 이산화탄소를 배출한다. 암모니아는 이산화탄소와 물과 함께 결합하여 배지 내에 ammonium carbonate를 형성하여 배지의 pH를 알칼리로 만들어 배지 내의 pH 지시약(phenol red)의 색깔을 변화시킨다. 이 검사는 *Proteus* spp., *Klebsiella* spp., *Citrobacter* spp. 및 *Yersinia* spp.를 포함한 장내세균과의 감별 그리고 *Brucella* spp., *Campylobacter* spp.의 동정과 *Cryptococcus* spp.와 같은 효모의 동정에도 유용하다.

2. 원리

$$\text{Urea} + 2H_2O \xrightarrow{\text{urease}} CO_2 + H_2O + 2NH_3 \rightleftarrows (NH_4)_2CO_3$$

이 탄산암모늄에 의하여 배지 내의 pH가 알칼리로 되고 지시약 페놀레드에 의해 배지가 적색이 된다.

3. 배지, 시험 균주, 기구

1) 스튜아르트 요소액체배지(Stuart's urea broth)

Yeast extract	0.1 g
Monopotassium phosphate	9.1 g
Disodium phosphate	9.5 g
Urea	20 g
Phenol red	0.01 g
증류수	1,000 mL

최종 pH = 6.8

2) 크리스텐센 요소 사면배지(Christensen's urea agar slant)

Peptone	1 g
Glucose	1 g
Sodium chloride	5 g
Monopotassium phosphate	2 g
Urea	20 g
Phenol red	0.012 g
Agar	15 g
증류수	1,000 mL

최종 pH = 6.8

표준균주와 평판배지나 사면배지에 배양된 세균 집락

양성대조 : *Proteus mirabilis* ATCC 12453

음성대조 : *Escherichia coli* ATCC 25922

알코올램프 혹은 전기식 백금이 멸균장치, 백금이

4. 방법

1) Urea 배지에 시험할 균주와 대조균주를 각각 접종한다.

2) 37℃에서 24 ~ 48시간 정도 배양한다.

5. 결과 (그림 10-8)

1) 액체배지를 사용한 경우
   (1) 양성 : 배양 후 배지의 색이 빨강색이면 양성으로 판정한다.
   (2) 음성 : 색깔이 변화가 없으면 음성이다.
2) 사면배지를 사용한 경우
   (1) 약양성 : 배지의 사면만 적색인 경우
   (2) 강양성 : 배지의 사면과 고층부가 모두 적색인 경우
   (3) 음성 : 사면과 고층부의 색깔의 변화가 없다.

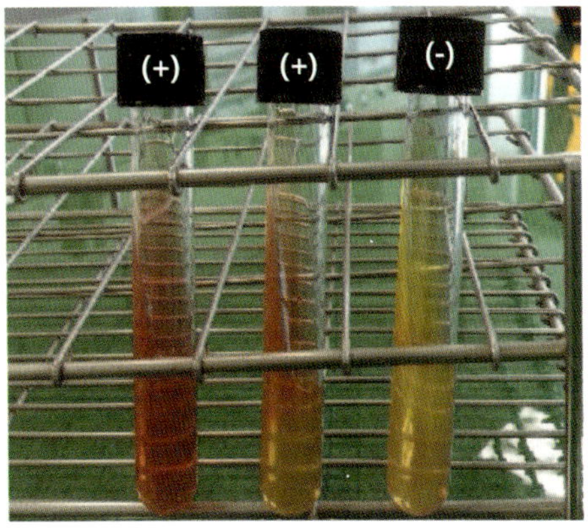

그림 10-8 Urease 시험 결과

6. 결과보고서 : Urease 시험

실습일자		
Proteus mirabilis ATCC 12453	시험한 균주	*Escherichia coli* ATCC 25922

Work Sheet

제3절 호흡효소 및 균체 외 효소에 관한 시험

Ⅰ. 카탈라아제(Catalase) 시험

1. 개요 및 목적

카탈라아제는 과산화수소(hydrogen peroxide, H_2O_2)가 물(H_2O)과 발생기 산소(gaseous oxygen)로 가수분해 되는 것을 촉매 하는 효소이다. 대부분의 산소성세균(aerobic microorganisms)은 카탈라아제를 가지고 있다. 카탈라아제의 기능은 호흡대사에서 산소와 연관된 산화-환원 반응 중 형성되는 독성 과산화수소를 제거하는 것이다. 카탈라아제의 존재는 세균세포를 죽일 수 있는 독성 대사물질(과산화물)의 축적을 방지하기 때문에 산소성(호기적) 성장에서 아주 중요하다.

카탈라아제의 존재는 배지에 발육한 세균의 집락이나 또는 집락을 옮겨놓은 곳에 과산화수소를 가했을 때 집락에서 산소 기포가 발생하는 것으로 증명 할 수 있다. 적혈구나 백혈구도 catalase를 함유하고 있기 때문에 검사 할 때 집락에 혼입되면 위양성 반응을 보일 수 있어 주의해야 한다. 철이나 백금으로 만든 백금이를 사용하면 위양성을 나타낼 수 있으므로 나무 막대기나 이쑤시개를 사용하는 것이 좋다. 시약과 집락을 섞지 말고 관찰한다. 이 검사는 그람양성 알균의 과(Family) 분류에 유용하며 특히 포도알균과 사슬알균, 장알균의 구별에 유용하게 쓰인다.

2. 원리

$$H_2O_2 \xrightarrow{\text{Catalase}} H_2O + O_2 \text{ (가스 거품)}$$

3. 시약, 재료 및 기구

30% H_2O_2 (*Neisseria* 검사용) - 피부에 접촉되면 부식될 수 있으므로 조심해서 취급한다.
15% H_2O_2 (무산소성 세균 검사용)
3% H_2O_2 (기타 세균 검사용)
가능하면 18시간 정도 배양된 세균 집락
  양성대조 : *S. aureus* ATCC 25923
  음성대조 : *S. pyogenes* ATCC 19615
현미경 슬라이드
멸균증류수와 파스퇴르피펫(Pasteur pipette)
멸균된 나무막대기(applicator stick) 혹은 이쑤시개

4. 방법

1) 평판배지에서 18시간 정도 배양하여 독립 집락을 형성한 대상 세균과 대조균주를 이쑤시개를 이용하여 깨끗한 현미경 슬라이드 위에 육안으로 볼 수 있을 만큼의 충분한 양을 취하여 바른다. 혈액 평판배지에서 집락을 취할 때는 혈액이 혼입되지 않도록 주의한다.
2) Pasteur 피펫을 이용하여 슬라이드에 묻힌 각각의 세균 집락에 3% H_2O_2를 떨어뜨리고 즉시 거품 형성 유무를 관찰한다.

5. 결과 (그림 10-9)

1) 양성 : 거품이 난다.
2) 음성 : 거품이 나지 않는다.

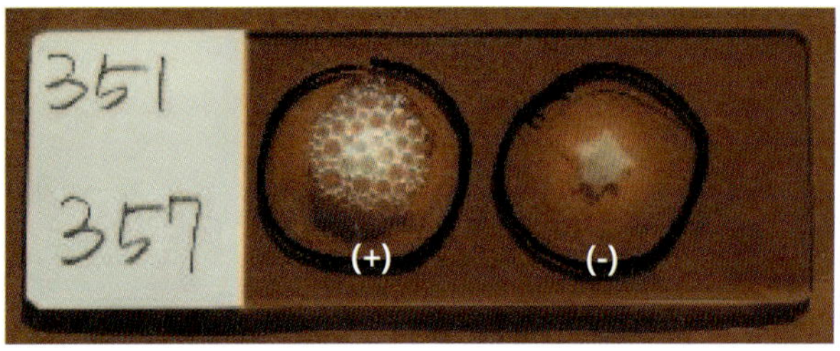

A

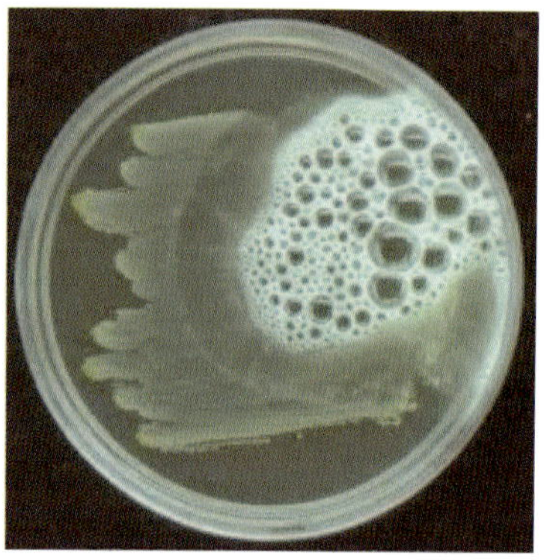

B

그림 10-9 카탈라아제 양성 결과
A : 슬라이드 B : 배지

6. 결과 보고서 : 카탈라아제 시험

실습일자	
균주	**시험 결과**
S. aureus ATCC 25923	
시험한 균주	
S. pyogenes ATCC 19615	

Work Sheet

Work Sheet

II. Cytochrome Oxidase 시험

1. 목적 및 개요

호흡대사가 진행되는 동안 전자는 산화-환원 연쇄 반응을 통해 산소와 같은 최종 전자 수용체로 이동된다. 전자전달 사슬에서 최종 연결을 촉매하는 효소가 cytochrome oxidase이다. Cytochrome oxidase라는 이름은 이 효소가 환원된 cytochrome c로부터 전자 이동을 중재하여 산소분자와 물을 형성하기 때문에 붙여진 것이다. Cytochrome oxidase를 갖고 있는 세균은 전자수용체로 작용하는 phenylendiamine 시약(1% tetramethylparaphenylendiamine dihydrochloride)을 산화하여 진한 자주색의 indophenol 화합물을 형성한다. 이 검사는 장내세균과와 비브리오과를 구별하는 데 유용하게 쓰이며 포도당 비발효균의 종 감별에도 유용하다. 또한 그람음성 알균인 *Neisseria* spp.의 추정 동정에도 유용하다.

2. 원리

Cytochrome oxidase를 갖고 있는 세균은 전자수용체로 작용하는 phenylendiamine 시약(1% tetramethylparaphenylendiamine dihydrochloride)을 산화하여 진한 자주색의 indophenol 화합물을 형성한다.

3. 시약, 재료 및 기구

Kovac 시약
1% tetramethylparaphenylendiamine dihydrochloride(Kovac 시약)
1% dimethylparaphenylendiamine oxalate
평판배지나 사면배지에 배양된 세균 집락
(EMB나 MacConkey 배지같이 염료가 들어있는 배지에서 자란 집락은 부적당하다)
양성대조 : *Pseudomonas aeruginosa* ATCC 27853
음성대조 : *Escherichia coli* ATCC 25922
여과종이(filter paper), 배양접시(Petri-dish), 파스퇴르 피펫
멸균 나무막대기 혹은 이쑤시개

4. 방법

1) 여과종이를 적당한 크기로 자른 후 배양접시에 놓는다.
2) Kovac 시약으로 여과종이를 적당하게 적신다.
3) 검사할 균주의 집락과 대조균주의 집락을 이쑤시개를 이용하여 각각 무균적으로 취하여 Kovac 시약으로 적신 여과종이에 문질러 주고 관찰한다.

5. 결과 (그림 10-10)

1) 양성 :
10초-30초 이내에 보라(violet) 혹은 자주색(purple)으로 나타나면 강 양성으로 판정하고
30초-60초 이내에 색깔이 변하면 약 양성으로 판정한다.
60초 이 후에는 판정하지 않는다.
2) 음성 : 색깔의 변화가 없다

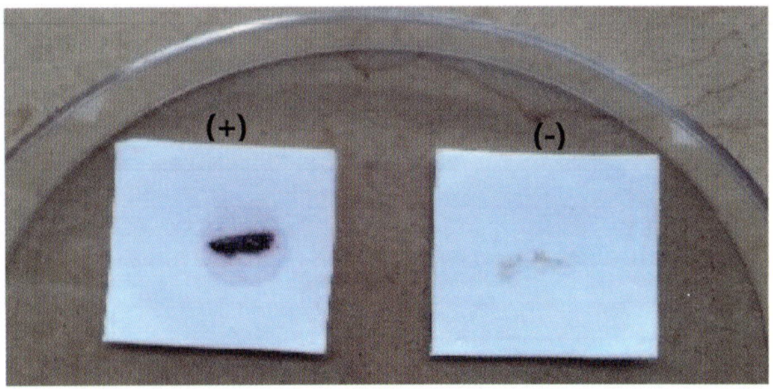

그림 10-10 Cytochrome oxidase 시험의 결과

6. 결과보고서 : Cytochrome oxidase 시험

실습일자		
Pseudomonas aeruginosa ATCC 27853	시험한 균주	*Escherichia coli* ATCC 25922

Work Sheet

Ⅲ. 코아굴라아제(Coagulase, 혈장응고효소) 시험

1. 개요 및 목적

혈장응고효소검사는 *Staphylococcus* 종에서 가장 병원성이 높은 *S. aureus*를 동정하기 위해 사용한다. Coagulase는 혈장 내의 섬유소원(fibrinogen)이 섬유소(fibrin)로 전환되는 것을 촉매하는 응고효소이다. 이 반응이 응고효소를 생산하는 세균에 감염된 숙주의 조직에서 발생되면 숙주의 정상적인 방어체계로부터 감염된 세균을 보호하는 섬유소그물(fibrin meshwork)이 형성된다. 응고효소 검사에는 결합형 응고효소검사(bound coagulase test)와 유리형 응고효소검사(free coagulase test)가 있다. 전부는 아니지만 대부분의 *S. aureus*에서 세포벽에 섬유소원 결합수용체(fibrinogen binding receptor)가 존재하는데 이를 결합형 응고효소(bound coagulase) 혹은 clumping factor라고도 하며 슬라이드에 혈장을 떨어뜨리고 검사할 세균의 집락을 풀어 신속하게 검출할 수 있다. 하지만 이 방법은 집락이 많이 요구되며 모든 *S. aureus*가 가지고 있는 것이 아니고 또한 협막을 갖고 있는 종의 경우 위음성이 나타날 수 있기 때문에 예민도가 떨어진다. 따라서 결합형 응고효소검사에서 음성이면 반드시 유리형 응고효소검사로 확인해야 한다. 유리형 응고효소검사는 검사할 세균 부유액을 citrate로 처리한 혈장에 첨가하여 시험관에서 응고 형성을 주기적으로 검사하는데 응고가 관찰되는 것은 섬유소(fibrin)가 형성되었기 때문이다. *Staphylococcus* 종의 경우 4시간에서 24시간 내에 응고가 관찰되면 독성균주인 *S. aureus*를 가리키는 지표가 된다.

2. 원리

세균이 생성한 코아굴라아제가 혈장내의 섬유소원(fibrinogen)을 섬유소(fibrin)로 만들어 혈장을 응고시킨다. 슬라이드 시험에서는 응고인자로 알려진 결합형 코아굴라아제(bound coagulase)가, 시험관법에서는 유리형 코아굴라아제(free coagulase)가 작용한다.

3. 시약 및 재료

토끼혈장(plasma) 또는 사람의 신선한 혈장

평판배지나 사면배지에 배양된 세균 집락
EDTA 혹은 heparin으로 처리된 토끼혈장
Pasteur pipette, 슬라이드, 시험관
양성대조 : *Staphylococcus aureus* ATCC 25923
음성대조 : *Staphylococcus epidermidis* ATCC 12228 or 14990
백금이

4. 방법

1) 결합형 coagulase 검사

(1) 깨끗한 슬라이드에 토끼혈장을 한 방울 떨어뜨리고 검사균주와 대조균주의 집락을 각각 풀어준다. 집락은 배양 24 시간이 지나지 않은 것으로 실험하는 것이 좋다.

(2) 결과 : 슬라이드를 어두운 배경에서 관찰하여 과립이 형성되면 양성으로 판정한다(그림 10-11 A).

2) 유리형 coagulase 검사

(1) 시험관에 1 : 4로 희석된 토끼혈장 0.5 mL를 가한다.

(2) 비선택배지에서 자란 검사균주 및 대조균주 집락 1 ~ 4 개를 풀어준다.

(3) 35℃ 온수조 혹은 CO_2가 없는 배양기에 배양하면서 4시간까지는 매시간 응고형성여부를 관찰한다(휘젓지 말고 조심스럽게 기울이면서 응고여부를 관찰한다).

(4) 결과 : 응고가 관찰되면 양성이며 응고되지 않으면 24시간 까지 시험관을 25℃에 배양하고 응고여부를 관찰한다(그림 10-11 B).

* *S. aureus*가 생산하는 섬유소분해효소(fibrinolysin)에 의해 응고형성이 용해할 수 있기 때문에 4시간까지 응고를 관찰하지 않고 4시간 이상 35℃에 방치하면 안 된다.

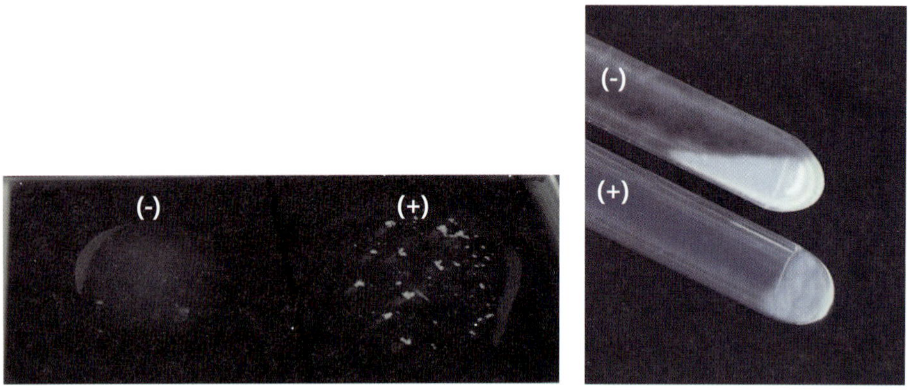

(A) (B)

그림 10-11 코아굴라아제 검사의 결과

A : 결합형 코아굴라아제

B : 유리형 코아굴라아제

5. 결과보고서 : 결합형 coagulase 시험

실습일자		
Staphylococcus aureus ATCC 25923	시험한 균주	*Staphylococcus epidermidis* ATCC 12228

결과보고 : 유리형 coagulase 시험

실습일자		
Staphylococcus aureus ATCC 25923	시험한 균주	*Staphylococcus epidermidis* ATCC 12228

Work Sheet

IV. DNA 가수분해효소(DNase) 시험

1. 개요 및 목적

DNase는 세균이 생산하는 세포외 endonuclease로 DNA를 가수분해하여 oligonucleotide를 생성하는 것을 촉매한다. DNase의 활성은 DNA가 함유된 배지 표면에 세균을 접종하여 배양한 후 toluidine blue나 1 N HCl을 떨어뜨려 측정할 수 있다.

2. 원리

DNA가 가수분해 되어 구조가 변경되면 toluidine blue를 떨어뜨렸을 때 집락주변에 rose pink 후광이 형성되며, 1N HCl을 떨어뜨리면 oligonucleotide는 용해되어 투명대가 형성(양성)되지만 DNA는 용해되지 않아 투명대가 형성되지 않는다(음성). DNA가 함유 된 배지에 methyl green을 함유시켜 검사하기도 하는데 DNA는 methyl green과 결합하여 녹색을 형성하지만 DNA가 가수분해 되면 free methyl green으로 방출되어 집락 주변이 투명하게 된다. 이 검사는 *Staphylococcus aureus*를 동정하는 데 유용하다.

3. 배지, 재료 및 기구 :

평판배지나 사면배지에 배양된 세균 집락

Toluidine blue 혹은 methyl green이 포함된 DNA agar plate.

양성대조 : *Staphylococcus aureus* ATCC 25923

음성대조 : *Escherichia coli* ATCC 25922

백금이

4. 방법

1) DNA 평판배지에 검사균주와 대조균주를 각각 접종한다.
   시험 세균의 집락을 충분히 취하여 배지에 점을 찍거나 좌우 혹은 상하방향으로 일자로 그어 접종하는 것이 좋다.
2) 35℃에서 24~48시간 배양한다.

5. 결과

1) 톨루이딘 블루(toluidine blue)를 가하는 경우(배지에 포함되는 경우도 있다)(그림 10-12 A)
   (1) 양성 : 배양 후 배지의 집락주변이가 분홍 내지 자주색이면 양성으로 판정한다.
   (2) 음성 : 집락주변이 톨루이딘블루의 청색이 그대로 변화가 없으면 음성이다.
2) Methyl green이 포함된 배지(그림 10-12 B)
   (1) 양성 : 집락 주변이 무색이면 양성으로 판정한다.
   (2) 음성 : 변화가 없으면 음성으로 판정한다.
3) 1N HCl을 떨어뜨리면(그림 10-12 C)
   (1) 양성 : 집락주변이 투명하면 양성이다.
   (2) 음성 : 집락주변이 혼탁하면 음성이다.

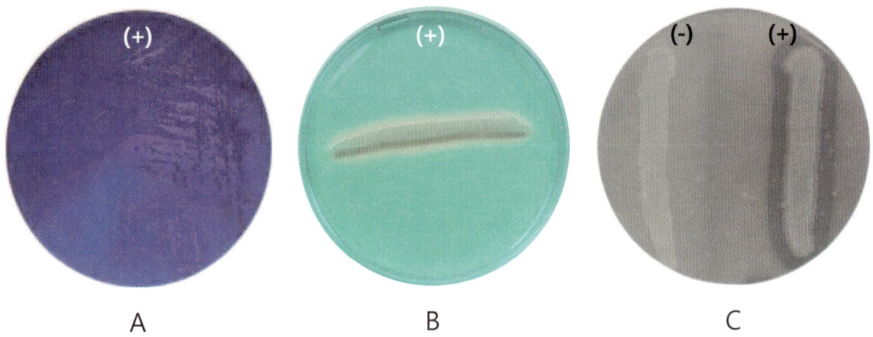

그림 10-12 DNase 시험 결과
A : Toluidine blue를 이용하는 방법
B : Methyl green이 포함된 배지를 이용하는 방법
C : 1 N HCl을 떨어뜨리는 방법

6. 결과보고서 1 : Toluidine blue가 포함된 배지에서 DNA 시험

실습일자		
Staphylococcus aureus ATCC 25923	시험한 균주	*Escherichia coli* ATCC 25922

결과보고서 2 : Methyl green이 포함된 배지에서 DNA 시험

실습일자		
Staphylococcus aureus ATCC 25923	시험한 균주	*Escherichia coli* ATCC 25922

Work Sheet

V. 젤라틴 가수분해효소(Gelatinase) 시험

1. 개요 및 목적

많은 미생물이 생산하는 젤라틴 가수분해효소는 젤라틴 단백(collagen)의 가수분해를 촉매하여 polypeptide와 각각의 아미노산을 생성한다. 젤라틴 가수분해 측정은 이 효소의 활성을 측정하는 것이다.

2. 원리

젤라틴이 젤라틴아제에 의하여 가수분해되면 탄소원과 에너지원으로 쉽게 대사되는 수용성 탄수화물이 생산된다.

3. 배지, 재료 및 기구

평판배지나 사면배지에 배양된 세균 집락
Brain heart infusion with nutrient gelatin medium(냉장보관)
알코올램프 혹은 전기식 백금이 멸균장치
양성대조 : *Pseudomonas aeruginosa* ATCC 10145
음성대조 : *Escherichia coli* ATCC 25922
백금선

4. 방법

1) Gelatin 배지에 검사균주와 대조균주를 각각 접종한다.
2) 37℃에서 24 ~ 48시간 정도 배양한다.
3) 배양 후 배지를 냉장고 혹은 냉 수조에 30 ~ 60분 방치한다.

5. 결과 (그림 10-13)

1) 양성 : 냉장고 방치 후에도 액체 상태이면 양성으로 판정한다.
2) 음성 : 냉장고에서 고체 상태이면 음성으로 판정한다.

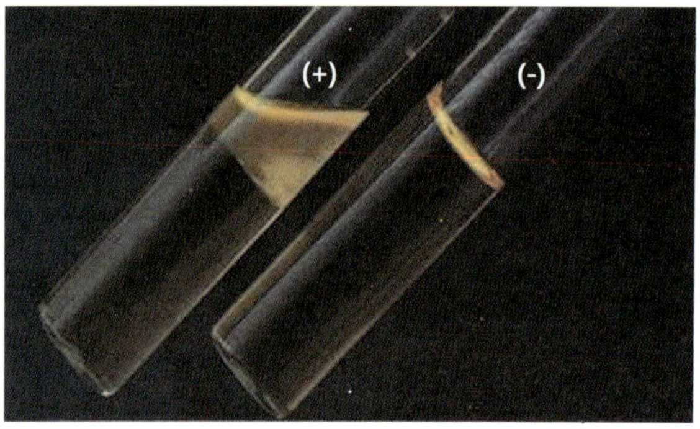

그림 10-13 Gelatinase 시험 결과

6. 결과보고서 : Gelatin 액화 시험

실습일자		
Pseudomonas aeruginosa ATCC 10145	시험한 균주	*Escherichia coli* ATCC 25922

Work Sheet

제4절 기타 생화학적 시험

Ⅰ. 질산염 환원시험(Nitrate Reduction Test)

1. 개요 및 목적

어떤 세균들은 호흡대사 중 최종 전자수용체로 산소 대신 질산염(nitrate)과 같은 무기염을 사용할 수 있다. 이 대사 경로를 무산소호흡(anaerobic respiration, 혐기적호흡)이라고 부른다. 질산염을 최종 전자수용체로 사용하는 무산소호흡에서 nitratase는 질산염이 아질산염(nitrite)으로 환원되는 것을 촉매 한다. 질산염 환원의 최종산물은 아질산염, 암모니아, 질소가스(nitrogen gas), hydroxylamine 및 기타 관련 화합물이 있다. 질산염이 환원되어 아질산염이 존재하는 것은 아질산염이 술파닐산(sulfanilic acid)과 α-naphthylamine과 함께 반응하여 적색의 diazonium 화합물을 형성하는 검사로 측정할 수 있다. 그러나 술파닐산(sulfanilic acid)과 α-naphthylamine은 아질산염과는 반응하여 적색의 diazonium 화합물을 형성하지만 다른 환원 생성물과는 반응하지 않으므로 이 검사에서 음성이 나오면 아연가루(Zn powder)를 추가로 넣어 확인해야 한다. 아연은 강력한 질산염 환원제로 아연가루를 추가하여 적색의 diazonium 화합물이 형성되면 배지에 질산염이 전혀 환원되지 않아 남아있었다는 지표가 되며 질산염 환원시험 음성으로 확정할 수 있다. 그러나 아연가루를 추가하여도 무색반응이 지속되면 배지에 함유되었던 질산염은 이미 아질산염을 지나 다른 환원물(암모니아 혹은 nitrogen gas)을 생성했음을 의미하므로 질산염환원검사 양성으로 판정한다.

2. 원리

$$NO_3^- + 2e^- + 2H \xrightarrow{\text{Nitratase}} NO_2 + H_2O$$

NO_2 + α-naphthylamine + sulfanilic acid →
적색인 diazonium dye(p-sulfobenzene-azo-α-naphthylamine)를 생성

3. 배지, 시약 및 기구

1) 배지(medium)

질산염 액체배지(nitrate broth); 또는 질산염 사면배지(nitrate slant agar)

Beef extract	3 g
Peptone	5 g
Potassium nitrate (KNO_3)	1 g
Agar	12 g
Distilled water	1000 mL

2) 시약(reagent)

Reagent A

α-Naphthylamine	0.5 g
Acetic acid (5 N), 30%	100 mL

Reagent B

Sulfanilic acid	0.8 g
Acetic acid (5 N), 30%	100 mL

아연가루
평판배지나 사면배지에 배양된 세균
양성대조 : *Escherichia coli* ATCC 25922 (질산염환원 양성, gas 음성),
Pseudomonas aeruginosa ATCC 27853(질산염환원 양성, gas 양성)
음성대조 : *Acinetobacter baumannii* ATCC 19606
Pasteur pipette, 알코올램프 혹은 전기식 백금이 멸균장치, 백금이

4. 방법

1) 0.5% KNO_3 배지에 검사균주와 대조균주를 각각 접종한다.
2) 37℃에서 24 ~ 48시간 정도 배양한다.
3) 배양 후 배지에 A 시약과 B 시약을 각각 2 ~ 3방울 첨가한다(B시약은 발암물질이므로 반드시 Pasteur pipette을 사용하고, 사용 후 손을 씻는다).
4) A 시약과 B 시약을 가하여 즉시 붉은색으로 변하는지를 본다(추정시험).
5) 시약을 가하고 적색이 되지 않으면 소량의 아연가루를 가한다(확인시험).

5. 결과

1) A 시약과 B 시약을 가하여 즉시 붉은색이 나타나면 질산염(NO_3)환원 양성으로 판정한다(그림 10-14 A).
2) A 시약과 B 시약만 가하여 무색이면 질산염환원 양성인지 음성인지 알 수 없다(그림 10-14 B).
3) 아연가루를 첨가한 후 적색이면 음성으로 판정한다(그림 10-14C).
4) 아연가루를 첨가한 후 붉은 색깔로 변하지 않으면 아질산염(NO_2)이 환원으로 판정한다.
5) Durham tube를 사용한 경우 가스가 생성하면 탈질소화 시험 양성으로 판정한다(그림 10-14 D).

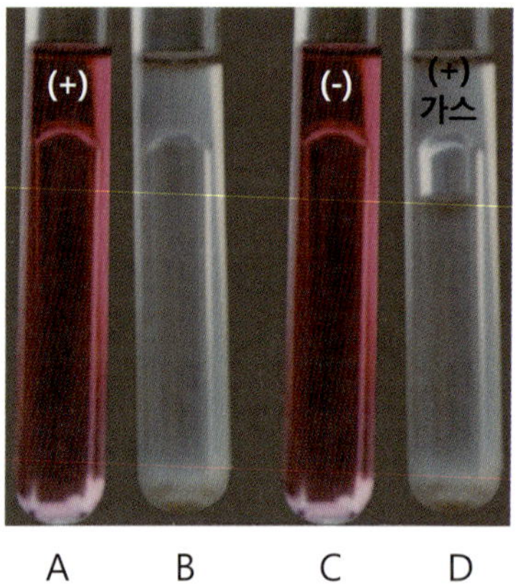

그림 10-14 Nitrate 환원능 시험 결과
A : 추정시험(A+B 시약만 넣은 후)
B : 추정시험(A+B 시약만 넣은 후)
C : 확인시험(아연가루를 넣은 후)
D : 탈질소화 시험 양성

6. 결과보고서 : 질산염환원 시험

실습일자		
Escherichia coli ATCC 25922	*Pseudomonas aeruginosa* ATCC 27853	*Acinetobacter baumannii* ATCC 19606

II. CAMP 시험

1. 목적

BAP에서 β-용혈을 일으키는 세균 중 CAMP factor를 생성하는 균주는 β-lysin(toxin)을 생성하는 세균(*S. aureus* 등)과 교차 접종 시 그 부위에 상승된 용혈현상이 나타난다. 이것으로 *Streptococcus* Group B를 비롯한 몇 몇 균을 추정 동정 할 수 있다.

2. 원리

CAMP 인자와 β-lysin이 교차되는 지점에서 용혈 상승작용이 일어나 화살촉 모양의 증강된 용혈대가 생성된다(그림 10-15). 이것을 CAMP 시험 양성이라고 한다. CAMP 인자를 생성하는 균주는 *Streptococcus agalactiae*가 대표적이며 이 외에도 몇몇 균주가 CAMP 인자를 생성한다.

3. 방법

BAP에 β-lysin을 생산하는 *S. aureus*를 접종하고 CAMP factor 생성 집락을 겹치지 않게 교차 도말 후 37℃ 24시간 배양하고 용혈성의 상승 여부를 관찰한다.

4. 결과

① 양성 : 교차 접중부위에 상승된 용혈 현상 관찰(*Streptococcus* Group B 추정)
② 음성 : 교차 접중부위에 상승된 용혈 현상 없다.

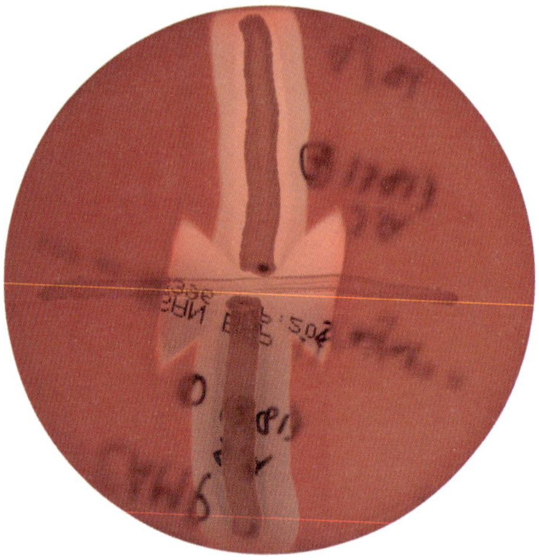

그림 10-15 CAMP 시험 결과

5. 결과보고서 : CAMP 시험

실습일자	
S. *pyogenes ATTC 19615*	S. *agalactiae ATCC 12386*

Ⅲ. 마뇨산 가수분해(hippurate hydrolysis) 시험

1. 목적

마뇨산 가수분해시험은 *Campylobacter jejuni, Listeria monocytogenes, Streptococcus agalactiae, Gardnerella vaginalis* 등의 균이 sod hippurate를 hippuricase 효소의 활성에 인해 benzoic acid와 glycine으로 가수분해 시키는 능력여부를 확인하는 법이다.

2. 원리

배지 내의 마뇨산(sod. hippurate)은 가수분해효소(hippuricase)에 의해 benzoic acid와 glycine으로 분해된다. Benzoic acid는 10% ferric chloride(Fec³)와 반응하면 응고 침전 되며, glycine은 강력한 산화제인 ninhydrin과 반응하면 진한 보라색을 나타낸다.

$$\text{Hippuric acid} \xrightarrow{\text{세균(hippuricase)}} \text{Benzoic acid} + \text{Glycine}$$

1) Glycine 시험 : 신속법(이 방법을 많이 사용함)
2) Benzoate 시험 : 표준시험

3. 방법

Hippurate broth 0.4 mL + 집락(진하게 푼다)→ 37℃에 2시간 배양 후 ninhydrin 0.2 mL를 넣고 37℃ 수조에서 10분 후 판정하며 결과는 진한 보라색 양성, 약한 황적색은 음성

※ Hippurate 배지의 제조

1.0g의 sod. hippurate를 증류수 99.0 mL에 녹인 후 나사마개 시험관에 0.4 mL 씩 여과 멸균하여 분주하고 사용 시까지 –20℃로 냉동 보존한다.

※ Ninhydrin의 제조

1-butanol 50 mL + acetone 50 mL을 혼합(1:1)하고 3.5g 의 ninhydrin 시약을 넣고 혼합 후 갈색병에 보관한다.

4. 결과

① 양성균주: Group B *streptococcus(S agalactiae), Campylobacter jejuni*
② 음성균주: Group A *streptococcus(S pyogenes), Campylobacter coli*

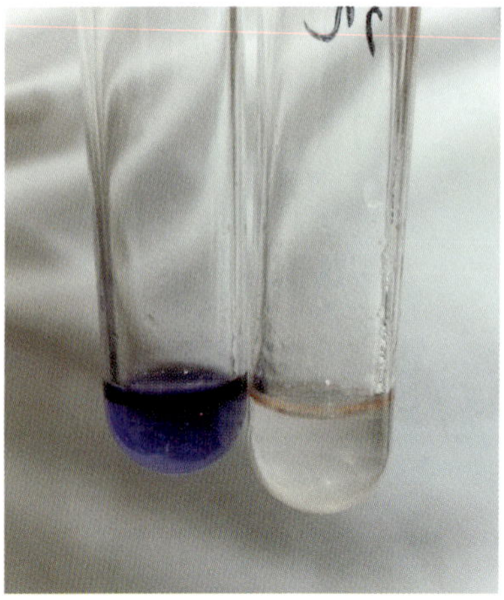

그림 10-16 Hippurate Hydrolysis rapid 시험 결과

5. 결과보고서 : Hippurate Hydrolysis rapid 시험

실습일자	
S. agalactiae ATCC 12386 양성	*S. pyogenes* ATCC 19615 음성

Work Sheet

평가문제

1. Catalase 검사의 목적은 무엇인가?

2. 산소성 세균에서 catalase의 역할은 무엇인가?

3. Cytochrome oxidase 검사의 목적은 무엇인가?

4. 무산소성 세균의 cytochrome oxidase 검사 결과는 어떻게 나오겠는가?

5. 탈탄산반응에서 배지의 색조가 변하는 이유는?

6. 탈아미노반응에서 아미노산으로부터 배출되는 질소화합물은 무엇인가?

7. 장내세균에서 indole 생성시험이 유용한 이유는?

8. Tryptophanase와 tryptophan deaminase의 작용이 다른 점은?

9. 배지의 고형화물질로 gelatin보다 우무(agar)가 더 좋은 이유는?

10. Gelatin 액화시험에서 배양 후 배지를 냉장고에 30-60분 넣어두는 이유는?

11. Urea가 가수분해 되면 pH가 상승하는 이유는?

12. Nitratase가 산소가 없는 곳에서만 합성되는 이유는 ?

13. Nitrite(아질산염)가 nitrogen gas로 환원되었다면 질산염 환원시험(nitrate reduction test)의 최초 결과는 어떻게 나오겠는가?

14. Coagulase 생산이 병원성 *S. aureus*와 관련 있는 이유는?

15. 결합형 coagulase 음성이면 유리형 coagulase 검사로 반드시 확인하는 이유는?

16. BAP에서 자란 집락에 직접 3% H_2O_2를 떨어뜨렸더니 격렬하게 거품이 발생하였다. 유리 슬라이드에 3% H_2O_2를 떨어뜨리고 BAP에서 자란 동일한 집락을 가하여도 거품이 발생하지 않았다면 어떻게 설명할 수 있겠는가?

제11장 항균제감수성 시험원리를 이용한 세균의 감별시험

I. Bacitracin 감수성 시험

1. 목적 : 베타 용혈성 사슬알균으로부터 *Streptococcus pyogenes*(그룹A 화농성 사슬알균)을 감별하기 위한 추정시험이다

2. 재료

1) 혈액우무배지
2) Bacitracin(0.04 units) - β-streptococci의 혈청학적 그룹의 추정시험용
   β-streptococci로부터 Group A의 감별

3. 방법

1) 혈액우무배지 뒷면에 네임펜으로 4등분 한다.
2) 베타 용혈성 집락 1개를 혈액우무배지(SBAP plate)의 한 구역에 접종한다.
3) 접종된 구역에 골고루 가로긋기를 한다.
4) 멸균된 핀셋(forceps)으로 접종된 중심에 바시트라신 디스크를 얹어 놓고 배지의 표면에 잘 접촉되도록 살짝 누른다.
5) 35℃, CO_2 배양기에서 24 ~ 48시간 배양한다.

4. 결과

1) 감수성 : 디스크 주위에 발육 억제대가 생기면 감수성으로 판정한다.
   억제대의 크기에 관계없이 억제대가 조금이라도 생기면 양성으로 판정한다.
2) 내성 : 억제대가 없으면 내성으로 판정한다(그림 11-1).

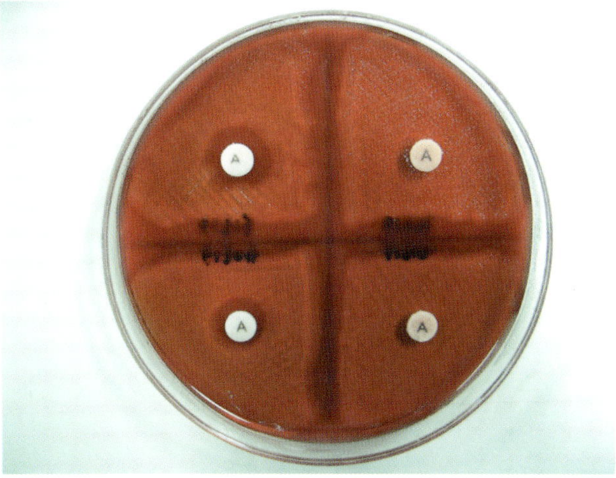

그림 11-1 Bacitracin 감수성 시험의 결과

5. 실습보고서 : Bacitracin 감수성 시험

실습일자	
시험 세균	시험 결과
S. pyogenes	
S. agalactiae	
α-hemolytic *Strepcocuccus*	

Work Sheet

II. Optochin 감수성 시험

1. 목적 : 알파 용혈성 사슬알균으로부터 *Streptococcus pneumoniae*(폐렴알균)을 감별하기 위한 추정 시험이다.

2. 재료

1) 혈액우무배지
2) Optochin(5 mcg) - (ethyl hydrocuprein hydrochloride)

3. 방법

1) 혈액우무배지 뒷면에 네임펜으로 4등분으로 선을 긋는다.
2) 알파 용혈성 집락 1개를 혈액우무배지(SBAP)의 한 구역에 접종한다.
3) 접종된 구역에 골고루 가로긋기를 한다.
4) 멸균된 핀셋(forceps)으로 접종된 중심에 옵토친디스크를 얹어 놓고 배지의 표면에 잘 접촉되도록 살짝 누른다.
5) 35℃, CO_2 배양기에서 24 ~ 48시간 배양한다.

4. 결과

1) 감수성 : 디스크 주위에 발육 억제대가 생기면 감수성으로 판정한다.
직경이 14 mm 이상이면 양성으로 판정한다.
2) 내성 : 억제대가 14 mm 미만이면 내성으로 판정한다(그림 11-2).
억제대가 7 ~ 13 mm인 경우는 담즙 용해 시험으로 최종 판정한다.

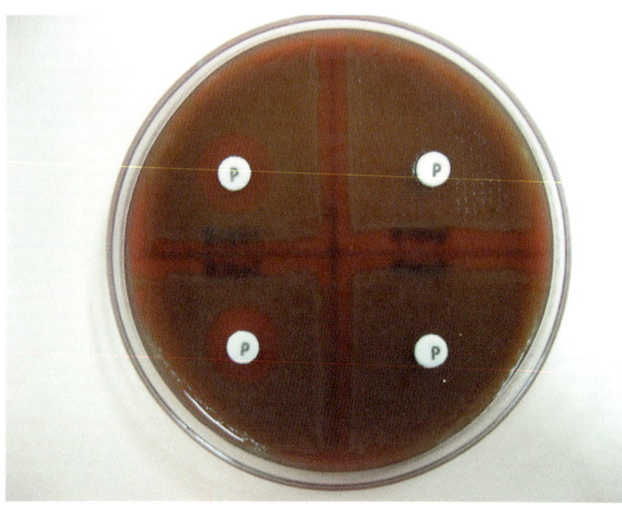

그림 11-2 Optochin 감수성 시험 결과. 억제대의 직경이 14 mm 이상이면 양성

5. 실습보고서 : Optochin 감수성 시험

실습일자	
시험 세균	시험 결과
S. pneumoniae	
α-hemolytic *Strepcocuccus*	
S. pyogenes	

Work Sheet

III. 무산소성세균 감별을 위한 항균제 디스크 시험

1. 목적 : 여러 가지 항생제의 특정 농도에 대한 감수성에 근거하여 무산소성 세균을 감별하기 위한 것이다

2. 재료

1) PRAM-BA(prereduced anaerobic medium blood agar)
2) Kanamycin(1 μg)) - 무산소성 그람음성 막대균으로부터 *Bacteroides*의 감별
3) Rifampin(15 μg)) - 그람음성 막대균으로부터 *Bacteroides*의 감별
4) Penicillin(2 units)
5) Vancomycin(5 μg)
6) Colistin(10 μg)

3. 방법

1) 혈액우무배지 뒷면에 네임펜으로 4등분 한다.
2) PRAM-BA에 잘 분리된 집락 1개를 PRAM-BA의 한 구역에 접종한다.
3) 접종된 구역에 골고루 가로긋기를 한다.
4) 멸균된 핀셋(forceps)으로 접종된 중심에 디스크를 얹어 놓고 배지의 표면에 잘 접촉되도록 살짝 누른다.
5) 35℃, 무산소성 조건하에 24 ~ 48시간 배양한다.

4. 결과

1) 감수성 : 디스크 주위에 발육 억제대가 생기면 감수성으로 판정한다.
   직경이 10 mm 이상이면 양성으로 판정한다.
2) 내성 : 억제대가 10 mm 미만이면 내성으로 판정한다(그림 11-3).

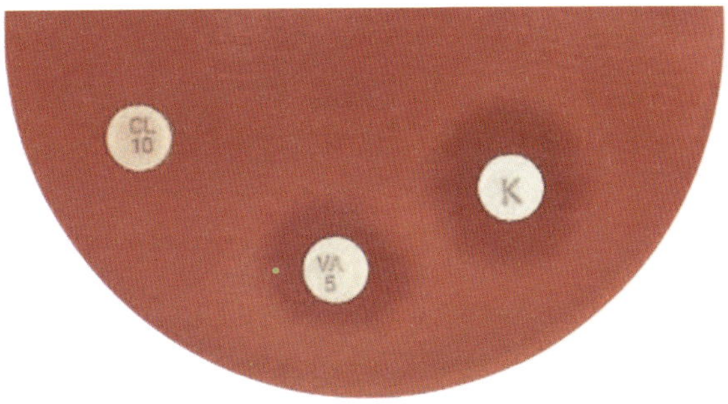

그림 11-3 무산소성균(*Clostridium* spp.) 동정을 위한 항균제 감수성 시험
K : Kanamycin(S)
VA : Vancomycin(S)
CL : Colistin(R)

5. 결과보고서 : 무산소성세균 감별을 위한 항균제 디스크 시험

실습일자	
시험 세균	시험 결과

Work Sheet

제12장 장비를 이용한 미생물 동정 (Microbial Identification Systems, MIS)

미생물 동정을 위한 기계적 장치의 일반적인 원리는 세균이나 효모균 동정을 위한 생화학적 반응을 하나의 반응판(kit)내에 모아 균액의 분주, 배양, 반응도 측정 및 판독을 거쳐 균명 확정을 육안적 판독이 아닌 기계적으로 판정하여 전산 처리하도록 고안되어 있다. 통상 기계적 장비부분과 장비에서 세균 군별 생화학적 반응을 판독할 수 있도록 일정한 규격과 형식으로 필요한 생화학반응을 미량화(microplate well)하여 모아 놓은 반응판(kit)으로 구성되어 있다. 기계적 장비 내에는 각 세균 균속의 생화학반응도의 통계적 결과를 수치화하여 데이터베이스로 내장 되어 있으며 분석균주의 반응결과를 수치화(bio-number)하여 데이터베이스 내 결과와 통계적 일치도를 계산하여 일차 균종을 동정된 균으로 보고하는 체계를 갖추고 있다. 장비를 이용하는 미생물 동정은 빠른 시간 내에 많은 종류의 생화학 검사를 수행하여 판독할 수 있다는 장점을 가지고 있지만 생화학 반응이 동일하거나 유사한 균종을 감별 못할 수 있고 데이터베이스에 없는 균종은 동정 못하거나 잘못된 균명으로 동정할 수 있다는 한계를 가지고 있다. 모든 미생물동정 장비에 사용하는 반응판에는 대조 홈(well)이 존재하여 동정하고자 하는 균주의 생명력과 적정한 양의 균액이 접종되었는지를 점검할 수 있으며 하루만에 잘 자라는 세균 동정의 경우 높은 정확도를 나타내는 것으로 보고되어 있다.

1. VITEK system(bioMerieux Inc.)

1) 장비의 구성

이 장비는 세균 증식의 운동역학(kinetic mechanism)을 원리로 하는 기기로 card 형 반응판을 사용하며 동정하고자 하는 균주를 순수분리하여 균액을 제조한 이후 과정이 자동화되어 있는 장비이다. 장비의 구성은 그림 12-1에서 보는 것과 같이 ① 본체, ② 분석 모듈, ③ 검체정보입력장치(Smart Carrier Station(SCS), ④ 전자탁도계(Densichek)로 구성되어 있다.

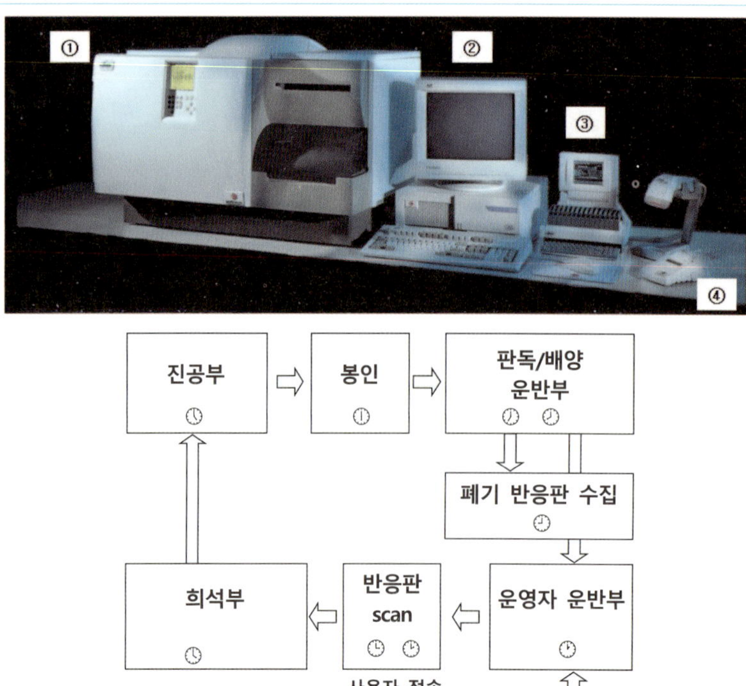

그림 12-1 VITEK system의 구성과 흐름도

장비 내부의 구성은 검체인식 부위 - 균액희석 및 분주 부위 - 진공을 이용한 card 접종 부위 - 접종관 제거 및 배양기 장착 - 배양 카드 판독 부위 - 폐기 부위 순으로 되어 있다.

2) Card의 종류

GP card : 123종의 그람양성 알균의 동정(Kinetic)에 이용, 동정 소요시간 3 ~ 8 시간
GN card : 159종의 그람음성 막대균의 동정(Kinetic)에 이용, 동정 소요시간 3 ~ 10 시간
YST card : 52 종의 효모균의 동정(End-point), 동정 소요시간 18시간
NH card : 26종의 *Neisseria/Haemophilus*의 동정(End-point) 및 HACEK organisms, *G. vaginalis, M. catarrahlis* 동정, 동정 소요시간 6시간
ANC card : 64종의 무산소성 세균 및 *Corynebacterium*의 동정(End-point), 동정 소요시간 6시간

3) 측정원리 :

색층분석(colorimetry)/광학계 투과도측정(transmittance optical system)을 기본원리로 3가지 빛의 파장(428 nm, 568 nm, 660 nm)으로 15분마다 반응카드를 판독하여 세균이 성장하면서 일어나는 탄소원 이용능(carbon source utilization)과 효소 활성(enzymatic activity)반응들을 측정하면서 데이터베이스와 비교, 근접 결과 계산, 동정 일치도 계산 등을 통하여 균을 동정한다.

2. MicroScan WalkAway96 system(Siemens)

1) 장비 구성

이 장비는 전통적인 생화학 동정을 바탕으로 96개 반응 홈(well)으로 구성된 반응판(kit)에 수기로 균액접종하며 CLSI 규정을 철저히 준수하고, 보조검사 시약 자동 분주하는 특징을 가지고 있으며 육안판독이 가능하도록 반응판이 구성되어 있다. 장비의 구성은 ① 본체, ② 분석 모듈, ③ 바코드 프린터, ④ Renok 분주기, ⑤ 탁도계로 구성되어 있다(그림12-2, 12-3).

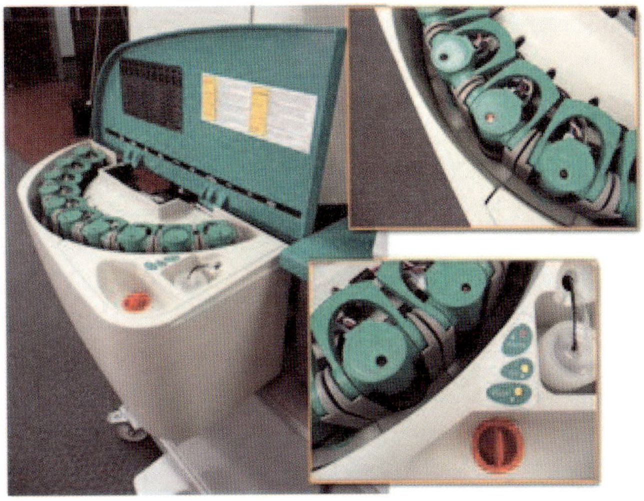

그림 12-2 Micro Scan WalkAway96 system의 본체

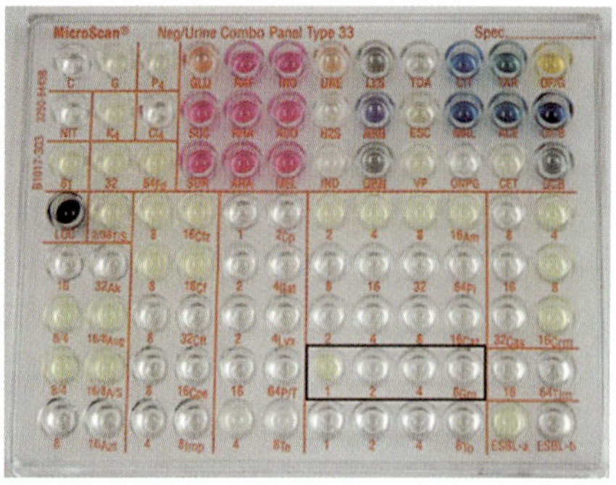

그림 12-3 Micro Scan WalkAway 96 system 반응판

2) 반응판의 종류

그람양성 세균 : Pos Combo kit, Pos ID 2 : 42 세균 종 동정

그람음성 세균 : Neg Combo kit, Neg ID 2 : 114 세균 종 동정

Neisseria/Haemophilus : HNID panel

판독시간 : 16/18 시간. 24시간: oxacillin and vancomycin

3) 측정원리 :

색층분석(colorimetry)/광학계 투과도측정(transmittance optical system)을 기본원리로 측정하며 육안판독이 가능하도록 판독표가 제공된다.

3. PHOENIX system(BD)

1) 장비의 구성 (그림 12-4)

이 장비는 kinetic/end-point 원리가 동시에 사용되며 136 골(well)로 구성된 반응판이 공급되며 감수성검사를 위한 홈에는 산화환원표지시약이 사용되어 감수성 검사의 신뢰도를 높인 것이 특징이다.

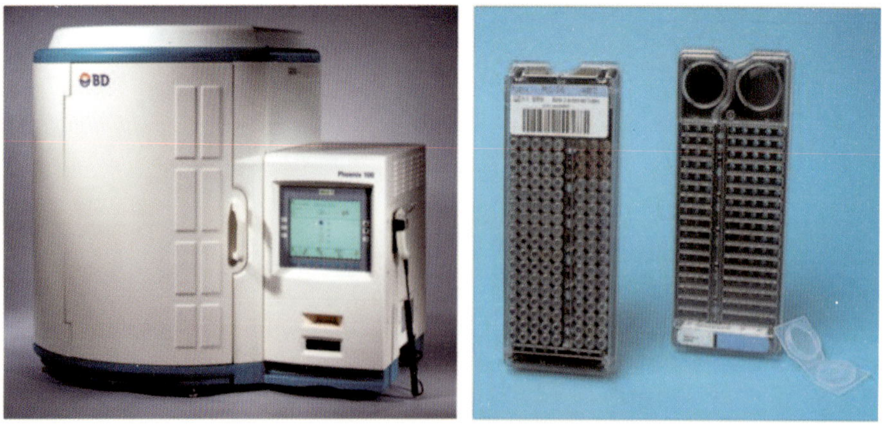

그림 12-4 PHOENIX system 본체와 반응판

2) 반응판의 종류

그람양성 세균 : Combo panel, identification panel : 138 세균 종 동정
그람음성 세균 : Combo panel, identification panel : 167 세균 종 동정

3) 측정원리

측정 시간대별(2, 3, 4, 6, 12 hr) "백분율도표(percent chart)" 에 대한 데이터베이스를 구축하여 kinetic/end-point 원리를 동시에 적용하여 비교 분석하여 세균을 동정한다. 반응군의 판독원리는 표 12-1과 같다.

표 12-1 PHOENIX system 반응판의 판독원리

4-Methylumbelliferyl	Fluorometric
7-Amido-4-Methylcoumarin	Fluorometric
Carbohydrate	Colorimetric
Carbon Source	Colorimetric
Inhibitory	Colorimetric
Miscellaneous	Fluorometric
Miscellaneous	Colorimetric
O,P-Nitrophenyl	Chromogenic
p-Nitroanilide	Chromogenic

4. 질량분석기를 이용한 미생물 동정

1) 측정원리

MALDI(Matrix-Assisted Laser Desorption Ionization)을 기본원리로, TOF(Time of Flight)가 측정의 기본원리로 사용된다. 즉, matrix solution을 세균체에 가하여 용해시키고 여기에 laser를 조사하여 세균의 구성 단백질을 이온화시켜 질량을 측정하는데 분석된 질량분석 그래프는 세균 종에 따라 독특한 양상(pattern)을 보이며 이를 이미지 데이터 분석법을 통해 세균명을 확인하는 방법이다. 열에 불안정한 생체 고분자나 합성고분자에 매우 이상적으로 적용될 수 있는 방법이며 MALDI-TOF 질량분석기(Bruker)와 VITEK MS(bioMerieux)가 상품화되어 이용되고 있다(그림 12-5).

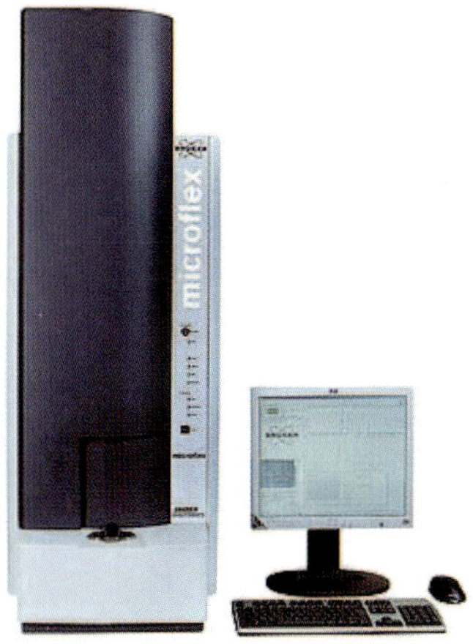

그림 12-5 MALDI-TOF 질량분석기

2) 측정 방법 :

측정방법의 개요는 그림 12-6과 같다.

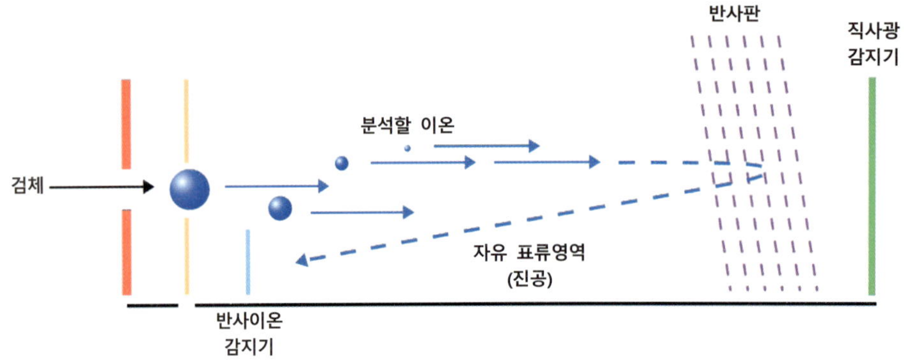

그림 12-6 MALDI-TOF 측정 원리

(1) Matrix :

세균 집락과 matrix 혼합체에는 약한 이온화 기법으로 조사된 레이저 에너지가 결정화된 매트릭스를 통해 시료로 전달되어 이온화 되므로, 적당한 매트릭스의 선정 및 최적의 결정화가 결과에 매우 중요한 영향을 미치게 된다. 제조사에서 권장하는 matrix를 사용하는 것이 중요하다.

(2) Linear TOF ; 가벼운 이온들은 무거운 이온들보다 먼저 검출기에 도착한다. 이 비행시간(time of flight)은 질량에 따라 다르게 나타나며 다음 식에 의해 변환된다.

가속전압 ; V 운동에너지 1/2mv2 = eV

속도 v = (2eV/m)1/2 비행시간 t = 1/(2eV/m)1/2

(3) Reflectron TOF ; 속도가 큰 이온 → Reflectron 내에서 더 먼 거리를 비행 → 검출기 위치에서 time focusing → 질량 분별능 커짐

(4) 분석 : 분석 질량그래프를 데이터베이스내 그래프와 비교(그림 12-7)

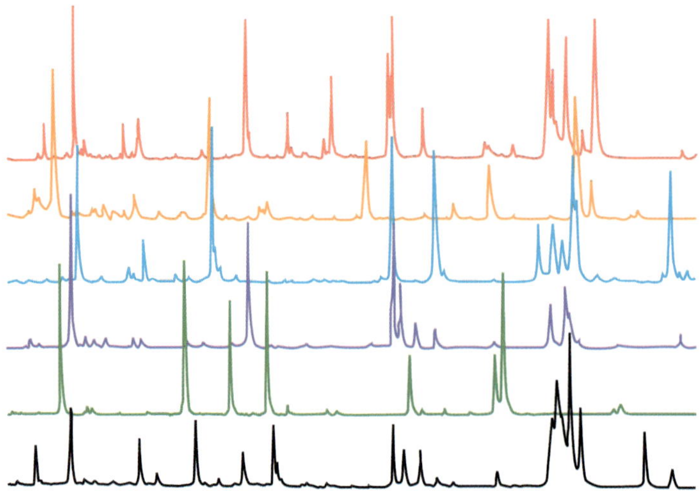

그림 12-7 MALD-TOF 결과 그래프

5. 정도관리(CLSI M50-A)

1) CLIA' 88(Clinical Laboratory Improvement Amendments of 1988)

1988년에 제정된 미국 내 모든 생화학적 동정을 위한 상업화된 장비 및 시약 키트에 대한 정도관리 규정(any testing of human specimens for diagnosis, prevention, or treatment of disease or assessment of health)으로 모든 반응시약과 기질, Lot의 변화, 운송시기에 대한 양성과 음성 반응도를 정도관리균주를 이용하여 증명하도록 규정하고 있다. 모든 미생물 동정장비에 대하여 제조사의 자료를 검증하는 test performance check를 실시하도록 규정하고 있다. 하지만 동정장비가 복잡해지고 반응시약이 많아짐에 따라 각 검사실의 업무량이 폭주하는 문제를 해결해야 하는 문제점이 대두되고 있다.

2) CLSI M50 : streamlined QC

2005년 ASM에서 292기관을 대상으로 상품화 된 미생물 동정장비 및 시약 9886 lots를 QC 조사를 한 결과 912 lots fail, 905 lots QC organisms 오류, 7 lots MIS 오류(<0.1%)로 나타났다. 이 자료를 기반으로 합리화된 QC(간소화된 QC) CLSI 지침을 제안하였다. 여기에는 제조사와 공급자를 위한 QC 책임과 사용 검사실에서 동정결과를 보증하기위한 QC 지침이 포함되어 있다. 이 간소화된 QC는 제조사가 사전에 중요한 혹은 쉽게 파괴될 수 있는 기질이나 시약이 있는지 점검하고 이들의 양성반응과 음성반응을 점검할 수 있는 최소화된 표준균주를 결정하도록 하여 사용자에게 제공함으로써 인정된다. CLSI M50에 제시된 QC 실패에 대한 문제점 해결 지침은 표 12-2와 같다.

표 12-2 장비를 이용한 미생물 동정 정도관리와 문제점 개선을 위한 지침(CLSI M50-A)

검사과정 별 요인	부 요인	확인 기준
배양	유지	정도관리검사 전에 얼마나 많이 계대배양을 하였는지? 만약 보관된 균주를 해동한 경우에는 적어도 2번은 계대배양을 해야 한다.
		계대배양된 균주는 얼마나 오래 배양되었는지? 냉장이나 실온에 계대배양된 균주는 장비제조사의 지침에 따라 사용한다.
	분리 배지	올바른 배지 종류를 사용하였는가? 많은 배지가 일반적으로 사용가능하지만 QC 균주는 보다 제한적이므로 반드시 장비제조사의 지침을 확인한다.
		배양배지나 분리 배지가 오염되었는지?
		분리배지의 유효기간이 넘었는지?
		상업적으로 구매된 배지인지 검사실에서 제조된 배지인지; 검사실에서 제조된 배지라면 제조법, pH, 멸균 등 확인
	온도	저장이나 배양온도는 허용범위 안에 있는지?
	시간	저장 시간이나 배양시간은 정해진 범위 내에 있는지?
	공기(환경)	배양은 정해진 공기환경에서 수행되었는지? (산소성, 무산소성, 3-5% CO_2)
	집락	집락은 잘 분리된 순수한 집락인지?
접종	희석액	멸균은 검증되었는지?
		올바른 희석액을 사용하는지? (증류수나 식염수)
		식염수라면 농도는 정확한지?
		생리식염수라면 glucose가 들어있지 않은 것은 확인했는지?
		pH는 올바른지? 예를 들어 세척하지 않은 유리용기는 pH를 상승시킬 수 있다.
	농도 -수기법	탁도는 적절한 McFarland 표준과 비교하였는지?
		McFarland 표준은 빛에 의한 변형으로 혼탁도가 증가하는 것을 피하기 위해 암소에 보관되고 있는지?
		McFarland 표준의 유효기간이 지나지는 않았는지?
	농도 -자동법	장비 calibration은 알려진 표준물질로 검증 확인하였는지?
		Calibration 표준물질의 유효기간은 지나지 않았는지?
		특별한 시험관 종류 등 장비에 적용하도록 되어 있는 기구들의 장비제조사의 설명에 따르고 있는지?
		권장된다면 장비는 0%와 100% 투과도에서 직선 선을 조절하였는지?
	균 부유액	균부유액은 뭉친 덩어리가 없이 잘 부유되어 있는지? 세균이 뭉치거나 풀리지 않거나 점성이 크면 주의해서 균액이 균질화 되도록 노력해야 한다. 균 집락을 취해 희석액에 풀 때 시험관벽면에 문지르거나 뭉개서 균질화 되도록 한다. 희석액을 점차적으로 혼합하는 것도 한 방법이다. 만약 균 덩어리가 풀리지 않으면 가만히 세워 두어 균질화된 상층액을 새 시험관으로 옮겨 균 탁도를 맞추는 것이 좋다.
	균 부유액의 성장정도	균부유액은 허용된 범위 내에서 어느 정도의 시간이 흘렀는가 균부유액 상태로 너무 오래 두면 균 생존 정도가 감소하며 효소 활성이 감소된다.
	측정시간-자동 탁도측정기	균부유액이 잘 혼합되자마자 즉각 탁도를 측정되어야 한다. 측정이 연장되면 반드시 재혼합하는가? 균부유액 제조 후 탁도 측정이 늦어지면 세포들이 가라앉아 보다 높은 탁도가 측정될 수 있다.

장비에 접종	수기법	장비는 결함이 없는지(키트 틀이나, 분주 장치가)? 사용 전에 새거나 금이 가거나 한 부분은 없는지?
		분주된 부피는 정확한지?
		미네랄오일을 덮거나 해야 하는 반응은 잘 지켰는지?
	장비 자동	장비는 결함이 없는지(키트 틀이나, 분주 장치, 시험관 등이)? 사용 전에 새거나 금이 가거나 한 부분은 없는지?
		분주된 부피는 정확한지? 만약 진공으로 주입한다면 남아있는 부피가 거의 없는지?
장비 배양	온도	장비가 정확한 온도에 배양하는지?
	시간	배양 시간이 정해진 범위 내에 있는지?
	공기환경	올바른 공기환경에서 배양되고 있는지? (산소성, 무산소성, 5% CO_2)
	접종액 준비와 배양사이의 기간	접종액을 분비 후 즉각적으로 배양되는지? 이 시간 간격이 QC 결과에 영향을 주는지? 제조사의 지침을 준수해야 한다.
결과 판독 -수기	색이나 탁도를 자가 판독	적절한 위치에 대조 well을 사용하였는가?
		만약 판독표를 만든다면 각 반응별로 가능한 모든 판독형태(즉 색반응에서 중간색에 대한 판독 포함)를 고려한다.
		색반응의 판독, 특히 중간반응색이 색안경이나 색 렌즈에 의해 영향을 받는지?
	시약을 첨가하는 반응	검사에 제조사가 권장하는 시약을 사용하는지?
		유효기간은 지나지 않았는지?
		적절한 조건에서 보관되고 있는지?
		변색되었는지? 혹은 특별한 물질이 포함되어 있는지, 그렇다면 이 시약의 사용에 대하여 제조사의 지침은 있는지?
		색이 나타나는 시간은 정확한지?
		적절한 위치에 대조 well을 사용하였는가?
		만약 판독표를 만든다면 각 반응별로 가능한 모든 판독형태(즉 색반응에서 중간색에 대한 판독 포함)를 고려한다.
		색반응의 판독, 특히 중간반응색이 색안경이나 색 렌즈에 의해 영향을 받는지?
결과 판독 -자동	색이나 탁도를 자가 판독	장비가 권장 되는대로 유지되었는지?
		광원의 calibration은 검증되었는지?
	시약을 첨가하는 반응	검사에 제조사가 권장하는 시약을 사용하는지?
		유효기간은 지나지 않았는지?
		적절한 조건에서 보관되고 있는지?
		변색되었는지? 혹은 특별한 물질이 포함되어 있는지, 그렇다면 이 시약의 사용에 대하여 제조사의 지침은 있는지?
		장비가 권장 되는대로 유지되었는지?
		광원의 calibration은 검증되었는지?
		모든 line이나 tip이 깨끗하고 침전물에 의해 막힌 곳은 없는지?
QC 균주	유지 배양	반복적인 계대배양은 표현형 발현의 차이를 유발할 수 있다. 냉동 stock 균주로부터 문제된 QC 균주를 계대배양한 후 재검 전에 유지 배양에 대한 제조사의 지침을 준수해야 한다.
	일반	추가적인 정보에 대하여 제조사와 접촉할 것이 권장된다.

제13장 분자생물학적 방법

▶ 실습을 위한 학습목표

이 실습을 수행한 학습자는

1. **핵산을 이용한 동정법의 원리를 설명할 수 있다.**
2. **교잡의 원리를 설명할 수 있다.**
3. **교잡반응을 수행할 수 있다.**
4. **PCR의 원리와 종류를 설명할 수 있다**
5. **일반적인 PCR을 수행할 수 있다.**

표현형적 특성에 기초한 세균 배양과 동정 원리는 세균의 습성 및 성질을 쉽게 관찰할 수 있다는 특성을 갖고 있지만 표현형적 특성을 이용하여 세균을 동정하는 데는 다음과 같은 한계를 지니고 있다.

- 특정병원체는 배양이 까다로워 인공 배양할 수 없다.
- 수송하는 기간 동안 검체에 있는 특정 병원균은 사멸될 수 있다.
- 성장 속도가 느린 병원균은 배양 및 동정에 많은 시간이 요구되어 신속성이 떨어진다.
- 표현형 특성의 근간인 생화학적 특성이 환경에 따라 그 결과가 매우 유동적이다.

이런 한계를 극복하기 위한 대안으로 분자생물학은 최근까지 다양한 정보를 제공해 왔다. 분자생물학 방법은 세균의 효소와 대산산물과 같은 표현형적 특성을 검출하는 대신 세균의 유전자를 직접 검사하는 유전자형 검사(genotypic method)를 하는 것이다. 더욱이 핵산에 기초한 분석의 몇몇 방법은 미생물의 DNA나 RNA를 분석하여 병원체를 검출하고 동정할 수 있다. 통상 대부분의 분자 생물학적 검사 과정은 유전자에 의해 생산된 산물을 분석하기보다는 유전자의 전체 또는 일부를 직접 취급하고 분석한다. 핵산은 모든 살아있는 생명체의 일반적인 실체이기 때문에 핵산에 기초한 대부분의 검사방법은 바이러스, 진균, 기생충 및 세균성 감염의 진단에 모두 적용할 수 있다는 장점을 갖고 있다.

분자생물학적 방법은 핵산이 갖고 있는 안정되고, 어느 정도 예측할 수 있는 본질적 특성에 근거를 두기 때문에 이 방법에 대한 근본적인 이해는 핵산 구성과 구조에 대한 기본적인 지식을 필요로 한다. 분자생물학적 방법은 크게 3가지 기본방법 중 어느 한 가지에 해당되는 방법을 이용하게 되는데 3가지 기본방법이란 교잡(hybridization), 증폭(amplification), 염기서열과 효소적 절단(sequencing and enzymatic digestion)을 의미한다. 여기에서는 교잡과 증폭에 대하여 설명하도록 한다.

1. 핵산교잡법(Nucleic acid hybridization method)

교잡 방법은 기초는 DNA의 각각의 가닥은 2개의 염기가 특정한 결합으로 이중가닥을 형성하면서 서로 보완적인(complementary) 염기서열(homologous)로 결합한다는 점이다. 서로 보완적이라는 의미는 염기 중 아데닌(adenine)은 항상 티민(thymine)과 구아닌(guanine)은 항상 시토신(cytosine)과 일관된 결합을 한다는 것을 말한다. DNA의 이중가닥에 상호보완성(상보적)이라는 원칙은 2개의 핵산 가닥 사이에 교잡반응이 발생(양성)한다는 것을 의미하고 그 각 가닥이 다른 개체에서 기인한 것이라도 교잡반응의 발생할 수 있다는 것을 의미하며 두 개체 사이에 유전적 상호관계성이 있음을 시사하는 지표가 될 수 있다.

교잡에 의한 분석실험에는 이미 동정된 미생물의 특정부위 서열을 근원으로 하는 1가닥의 핵산조각(probe, 탐색자핵산)과 동정하고자 하는 미생물의 핵산가닥(target, 표적핵산)이 필요하다. 교잡반응이 양성이면 동정하고자 하는 미생물은 탐색자핵산을 제공한 미생물과 같은 미생물로 동정한다. 교잡반응이 음성이면 미생물은 미 동정으로 남는다. 교잡반응에 사용되는 단일가닥 핵산은 교잡분석법의 구성에 따라 DNA-DNA, DNA-RNA 또는 경우에 따라서 RNA-RNA 형태의 이중가닥을 형성 할 수 있도록 구상할 수 있다(그림 13-1).

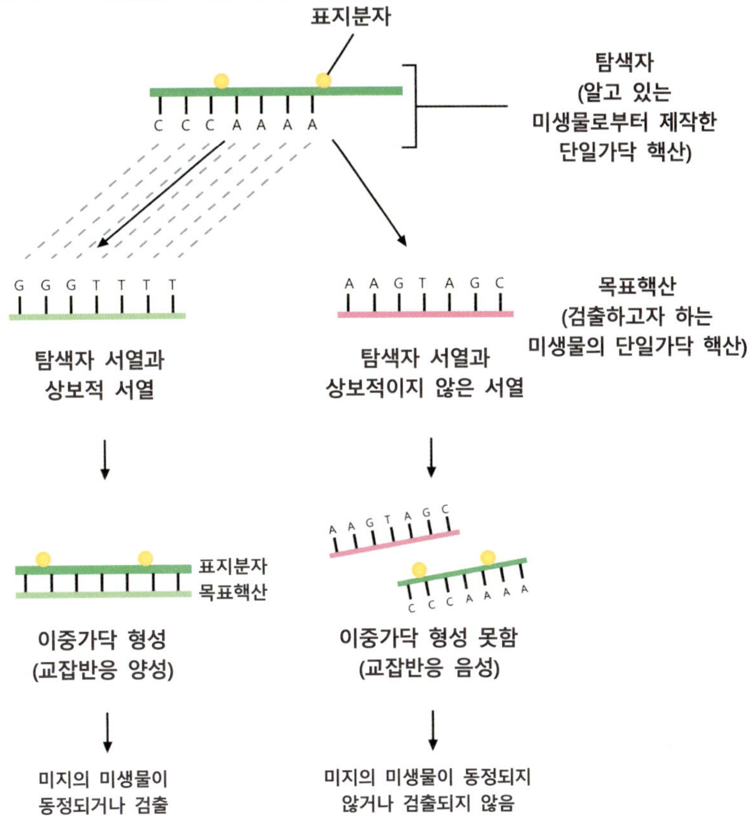

그림 13-1 핵산교잡법의 원리

교잡분석실험의 기본 단계는 다음과 같은 과정을 거쳐 진행된다.

① 한 가닥 핵산조각(탐색자핵산, probe)의 제작 및 표지(대부분 상품화되어 제작되어있다).
② 동정해야 할 미생물(검체)의 단일가닥핵산(표적핵산, target) 준비
③ 탐색자핵산과 표적핵산의 혼합과 교잡반응
④ 교잡반응의 탐지

1) 탐색자핵산(probe)의 제작과 표지

탐색자핵산의 설계(탐식핵산의 길이와 염기순서)는 표적핵산의 염기서열에 달려있다. 따라서 탐색자핵산의 선택과 설계는 어떤 표적핵산을 찾는데 사용하느냐에 달려있다. 즉, 탐색자핵산의 염기서열은 표적핵산에만 특별히 상보적인 염기서열이고 다른 핵산의 염기서열과는 상보적이 아닌 염기서열로 설계되어야 한다. 특정한 세균의 속이나 종을 동정하기 위해서는 특정 세균에만 존재하는 독성 유전자나 항생제 내성 유전자를 검출할 수 있는 탐색자핵산을 설계하여 그 특이성을 높일 수 있다. 과거에는 탐색자핵산이 DNA 재조합(recombination)과 클로닝(cloning) 기술을 통하는 노동집약적 과정으로 생산되었지만 최근 들어서는 탐색자핵산을 기계를 이용한 화학적 합성으로 생산하여 상업적으로 널리 이용할 수 있도록 상품화되어 제공되고 있다. 표적핵산의 길이가 수백에서 수 천 개의 염기로 구성 되어있다고 해도 통상 가장 특이성이 높은 염기서열에 상보적 결합을 할 수 있는 20-50개의 염기로 구성된 탐색자핵산(oligonucleotide)으로도 대부분의 임상 관련 표적핵산은 충분히 검출 할 수 있다.

교잡법에서는 교잡 양성반응물을 검출하는 수단이 있어야 하는데 통상적인 검출 수단으로는 **'표시분자(reporter molecule)'**를 사용하여 단일 가닥의 탐색자핵산에 화학적 복합체를 형성하는 방법을 이용한다. 즉, 탐색자핵산에 다양한 표시분자를 부착하여 표지 할 수 있다. 이런 표시분자로 사

용할 수 있는 것에는 방사선 동위원소(^{32}P, ^{125}I, ^{35}S), biotin-avidin, digoxigenin, 화학발광제(chemiluminescent) 등이 있다.

방사성 동위원소로 표지한 탐색자핵산은 표적핵산과 복합체를 이루었을 때 방사선을 방출함으로써 교잡반응을 검출 하는 매우 민감한 방법이기는 하지만 방사선 동위원소 취급의 어려움과 위험성이 이 방법의 사용을 제한하고 있다. 이 문제를 극복하기 위한 대안으로 비방사선 물질을 이용하는 biotin 부착법이 개발되었다. Biotin이 부착된 탐색자핵산이 표적핵산과 이중가닥을 형성하면 biotin 결합 단백질인 avidin을 이용하여 검출한다. 서양고추냉이에서 추출한 과산화효소(peroxidase)를 결합한 avidin을 사용하여 교잡반응이 일어난 탐색자핵산의 biotin과 결합시키고 색깔을 나타내는 기질(substrate)을 넣어주면 효소 활성으로 인하여 기질의 색깔이 변하여 발색되면서 교잡반응을 검출(정성검사)하거나 분광광도계를 이용하여(정량검사) 검출 할 수 있다 비방사선 표지분자를 이용하는 다른 검사방법 역시 같은 원리를 이용한다. 화학발광제(chemiluminescent)표시분자는 결합된 탐색자핵산과 표적핵산 사이에 교잡반응이 일어나면 빛을 방출하여 그 빛을 luminometer를 사용하여 검출 할 수 있다(그림 13-2).

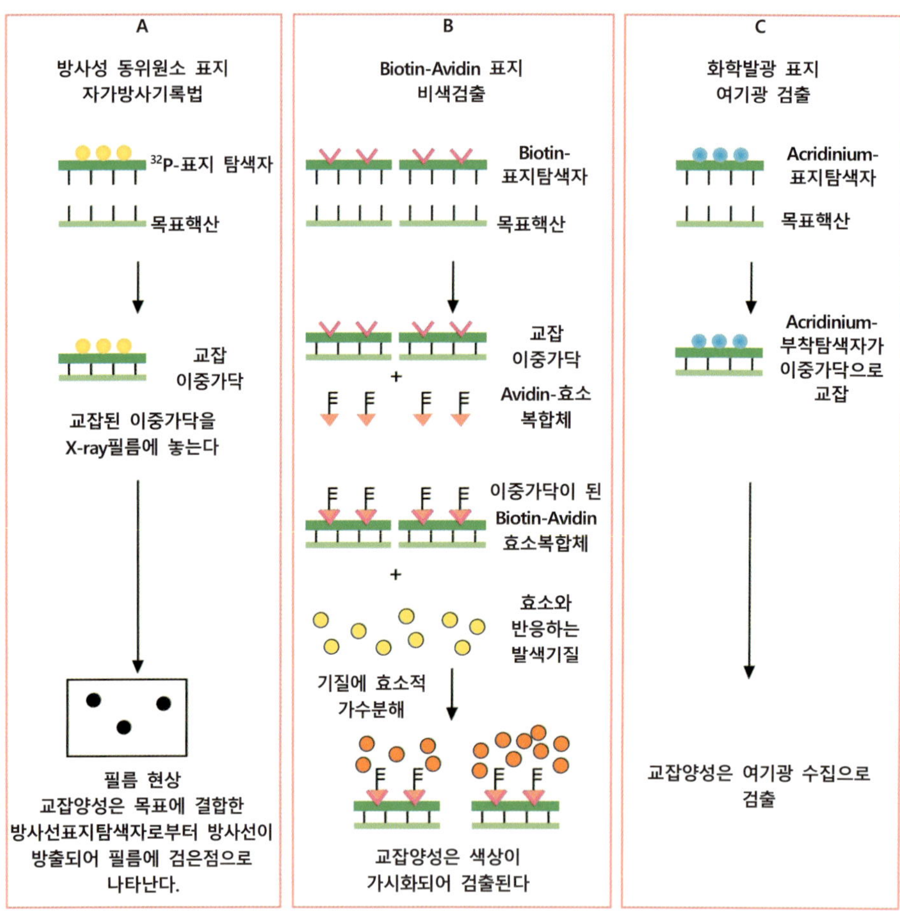

그림 13-2 핵산탐색자 표지와 검출원리

2) 표적 핵산의 준비

교잡은 탐색자핵산과 표적핵산 사이의 상보적 염기서열에 결합하기 때문에 표적핵산은 단일가닥이어야 하고 염기서열은 완전한 본래의 서열을 유지해야한다. 이 조건을 만족하지 못하면 미생물 표적핵산이 존재함에도 불구하고 다른 요인으로 반응결과가 음성을 나타내게 된다(위음성, false negative). 표적 미생물에서 핵산을 추출하기 위한 절차가 까다롭고 복잡하기 때문에 표적핵산의 적합한 구조와 염기서열을 유지하는 것이 쉽지는 않다. 일반적으로 표적이 DNA인 경우 표적 핵산 추출을 위하여 세균의 외막을 효소 또는 화학적으로 파괴하고, 구조보존을 위한 표적핵산의 안정화(stabilization), 한 가닥 핵산으로 변성(denaturation) 등의 절차가 포함된다.

3) 교잡

교잡(hybridization)반응은 표적핵산과 탐색자핵산 사이의 염기서열 유사성과 핵산을 결합시키는 환경조건에 달려있다.

교잡반응을 위한 환경조건 조합을 stringency라고 하는데 이 stringency의 경중이 반응의 결과를 결정 할 수 있다. Stringency에 영향을 주는 인자에는

- 완충액의 염 농도 (염의 농도가 낮으면 stringency는 증가한다)
- 온도 (온도가 높으면 stringency는 증가)
- 불안정화 시약의 농도(시약의 농도가 높으면 stringency 증가)

Stringency 조건이 낮으면 핵산 가닥의 염기쌍의 상보성이 낮은 가닥하고도 교잡반응이 일어날 수 있다. 다시 말하면 stringency의 증가는 특이성의 증가와 비례한다고 할 수 있다. 따라서 교잡반응의 정확도를 보장하기 위해서는 반응조건이 주의 깊게 조절되어야만 한다.

4) 교잡반응 검출

교잡반응을 검출하는 방법은 '표시분자'의 종류와 교잡반응의 형식에 달려있다. 방사선 동위원소로 표지된 교잡반응의 검출은 교잡화 된 생성물을 방사선 사진 필름에 노출시키는 방법을 이용한다. 방사선 동위원소가 아닌 표시분자를 사용한 경우에는 표시분자의 종류에 따라 색깔, 형광, 화학발광을 각각 분광광도계, 형광계, luminometer와 같은 기기를 사용하여 검출한다.

5) 교잡반응의 형식

(1) 용액(solution format)에서의 반응

용액에서의 반응은 탐색자와 표적핵산의 각 가닥을 이중가닥 형성이 촉진되는 액체 반응물에 함께 투입한다. 이 방법은 고체 지지매체를 사용하는 방법보다 교잡반응이 빠르게 일어난다. 그러나 반응물 검출 전에 특정 방법을 사용하여 교잡반응이 일어난 탐색자핵산만을 분리하는 작업을 진행해야한다. 교잡반응이 일어난 탐색자핵산만을 분리하는 방법에는

- 교잡반응이 일어나지 않은 단일가닥 탐색자핵산(background noise)을 S1 nuclease를 이용하여 소화시키는 방법
- 교잡반응이 일어난 이중가닥에 우선 결합하는 수산화인회석(hydroxyapatite)이나 하전 된 미세입자자석(charged magnetic microparticles)을 사용하여 교잡반응물을 침전시키는 방법
- 남아 있는 탐색자핵산의 '표시분자' 자체를 acridinium과 같은 화학물질로 파괴시키는 방법 등이 있다. 정제된 교잡반응은 '표시분자'에 적합한 방법을 이용하여 검출 할 수 있다.

(2) 고체 지지매체에서의 반응

① 여과교잡법

몇 가지 변형된 방법이 사용되고 있지만 일반적인 방법의 원리는 표적 검체를 nitrocellulose 막이나 nylon 섬유막에 부착시켜 주형으로 사용하는 것이다. 주형 DNA로 사용하기 위해 표적 검체의 DNA를 방출시키고 단일가닥으로 변성시키는 과정을 거친다. 다음 단계로 표시분자를 부착한 탐색자핵산이 함유된 용액에 주형이 부착된 막을 담구고 교잡반응이 일어나도록 반응시킨다. 교잡이 일어나지 않은 탐색자핵산을 수세하는 과정을 거친 후 이중가닥의 교잡반응물을 검출하는 과정을 진행하는데 이 방법의 장점은 하나의 막에 동일한 탐색자핵산과 반응 할 수 있는 많은 표적 검체를 검출할 수 있다는 점이다.

② Southern 교잡법(Southern hybridization)

Southern 교잡법 역시 고체 지지매체를 사용하는 또 다른 방법이다. 이 방법은 표적검체로부터 핵산을 정제 한 후 제한효소(restrict enzyme)를 처리하면 표적핵산의 염기서열 다양성에 따라 다양한 크기의 여러 조각으로 잘라진다. 이것을 고체지지매체인 agarose gel에 전기영동하면 잘라진 표적핵산의 조각(단편)들이 분자량에 따라 이동하여 띠(밴드) 형태로 배열하게 된다. 배열 된 띠 형태의 핵산 조각은 육안으로 볼 수는 없지만 형광 염료인 ethidium bromide(EtBr)로 염색하여 자외선 빛에 노출시키면 띠(banding)의 형상이 나타나며 눈으로 볼 수 있게 된다. 띠 형태로 배열된 gel상의 핵산 조각은 Southern 교잡을 위하여 막으로 옮겨지며 단일가닥으로 변성시키는 과정을 거친 후 표지분자가 부착된 탐색자핵산과 반응시킨다. 이 방법은 검출하고자하는 염기서열을 포함하고 있는 특정 표적핵산 조각을 검출할 수 있지만 검사 수행 과정이 번거롭고 복잡하여 일반적인 진단 방법으로는 사용하지 않고 있다.

③ Sandwich 교잡법

이 방법에는 2개의 탐색자핵산이 사용된다. 첫 번째 탐색자핵산은 표시분자를 부착하지 않고 고체 지지매체에 고정되어 검체 내의 표적핵산의 일부와 교잡을 하여 표적핵산을 붙잡는 탐색자(capture probe)로 작용한다. 이렇게 형성된 교잡반응물은 표시분자가 부착 된 두 번째 탐색자핵산이 표적핵산에 남아있는 염기서열의 특이적 부위에 결합함으로써 검출 될 수 있다. 이 방법은 비특이적 반응을 감소시키는 장점이 있지만 과정이 복잡하고 더 많은 수세 단계가 필요하다는 것이 단점이다. 최근 microtiter well이 개발되어 많은 검체를 동시에 검사할 수 있도록 구성된 것이 상품화 되어 판매되고 있다.

④ In situ 교잡법

In situ 교잡법은 병리학적 병변 부위, 염색체나 세포 또는 조직 단편에서 직접적으로 특정 핵산 염기서열을 검출하여 병원체를 동정 할 수 있는 방법이다. 따라서 이 방법에서는 고체 지지매체로 환자의 세포나 조직을 직접 이용한다. 검체는 검출 대상 미생물이 본래의 구조를 유지 할 수 있도록 처리되어 병원체의 핵산을 분리하여 본래의 염기서열을 갖는 단일가닥의 핵산으로 변성시키는 과정을 거친다. 또한 in situ 교잡법은 다양한 조직에서 유전자발현을 확인할 수 있다.

2. 증폭법(amplification)

교잡 방법은 그 결과가 표적핵산의 양에 크게 좌우되어 표적핵산의 양이 적으면 예민도(sensitivity)가 떨어지는 한계가 있다. 이를 극복하기 위해 새롭게 개발된 핵산증폭 방법은 예민도가 높고 특이도를 유지할 수 있는 방법이다. 증폭방법에는 중합효소연쇄반응(polymerase chain reaction, PCR)과 PCR을 이용하지 않고 핵산을 증폭하는 방법이 있다.

1) 중합효소연쇄반응(polymerase chain reaction, PCR)

이 방법은 가장 널리 이용되는 표적핵산 증폭 방법이다. 핵산이 상보적으로 교잡하는 원리와 다수의 반복된 순환을 통하여 핵산을 복제하는 복합 기술이다. 이 방법은 통상적인 교잡방법으로는 검출하지 못하는 표적핵산을 짧은 시간에 10^7 또는 그 이상 확보하여 다양한 방법을 통해 쉽게 검출 할 수 있도록 한다. 전통적인 PCR방법에서는 25 ~ 50회 정도의 반복되는 순환 주기를 갖는데, 각 반복적 순환주기는 이중가닥의 표적핵산을 단일가닥으로 만드는 변성(denaturation), 단일가닥의 표적핵산에 개시자(primer)를 결합시키는 annealing, 결합된 개시자를 핵산합성 방향으로 합성해 나가는 연장(extension)과 같은 연속된 3가지 과정으로 이루어져 있다.

(1) 표적핵산의 추출(extraction)

PCR을 시행하기 위해서는 임상 검체로부터 열, 화학, 효소적 방법을 통하여 검체 내 표적 병원체의 핵산을 추출하는 단계가 필요하다. 다양한 수작업 방법과 상품화된 도구를 이용하여 표적 병원체의 DNA나 RNA를 추출할 수 있다. PCR을 시행하기 위해 필요한 구성요소는 추출한 표적 핵산, 개시자(primer), 각 염기를 결합한 deoxyribose triphosphate(dNTP), 완충액, DNA 중합효소이며 이들을 혼합한 PCR반응혼합체(PCR mixture)를 PCR 기기(thermal cycler)를 이용하여 증폭한다(그림13-3).

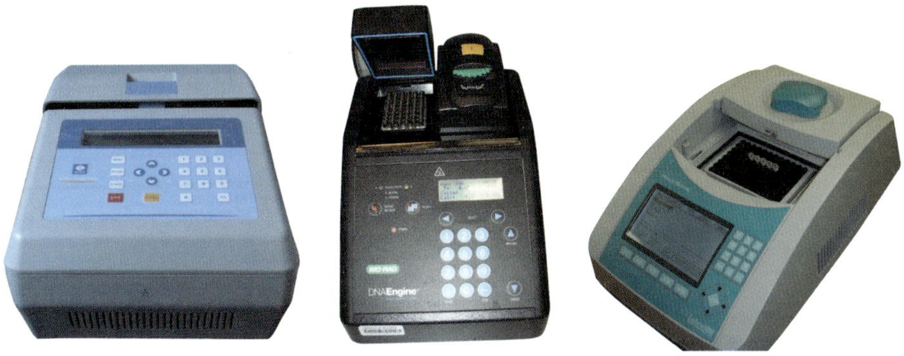

그림 13-3 PCR 기기

(2) 변성(denaturation)

표적핵산은 개시자(primer)가 결합(annealing)하기 위하여 반드시 단일 가닥 구조를 해야 한다. DNA의 이중가닥은 94℃ 정도의 열을 가하면 단일가닥으로 분리될 수 있다. 이 과정을 변성이라고 한다. 만일 표적핵산이 RNA라면 변성 과정은 필요 없다. 일반적으로 많이 접하는 병원균의 경우 병원균 DNA 추출과 변성을 94℃ 정도의 열을 가하는 1단계에서 함께 수행할 수 있다.

(3) 단일가닥 표적핵산에 개시자(primer)의 결합(annealing)

개시자(primer)는 근본적으로는 탐색자핵산의 기능과 비슷하여 표적핵산에 자기와 상보적 염기서열을 갖는 특정부위에 선택적으로 교잡되는 20-30개 정도의 염기(oligonucleotide)로 구성된 짧고, 단일가닥의 핵산이다. 개시자(primer)가 표적핵산에 자기와 상보적 염기서열을 갖는 특정부위에 선택적으로 교잡되는 과정을 annealing이라고 한다. 검출하고자 하는 병원체의 독성 혹은 항생제 내성유전자와 같은 특정부위에 대한 염기서열 자료(data base)가 풍부하여 다수의 병원미생물 및 그들이 갖는 특정한 염기서열에 상보적으로 결합 할 수 있는 특이 개시자를 제작할 수 있다.

개시자는 DNA의 합성방향이 5′→3′ 임을 바탕으로 이중가닥 DNA가 변성과정을 거쳐 단일가닥으로 되면 각각의 가닥에 5′→3′ 방향으로 양방향 합성이 진행 될 수 있도록 관심 있는 표적핵산 서열의 양 끝을 이용하여 쌍(pairs)으로 제작 된다. 즉, 개시자 한 쌍이 단일가닥으로 변성된 표적 DNA와 혼합 될 때 하나의 개시자는 표적 DNA의 한 가닥 끝의 상보적 특이 염기서열에 결합하고 다른 하나의 개시자는 표적 DNA의 다른 한 가닥 반대편 끝의 상보적 특이 염기서열 결합하게 된다. 결합(annealing)과정의 온도는 통상 40℃ ~ 60℃에서 조절되며 표적핵산의 염기서열 및 주어진 조건에 따라 온도 설정은 약간의 차이가 난다.

(4) 결합된 이중가닥(복합체)의 연장(extension)

개시자가 결합하여 DNA가닥의 합성이 진행되려면 DNA 중합효소(DNA polymerase)가 각 개시자의 3′ 끝에 뉴클레오티드를 첨가하는 과정이 진행되는데 이 과정을 연장(extension)이라고 한다. 통상 이 과정은 72℃ 정도의 온도에서 진행되며 taq 중합효소(taq polymerase)가 사용된다. 이 효소를 사용하는 이유는 94℃ 정도의 고온에서도 효과적으로 기능하는 능력 때문이다.

PCR을 수행하기 위해서는 지속적이고 안정적으로 반응주기를 최대한 빠르게 제어하며 수행할 수 있는 기기(thermal cycler)가 필요하다. PCR 혼합물이 기기 내에서 각 주기가 완료되면 표적핵산이 배가되고 30~40 주기를 지나고 나면 10^7~10^8 개의 표적핵산이 생산되게 된다.

(5) PCR 생성물의 검출

표적핵산이 포함된 PCR 생성물을 amplicon이라 부른다. PCR 결과 많은 양의 amplicon이 생산되며 이를 검출하는 방법이 진행되어야 한다. 교잡법에서 설명된 방법을 amplicon을 검출하는데 적용 할 수도 있다. Amplicon 검출의 2가지 목적은 PCR 생성물을 가시화 할 수 있고 증폭된 amplicon이 비특이적 산물이 아니고 표적핵산 서열이라는 것을 보증하는 것이다.

통상 PCR 산물의 검출은 교잡법에서의 방법을 사용하지 않고 agarose gel을 이용한 전기영동으로 단순히 예상 크기의 amplicon이 존재하는 것을 확인하는 방법이 사용된다. 전기영동 시 분자량을 확인 할 수 있는 표준 시약(marker)을 이용하여 amplicon의 크기를 확인 할 수 있다(그림 13-4).

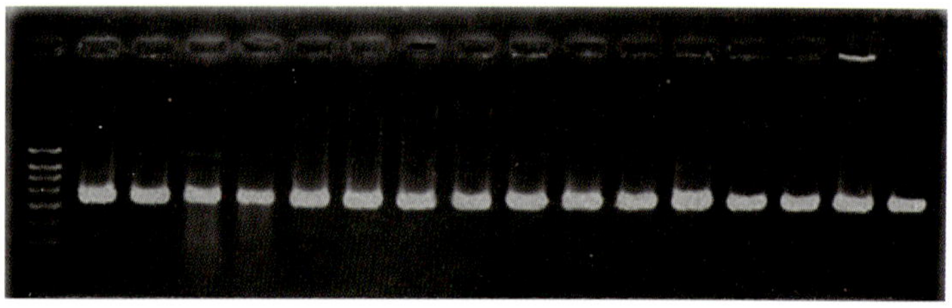

그림 13-4 Gel 전기영동 결과

(6) PCR 방법의 종류

① **복합 PCR(multiplex PCR)** : 2개 이상의 개시자(primer) 쌍이 PCR 혼합물에 동시에 포함되어 동시에 증폭되는 방법으로 1개의 개시자 쌍은 관련된 모든 세균에 존재하는 염기서열에 결합되는 개시자(control primer, 대조)이고 두 번째 개시자 쌍은 찾고자 하는 특정 유전자의 염기서열에 결합하는 개시자(test primer)로 구성되어 있다. 대조 개시자와 결합된 amplicon은 PCR을 하면 항상 검출되어야하며 만약 검출되지 않는다면 주형 DNA가 존재하지 않거나 PCR의 조건이 맞지 않은 것이다. 대조 개시자와 결합된 amplicon은 검출되고 분석 amplicon이 검출되지 않는 것은 주형 DNA 내에 목표 염기서열이 존재하지 않는 것을 의미한다. 복합 PCR의 단점은 서로 다른 개시자 쌍이 혼합되어 있어 증폭 과정에서 서로 간섭을 일으킬 수 있으며 개시자 쌍의 수가 증가할수록 이를 극복하는 조건을 최적화하기가 어렵다는 점이다. 복합 PCR은 인형 결핵균과 비정형 항산균에 의한 결핵을 감별하는 방법으로 널리 사용되고 있다.

② **Nested PCR** : Nested PCR은 2개의 개시자 조합을 연속적으로 사용하는 방법이다. 첫 번째 개시자 쌍으로 표적 염기서열을 증폭시키고 여기에서 얻어진 amplicon은 두 번째 증폭 과정에서 두 번째 개시자 쌍의 표적 염기서열로 이용된다. 이 방법의 장점은 예민도와 특이성이 우수하다는 것이다. 또한 증폭하고자 하는 주형 DNA의 양이 너무 적어서 일반 PCR방법으로 검출이 불가능 할 때 유용하게 사용 할 수 있다. 다만 1차 PCR amplicon의 크기가 2차 PCR amplicon의 크기보다 크게 생성될 수 있게 개시자 쌍을 제작해야 한다는

점에 유의해야한다. 이 방법은 오염에 의한 오차가 심각하다는 점이 최대 단점이며 오차를 줄이기 위해 통상 PCR을 반복 검사하는 것이 좋다.

③ **RT-PCR(reverse transcription PCR) :** RT- PCR은 RNA 표적을 증폭하는 방법으로 임상적으로 중요한 RNA 바이러스 감염체를 진단하는데 주로 이용된다. 이 방법은 mRNA로부터 역전사효소(reverse transcriptase)를 이용하여 얻은 cDNA(complementary DNA)를 PCR을 통해서 증폭하는 방법이다. 이 방법의 장점은 감도(sensitivity)가 우수하다는 점과 바이러스 감염체 이외에도 검체 내에 존재하는 세균이 생존한 상태로 존재하는 지를 확인하는 방법으로 이용 할 수 있다는 점이 장점이다.

④ **실시간 PCR(real-time PCR)** : 대부분의 전통적인 PCR 검사는 오염에 의한 교차반응으로 위양성 반응과 amplicon을 확인하기 위한 복잡한 절차가 단점이었다. 이러한 단점을 극복하기 위해 개발된 방법이 실시간 PCR 방법이다. 실시간 PCR의 기본적인 원리는 전통적 PCR 방법을 기본으로 한다. 두 방법이 구별되는 것은 amplicon을 검출하는 과정으로 실시간 PCR 방법은 형광물질(SYBR green)이 결합된 개시자를 이용하여 증폭되는 PCR 반응물의 양을 형광물질의 변화량을 통하여 실시간으로 감지 할 수 있다. 또한 정량적 측정이 매우 어려웠던 세포 내에서 발현되는 mRNA의 양도 실시간 PCR의 원리를 이용한 RT-PCR을 적용하면 정량적으로 측정 할 수 있는 장점이 있다.

3. PCR을 이용하지 않는 증폭법

PCR을 이용하지 않는 핵산 증폭 방법은 크게 두 가지로 대별 할 수 있다. 첫째는 표적핵산을 검출하는 신호를 증폭하는 방법이고 둘째는 표적 핵산을 PCR을 이용하지 않고 직접 증폭하는 것이다. 신호 증폭 방법을 사용하여 감염증 진단에 이용하는 방법들이 상품화되어 출시되어 있으며 대표적인 방법이 결합효소 연쇄반응(ligase chain reaction, LCR)과 branched DNA(bDNA) 방법이다.

4. 결과보고서(PCR)

실습일자	
시험 세균	장관독소유전자를 가지고 있는 장내세균(*Salmonella* spp. 혹은 *E.*. *coli*)
PCR 과정	
전기영동 결과	

Work Sheet

제 Ⅲ 편 항균제감수성검사

(Antimicrobial Susceptibility Test)

제14장 항균제감수성검사 개요

항균제 감수성 시험의 목적은 감염증 치료에 사용할 항균제의 효과를 예측하는 것이다. 그러나 항균제 치료의 임상 효과는 세균의 감수성 뿐 아니라 항균제의 약동학적 특성, 환자의 면역력, 감염부위 등 다양한 인자에 의해서 결정된다. 따라서 감수성 시험에서 감염의 원인균이 특정 항균제에 감수성이라고 해서 그 항균제 투여로 감염증이 100% 치료되는 것은 아니며, 감수성 시험에서 내성인 항균제 치료가 100% 실패하는 것도 아니다. 그 예로 신장을 통해서 배설되는 항균제는 감수성 시험에서 내성이어도 요로감염의 치료에 효과가 있는 경우가 많은데, 이는 요 중 항균제의 농도가 대단히 높기 때문이다. 그러나 감수성 시험은 항균제의 임상효과를 예측할 수 있는 매우 중요한 단서이며, 대부분의 경우 감수성 시험 결과가 임상효과와 일치한다.

1. 항균제 감수성 검사방법

감수성 시험 방법은 희석법과 확산법으로 분류한다.

디스크 확산법으로는 세균의 항균제에 대한 감수성 양상 (감수성, 중간내성 및 내성)만을 알 수 있는데 반해서, 희석법으로는 최소억제농도 (minimal inhibitory concentration, MIC)를 측정할 수 있다. 최근에는 확산법의 원리로 MIC를 측정하는 Epsilomer test (Etest, AB Biodisk, Sweden)가 소개되었다.

1) 희석법

희석법은 흔히 MIC 측정을 위해 사용된다. 시험에 사용되는 기초배지의 성상에 따라서 우무배지희석법 (agar dilution method)과 액체배지희석법 (broth dilution method)으로 나눌 수 있다. 시험 항균제를 기초배지에 2배수 단계로 희석한 후, 일정량의 균주를 접종하고 일정온도에서 일정시간 배양한 후, 균주의 증식이 관찰되지 않는 항균제의 최소농도를 MIC로 판정한다.

(1) 우무배지희석법

기초배지로 Müller-Hinton 우무배지가 흔히 사용된다. 균주는 Steers replicator로 접종한다. 한번에 균주 30주 이상의 감수성을 시험할 수 있다. 집락의 증식 상태를 눈으로 확인할 수 있기 때문에 다른 세균에 의한 오염을 배제할 수 있는 장점이 있다. 이 방법은 통상적인 감수성 시험에 사용하기에는 너무 번거롭고, 비용이 많이 드는 단점이 있으며, 흔히 연구목적으로 사용된다.

(2) 액체배지희석법

액체배지를 기초배지로 사용한다. 항균제 농도마다 1.0 mL 이상의 액체배지를 사용하면 macrobroth 희석법, 0.05 ~ 0.1 mL를 사용하면 microbroth 희석법이라 부른다. MIC 뿐 아니라 최소살균농도 (minimal bactericidal concentration, MBC)도 측정할 수 있는 장점이 있지만 집락의 증식 상태를 눈으로 확인할 수 없기 때문에 다른 세균에 의한 오염을 배제할 수 없는 단점도 있다.

MicroScan, VITEK2 등 자동화된 장비는 microbroth 희석법으로 균주의 MIC를 측정하며, 많은 미생물 검사실에서 이들 자동화 장비를 이용해서 편리하게 항균제 감수성 시험을 하고 있다. 자동화 장비는 감수성, 중간내성 및 내성을 구분하는 breakpoint 만 시험할 수 있는 경우가 많으며, 따라서 진정한 의미의 MIC 시험이라고 하기는 어렵다. 또한 항균제의 MIC 보고가 감수성 양상(감수성, 중간내성 및 내성)만 보고하는 것보다 치료에 더 도움이 된다는 증거도 없다.

2) 디스크 확산법

기초배지로 Müller-Hinton 우무배지가 흔히 사용된다. 우무의 표면에 면봉으로 시험균주의 균액을 고르게 접종하고, 그 위에 항균제 디스크를 놓는다. 배양시간 동안 디스크의 항균제는 주위의 우무로 확산하므로, 디스크 바로 주변의 우무에는 항균제가 고농도로 분포하지만, 디스크에서 멀어질수록 우무에는 항균제가 점점 낮은 농도로 분포한다. 이와 같은 우무의 항균제 농도경사에 의해서 세균 증식의 억제대가 형성된다.

즉, 디스크와 일정 거리에 세균 증식이 억제되는 경계가 형성되는데 이곳의 항균제 농도는 시험균주에 대한 MIC가 되며, 이보다 안쪽의 우무에서는 균주가 증식을 못 하지만, 이 경계 밖에서는 균주가 증식한다. 디스크 확산법에서는 이 억제대의 지름을 측정해서 균주의 시험항균제에 대한 감수성 여부를 결정한다. 디스크 확산법으로는 정량적인 MIC를 측정할 수 없다. 또한 증식이 느린 세균, 무산소성 세균 등의 항균제 감수성을 측정할 수 없는 단점이 있다. 그러나 이 방법은 시험이 간단하고, 비용이 적게 들며, 시험항균제를 수시로 바꿀 수 있는 장점이 있다. 우리나라의 미생물 검사실 대부분은 이 방법을 이용해서 항균제 감수성 시험을 하고 있다. 최근 일본에서는 디스크 억제대의 크기가 MIC와 비례하는 점을 이용해서 디스크 확산법으로 MIC를 추정하는 방법도 개발되었다.

3) Etest

확산법을 이용한 항균제 감수성 시험 방법이다. 그러나 일반적인 디스크 확산법과는 달리 MIC를 측정할 수 있다. 방법도 쉽고 간편하기 때문에 통상적인 감수성 시험에 사용할 수도 있다. 그러나 Etest strip의 가격이 상당히 비싸며, 항균제당 넓은 면적의 평판배지가 필요한 단점이 있다.

2. 디스크확산법에 의한 국제 표준법(CLSI 추천법) - Kirby-Bauer 법

1) 배지

Müller-Hinton(Basal Medium) + Ca^{++} + Mg^{++} + thymine을 사용하며 CAMHA (Cation Adjusted -Müller-Hinton Agar)이라고 한다. *Streptococcus* spp.와 같이 MH에서 자라지 않는 세균은 MH를 기초로 한 BAP(5% sheep blood)에서 배양한다.

Neisseria spp. 또는 *Haemophilus* spp. 와 같이 BAP에서도 잘 안자라는 세균은 5% sheep blood + Hb (IsoVitaleX, Supplment B) 또는 초콜릿배지에 배양한다.

2) 조건 : 약제 디스크의 확산 속도 및 결과가 달라지므로 조건을 충족시켜야 한다.

(1) 배지의 두께 : 4 mm가 되게 만든다.

(2) 우무의 농도 : 1.5% ~ 2.0%

(3) 배지 표면의 pH : 7.2 ~ 7.4

3) 접종량 : 10^8CFU/mL 표준 접종량 → 인체에 감염될 수 있는 양과 동일하다.

(1) 표준 탁도 검사 : 주로 육안으로 작업한다.

표준 접종량이 나타내는 탁도와 유사한 탁도를 인위적으로 만들어 그것을 이용한다.

표준 접종량을 산출하는 방식으로는 McFarland가 가장 먼저 실시하였으며 이러한 방법으로 spectrophotometry를 이용하여 시험관 번호를 설정하였다. McFarland의 시험관 번호에서 0.5가 표준 접종량과 동일하다. 즉 $BaCl_2$(0.048 M, 1.175%) 0.5 mL와 H_2SO_4(0.36 N, 1%) 99.5 mL를 섞은 용액의 탁도가 바로 표준 탁도이다. 이 표준 탁도를 분광광도계에서 측정했을 경우 75±1 T% 정도가 된다.

4) 증균 배지(TSB. trypticase soy broth)

대수증식기에 있는 균 10^8CFU/mL를 배양하기 위해 이용하는 배지이다.

5) 검사 진행 방법

(1) 표준탁도로 맞추어진 세균 현탁액을 10~15분 안에 배지에 접종해야 한다. 멸균 면봉을 이용하여 용액에 담근 후 기벽에 살짝 돌려 액을 짜내고 평판배지에 S자로 접종하고 나머지 전 부분에 빈틈없이 도말한다.

(2) 디스크를 올려놓는 방법(90 mm 페트리접시인 경우)은 배지 테두리와 디스크 간 거리는 15 mm, 중앙에서 인근 디스크 중앙 사이의 간격은 24 mm 이상 정도의 간격으로 핀셋을 사용하여 알코올램프에 수시로 멸균을 하며 올려놓는다(Disc dispenser: 디스크 반자동 분주기를 사용 할 수도 있다).

(3) 배양 : 35±2℃. 18~24시간 사이에 반드시 판독(reading)을 하여야 한다.

(4) 판독 : 디스크를 포함한 억제대 직경을 자로 측정한 후 표를 참조하여 감수성(S) 또는 내성(R) 인지를 파악하고 보고한다. 감수성 시험 결과는 판정기준(breakpoint)에 따라서 한다. 예를 들면, *Staphylococcus aureus*의 oxacillin 1 μg 디스크에 의한 억제대가 18 mm이라면 주어진 CLSI 기준이 ≤10 mm 이면 내성, 11~12 mm는 중간내성, ≥13 mm이면 감수성이므로 이 균주의 억제대는 감수성 한계점(breakpoint)보다 크므로 감수성으로 판정한다. 이 균주의 억제대 크기가 10 mm이라면 내성으로 판정한다. MIC에 의한 판정도 이와 마찬가지다. Oxacillin의 위 균주에 대한 MIC가 0.5 μg/mL이라면 주어진 CLSI의 MIC 판정기준이 ≤2 μg/mL이면 감수성, ≥4 μg/mL이면 내성이므로 이 균주에 대한 MIC가 감수성 한계점 보다 작으므로 이 균주는 oxacillin에 감수성이다. 만약 MIC가 16 μg/mL이라면 이 균주는 oxacillin에 내성이다. 모든 감수성 시험결과는 감수성 한계점을 기준으로 판정하므로, 감수성 한계점의 결정은 매우 중요하다. 현재 임상에서 사용되는 항균제 대부분의 감수성 한계점은 약제의 혈중농도, 일부 항균제는 요중 농도 혹은 뇌척수액 중의 농도에 근거해서 정해졌다. 우리나라 대부분의 미생물 검사실에서는 미국의 CLSI 기준에 따라서 감수성을 판정하고 있다. 세균의 내성 양상은 계속 변하고 있으며, 이에 따라서 판정기준도 계속 변하고 있다. 따라서 매년 제시되고 있는 CLSI의 판정기준을 참고하여 감수성 여부를 판정하는 것이 중요하다. 즉, 과거의 기준에 따른 감수성의 판정은 감수성 한계점의 변화에 의한 오류를 범할 수 있으므로, 항상 가장 최근에 개정된 기준을 미생물 검사실에 비치하고 있어야 한다.

6) 감수성, 중간내성 및 내성의 정의

(1) **감수성(susceptible) :** 시험세균에 의한 감염이 그 감염의 유형이나 세균에 추천되는 항균제 용량을 사용하였을 때 적절히 치료됨을 의미한다.

(2) **중간내성(intermediate) :** 시험세균에 대한 항균제의 MIC가 일반적인 치료 용량으로 도달할 수 있는 혈중 농도 또는 조직 내 농도와 비슷하며, 항균제에 의한 치료 성적이 감수성 세균에 비해서 낮다. 중간내성은 미생물 검사실에서 흔히 범할 수 있는 기술적인 요소에 의한 해석상의 오차 방지를 위한 완충대로서도 중요하다.

(3) **내성(resistant) :** 내성세균은 정상적인 투여일정에 의해서 도달할 수 있는 인체 내 항균제 농도에서 증식이 억제되지 않는다.

7) 감수성 시험 결과의 오류

감수성 시험 결과의 신뢰성을 확보하기 위해서는 참조균주(reference strain)를 사용해서 꾸준히 정도관리를 해야 한다. 참조균주의 시험 결과가 오차 허용범위 내에 들었다고 해서 검사결과 모두가 정확하다고 할 수는 없다. 감수성 시험 결과가 비전형적인 경우에는 재검 혹은 균 종 감별의 재확인이 필요하다.

8) 디스크 확산법 결과 오류의 흔한 원인

(1) 배지의 오류

디스크 확산법에는 흔히 Müller-Hinton 우무가 사용되며, 우무의 두께가 틀리거나 배지의 성분이 잘못되면 오류가 생길 수 있다. 특히 우무의 두께는 매우 중요하므로, 반드시 4 mm인 것을 확인해야 한다. 우무의 두께가 4 mm보다 얇으면 디스크의 항균제가 더 빠르고 넓게 확산되므로 억제대의 크기가 더 커지고, 이에 따라서 내성균주를 감수성으로 판정할 우려가 있다. 반대로 우무가 두꺼우면 항균제가 느리고 좁게 확산되므로 억제대 크기가 작아지며, 따라서 감수성 균주를 내성으로 판정할 우려가 있다.

(2) 디스크의 오류

디스크의 역가가 수송이나 보관의 잘못 혹은 오랜 보존에 의해서 변성되면 감수성 균주를 내성으로 잘못 판정할 수 있다.

(3) 시험균주의 오류

시험균주가 오염되었거나, 접종 균액의 탁도가 잘못되면 감수성 시험결과의 오류를 유발할 수 있다. 오염이 있는 경우에는 억제대가 이중으로 나타나는 경우가 많다. 즉, 결과 해석 시 이중의 억제대가 관찰되면 오염을 의심하고, 균종 동정부터 다시 시험하는 것이 좋다. 한편 항균제에 따라서 감수성 시험 결과가 균주의 접종량에 영향을 많이 받을 수도 있다. 접종 균액의 탁도가 너무 높으면 억제대가 좁아질 수 있으며, 반대로 탁도가 너무 낮으면 억제대가 커질 수 있다.

(4) 참조균주의 오류

참조균주가 오염 혹은 변이되면 그 날 시험한 감수성 결과 모두를 믿을 수 없게 되므로 주의해야 한다.

(5) 배양 조건의 오류

배양온도 혹은 환경에 의해서 감수성 시험결과가 영향을 받을 수 있다. 특히 CO_2 농도가 높은 환경에서 배양하면 CO_2에 의해서 항균제의 역가가 감소할 수 있으므로 주의해야 한다.

(6) 검사자의 오류

억제대 측정, 기록 혹은 감수성 한계점의 잘못된 적용에 의해서 오류가 생길 수 있다.

9) 오류의 종류

(1) Very major error

내성균주를 감수성으로 보고하는 것이며, 미생물 검사실에서 절대로 범해서는 안 될 오류이다. 이 오류는 특정 항균제에 내성인 균주의 감염증 치료에 임상의사가 그 항균제를 사용하는 결과를 유발할 수 있으며, 이는 감염증 치료의 실패와 직결되므로 특히 주의해야 한다.

(2) Major error

감수성균주를 내성으로 보고하는 것이다. 이 결과는 임상의사의 항균제 선택 폭을 줄이기는 하지만, 다른 감수성 항균제를 사용하면 되므로, 감염증 치료 실패와 직결되는 오류는 아니다.

(3) Minor error

감수성을 중간내성으로, 중간내성을 내성으로 혹은 그 역으로 보고하는 것이다.

제15장 디스크확산법에 의한 항균제감수성검사

I. 디스크확산법(CLSI 추천법, Kirby-Bauer 법)

1. 배지, 기자재 및 시험균주

- 평판배지나 사면배지에 배양된 세균 집락
- Muller Hinton medium, TSB(tryptic soy broth)
- 표준탁도액, 생리식염수, 면봉
- 분광광도계 혹은 표준탁도계
- 알코올램프 혹은 전기식 백금이 멸균장치
- 항균제 디스크 및 판독기준표(표 참조)
- 표준균주 : *Staphylococcus aureus* ATCC 25923
  Escherichia coli ATCC 25922
  Pseudomonas aeruginosa ATCC 27853

2. 검사 방법

1) 평판배지에 자란 각각의 표준균주 집락 4~5개를 백금이로 무균적으로 취해 TSB에 접종하고 35℃에서 3~4시간 배양한다.
2) 배양 된 배양액과 준비된 표준탁도액과 탁도를 육안으로 비교하여 탁도를 맞춘다.
3) 배양액의 탁도가 표준탁도보다 진하면 멸균 된 생리식염수를 첨가하며 탁도를 맞추고, 탁도가 연하면 탁도를 높이기 위해 배양시간을 연장한다.
4) 분광광도계를 이용하면 표준탁도액은 75±1 T% 정도이므로 배양액의 탁도도 동일한 범위가 되도록 조절하면 된다.
5) 표준탁도로 조절된 균액에 멸균 면봉을 담가 흡수한 후 시험관 벽에 가볍게 회전시키면서 과량으로 흡수된 균액을 짜내고 Müller-Hinton 배지에 전면에 빈틈없이 접종한다. 특히 배지의 테두리에는 면봉이 접촉되지 않기 때문에 접종 시 처음이나 끝에 반드시 테두리를 따라 한 바퀴 돌려주는 것이 중요하다. 이 작업은 표준탁도를 조절한 후 10~15분 이내에 수행되어야 한다.
6) 접종 된 Müller-Hinton 배지에 각 표준균주에 해당하는 항균제 디스크를 규정에 따라 놓는다(디스크 자동분주기를 사용하면 편리하다).
7) 35℃에서 18~24시간 배양한다.
8) 배양이 끝나면 디스크 직경을 포함한 억제대를 mm 단위로 정확히 측정하고 판독기준표에 따라 감수성(S), 중간내성(I), 내성(R)으로 구분하여 보고한다.

3. 항균제감수성검사 판독기준

항균제감수성검사는 각 균주에 대한 감수성검사 방법, 항균제 조합과 판독기준 등이 CLSI에서 매년 수정 보완되어 발표됨으로 이 자료에 근거하여 실시해야 한다. CLSI 접속은 다음 절차에 따라 진행한다.

먼저 http://www.clsi.org에 접속한다.

① 화면 하단의 "Resources" 버튼을 클릭한다.

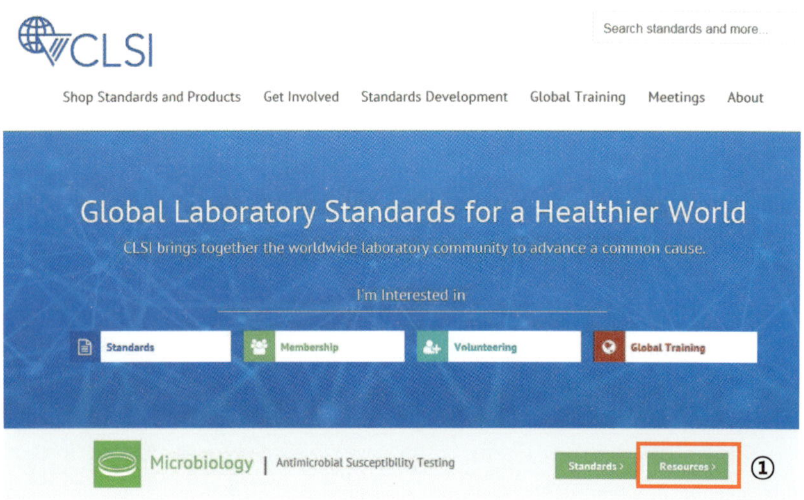

② "Free Resources"를 클릭한다.

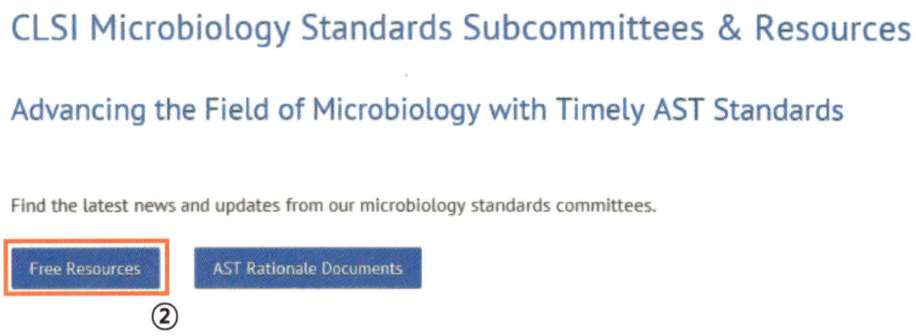
CLSI Microbiology Standards Subcommittees & Resources
Advancing the Field of Microbiology with Timely AST Standards
Find the latest news and updates from our microbiology standards committees.
Free Resources
AST Rationale Documents
②

③ "Access M100 and M60 Free" 또는 M100 and M60 Free 버튼을 클릭한다.

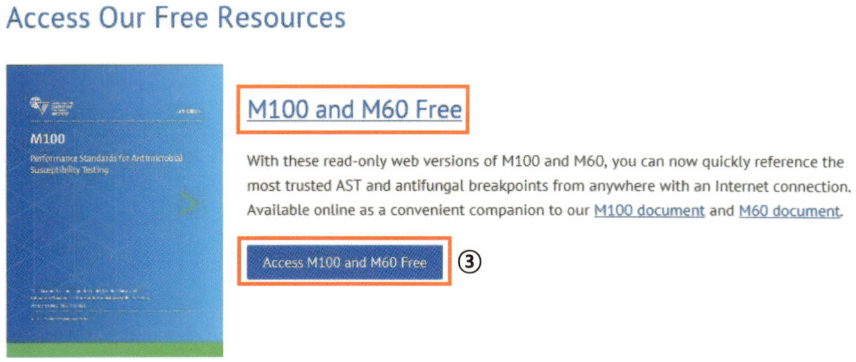

④ "Click here"를 클릭한다.

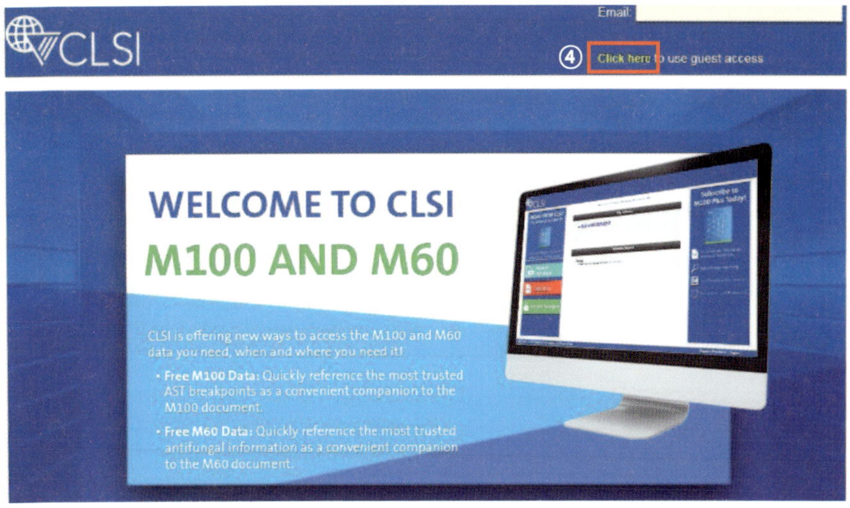
CLSI
Email
④ Click here to use guest access
WELCOME TO CLSI
M100 AND M60
CLSI is offering new ways to access the M100 and M60 data you need, when and where you need it!
• Free M100 Data: Quickly reference the most trusted AST breakpoints as a convenient companion to the M100 document.
• Free M60 Data: Quickly reference the most trusted antifungal information as a convenient companion to the M60 document.

⑤ CLSI M100 ED29-2019(일반 세균용) 또는 CLSIM60(Yeast용)을 클릭한다.

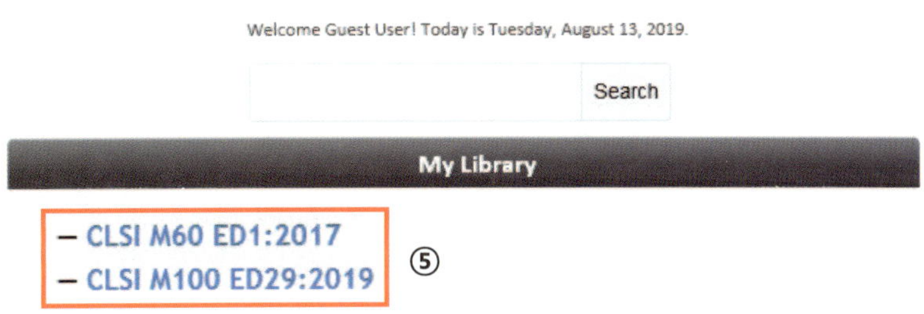

⑥ Table of Contents를 클릭하면 좌측에 목차가 열린다. 목차의 순서는 일반적으로 과거 버전과 유사하며 필요한 부분을 클릭하면 페이지로 이동한다. "Search within the document"에 키워드를 입력, 검색하여 원하는 부분으로 이동하여 간편하게 볼 수 있다.

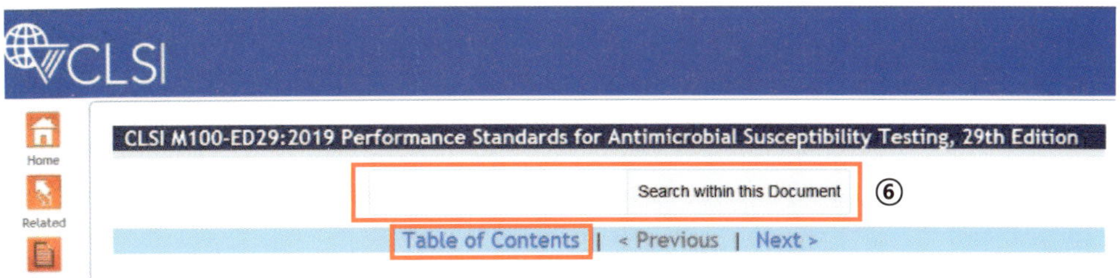

Staphylococcus aureus ATCC 25923 항균제감수성검사에 필요한 항균제 조합과 판독표

약어	항균제	함량 (μg)	R (mm)	I (mm)	S (mm)	Group*
PEN	Penicillin	10 unit	<=28	-	>=29	A
OXA	Oxacillin - *S. aureus* - CNS	1	<=10	11-12	>=13	A
FOX	Cefoxitin - *S. aureus* - CNS	30	<=21 <=24	- -	>=22 >=25	A
ERY	Erythromycin	15	<=13	14-22	>=23	A
CLI	Clindamycin	2	<=14	15-20	>=21	A
SXT	Trimethoprim/ Sulfamethoxazole	1.25/23.75	<=10	11-15	>=16	A
VAN	Vancomycin	30	-	-	-	B, MIC only
TET	Tetracycline	30	<=14	15-18	>=19	B
LNZ	Linezolid	30	<=20	-	>=21	B

Escherichia coli ATCC 25922 **항균제감수성검사에 필요한 항균제 조합과 판독표**

약어	항균제	함량 (μg)	R (mm)	I (mm)	S (mm)	Group*
AMP	Ampicillin	10	<=13	14-16	>=17	A
GEN	Gentamicin	10	<=12	13-14	>=15	A
TOB	Tobramycin	10	<=12	13-14	>=15	A
PIP	Piperacillin	100	<=17	18-20	>=21	B
SAM	Ampicillin/sulbactam	10/10	<=11	12-14	>=15	B
AMC	Amoxicillin/ Clavulanic Acid	20/10	<=13	14-17	>=18	B
TZP	Piperacillin/ tazobactam	100/10	<=17	18-20	>=21	B
FOX	Cefoxitin	30	<=14	15-17	>=18	B
CTX	Cefotaxime	30	<=22	23-25	>=26	B
FEP	Cefepime	30	<=14	15-17	>=18	B
IPM	Imipenem	10	<=13	14-15	>=16	B
MEM	Meropenem	10	<=13	14-15	>=16	B
ETP	Ertapenem	10	<=18	19-21	>=22	B
AMK	Amikacin	30	<=14	15-16	>=17	B
CIP	Ciprofloxacin	5	<=15	16-20	>=21	B
LVX	Levofloxacin	5	<=13	14-16	>=17	B
SXT	Trimethoprim/ Sulfamethoxazole	1.25/23.75	<=10	11-15	>=16	B
CEP	Cephalothin	30	<=14	15-17	>=18	U
NOR	Norfloxacin	10	<=12	13-16	>=17	U
NIT	Nitrofurantoin	300	<=14	15-16	>=17	U

Pseudomonas aeruginosa ATCC 27853 **항균제감수성검사에 필요한 항균제 조합과 판독표**

약어	항균제	함량 (μg)	R (mm)	I (mm)	S (mm)	Group*
PIP	Piperacillin	100	<=14	15-20	>=21	A
CAZ	Ceftazidime	30	<=14	15-17	>=18	A
GEM	Gentamicin	10	<=12	13-14	>=15	A
TOP	Tobramycin	10	<=12	13-14	>=15	
TZP	Piperacillin / tazobactam	100/10	<=14	15-20	>=21	B
FEP	Cefepime	30	<=14	15-17	>=18	B
ATM	Aztreonem	30	<=15	16-21	>=22	B
IPM	Imipenem	10	<=15	16-18	>=19	B
CIP	Ciprofloxacin	5	<=15	16-20	>=21	B
MEM	Meropenem	10	<=15	16-18	>=19	B
AMK	Amikacin	10	<=14	15-16	>=17	B

*** Group A : 반드시 검사하고 결과 보고 해야 하는 항균제**
Group B : 반드시 검사하고 선택적으로 결과 보고하는 항균제
Group U : 소변검체에서 분리된 균주에 대해서만 추가로 검사하는 항균제

결과보고서 : 디스크확산법(CLSI 추천법, Kirby-Bauer 법)에 의한 항균제감수성검사

실습일자					
Staphylococcus aureus		*Escherichia coli*		*Pseudomonas aeruginosa*	
항균제	결과	항균제	결과	항균제	결과

Staphylococcus aureus 판독기준표

항균제	판독 기준			*Staphylococcus aureus*	
	R (mm)	I (mm)	S (mm)	억제대 직경	결과보고
PEN	<=28	-	>=29		
OXA	<=10	11-12	>=13		
FOX	<=21 <=24	- -	>=22 >=25		
ERY	<=13	14-22	>=23		
CLI	<=14	15-20	>=21		
SXT	<=10	11-15	>=16		
VAN	-	-	-		
TET	<=14	15-18	>=19		
LNZ	<=20	-	>=21		

Escherichia coli 판독기준표

항균제	판독기준			*Escherichia coli*	
	R (mm)	I (mm)	S (mm)	억제대 직경	결과보고
AMP	<=13	14-16	>=17		
GEN	<=12	13-14	>=15		
TOB	<=12	13-14	>=15		
PIP	<=17	18-20	>=21		
SAM	<=11	12-14	>=15		
AMC	<=13	14-17	>=18		
TZP	<=17	18-20	>=21		
FOX	<=14	15-17	>=18		
CTX	<=22	23-25	>=26		
FEP	<=14	15-17	>=18		
IPM	<=13	14-15	>=16		
MEM	<=13	14-15	>=16		
ETP	<=18	19-21	>=22		
AMK	<=14	15-16	>=17		
CIP	<=15	16-20	>=21		
LVX	<=13	14-16	>=17		
SXT	<=10	11-15	>=16		
CEP	<=14	15-17	>=18		
NOR	<=12	13-16	>=17		
NIT	<=14	15-16	>=17		

Pseudomonas aeruginosa 판독기준표

항균제	판독기준			*Pseudomonas aeruginosa*	
	R (mm)	I (mm)	S (mm)	억제대 직경	결과보고
PIP	<=14	15-20	>=21		
CAZ	<=14	15-17	>=18		
GEM	<=12	13-14	>=15		
TOP	<=12	13-14	>=15		
TZP	<=14	15-20	>=21		
FEP	<=14	15-17	>=18		
ATM	<=15	16-21	>=22		
IPM	<=15	16-18	>=19		
CIP	<=15	16-20	>=21		
MEM	<=15	16-18	>=19		
AMK	<=14	15-16	>=17		

Work Sheet

제 IV 편 미생물감시검사

(Microbial Surveillance Test)

제16장 실내 공기 중 총부유세균 측정방법

Ⅰ. 실내 공기 중 총부유세균 측정방법
(Determination of Total Airborne Bacteria in Indoor by the Impactor)

1. 개요

1) 목적

실내 공기 중 부유하고 있는 배양 가능한 세균의 총부유농도 측정하기 위한 것이다.

이 방법은 세균배양용 배지가 장착된 채취기를 이용하여 실내 공기 채취 시 공기 중 미생물이 배지에 충돌하는 원리를 이용하여 실내 공기 중 총부유세균을 채취하고 농도를 측정하는 것이다.

2) 적용범위

이 시험은 실내 공기 중 총부유세균의 농도 측정을 위한 주시험방법으로 사용된다.

2. 분석기기 및 기구

1) 부유세균 측정 장비

실내 공기 중의 총부유세균의 농도를 파악하기 위해서는 실내 공기를 채취할 수 있는 채취장치의 사용이 필수적이다. 이러한 장치는 여러 종류가 상용화되었고, 각각의 고유한 채취한계를 갖고 있다. 일반적인 총부유세균의 측정은 충돌방식을 이용한 채취장비(bio air sampler)로 가능하다(그림 16-1, 16-2). 400 개의 구멍(hole)을 가지는 충돌방식의 채취장비 혹은 이와 동등한 성능의 장비가 일반적으로 사용된다.

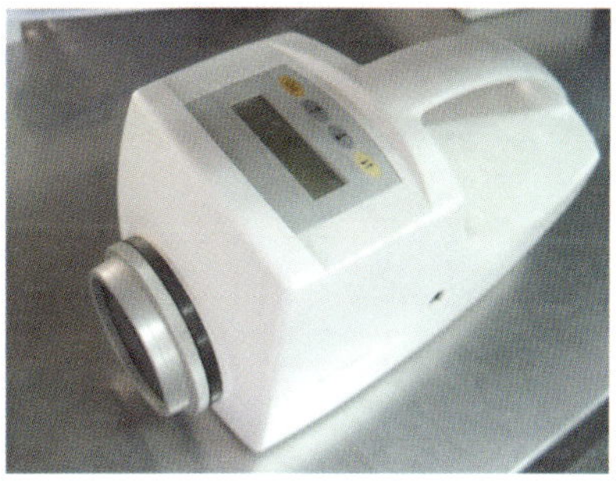

그림 16-1 Bio air sampler

(1) 충돌법 측정원리

① 실내 공기를 부유세균 측정 장비(bio air sampler)로 일정량을 흡입하여 장비 내에 미리 장착된 배지에 충돌시켜 공기 중의 부유세균을 채취한다. 부유세균이 흡착된 배지를 배양기에서 배양하여 증식된 균의 집락(colony)수를 세어 채취한 공기의 단위 체적 당 집락 수(CFU/m^3)로 산출한다.

② 충돌법을 이용한 시료채취장비는 기본적으로 배지 등에 충돌하는 기류의 힘이 대략 1 μm 이하의 부유세균을 채취할 수 있을 정도로 충분히 크고, 부유세균의 덩어리를 파손하거나 손상을 피하면서 부유세균의 생존을 보장할 수 있을 정도로 충분히 낮아야 한다. 또한 채취량은 매우 낮은 농도의 부유세균을 검출할 수 있고 부유세균이 배지의 건조 등 물리적 변화에 따른 영향을 받지 않아야 한다.

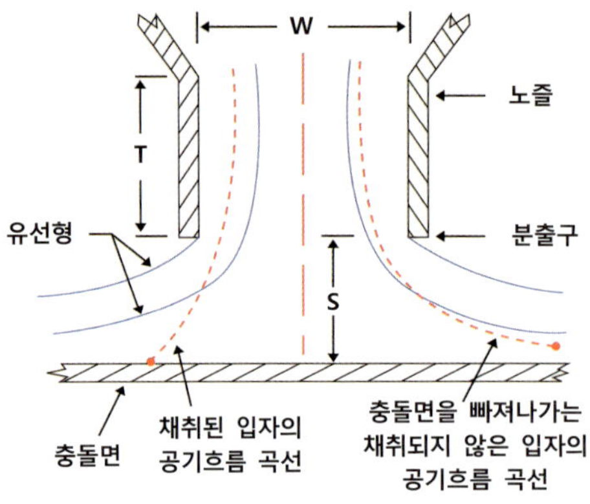

그림 16-2 충돌법 기기 원리의 예
(참고: Andersen Type, Tisch Environmental, Inc.)

2) 흡인펌프(모터)

흡인펌프는 사용목적에 맞는 펌프를 사용하는 것을 원칙으로 한다.

3) 유량계

유량계는 시료를 흡인할 때의 유량을 측정하기 위한 것으로 적산유량계 또는 순간유량계 및 질량 유량 제어장치(MFC, mass flow controller)를 사용할 수 있다.

4) 페트리배양접시

지름 약 9 cm, 높이 약 1.5 cm의 유리제품이나 1회용 플라스틱 제품으로 멸균된 것을 사용한다.

5) 배양기

배양기는 별도로 규정하지 않는 한, 온도가 ±1°C 이내의 범위에서 안정하고 고른 온도 분포를 유지할 수 있는 챔버(chamber)로 구성된다.

6) 가압증기멸균기(autoclave)

가압증기멸균기는 미생물의 파괴라는 관점에서 최소한 121°C의 포화 증기 온도를 얻을 수 있는 장치이다.

3. 배지

1) Tryptic soy agar 상업용 건조 제제로 준비한 배지 성분 및 조성

Approximate formula per liter pancreatic digest of casein	15.0 g
Enzymatic digest of soybean meal	5.0 g
염화나트륨(sodium chloride, NaCl)	5.0 g
한천[agar, $(C_{12}H_{18}O_9)n$]	15.0 g
증류수	1,000 mL

4. 시료채취 및 관리

1) 시료채취

(1) 채취하고자하는 지점에서 20분 이상 간격으로 3회 연속 채취한다(그림 16-3).

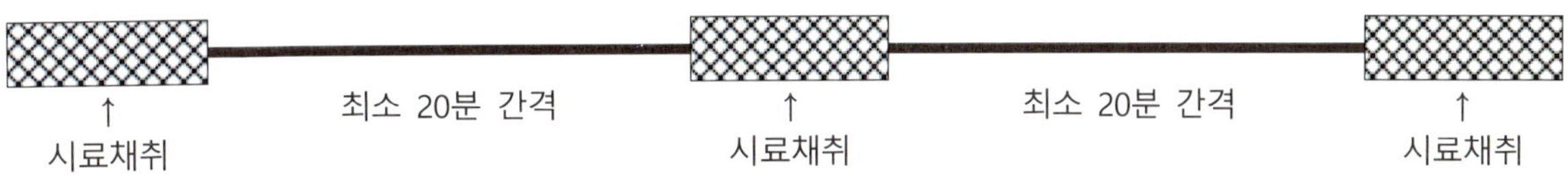

그림 16-3 실내 공기 중 총부유세균 채취 방법

(2) 시료채취 장치에 적절한 배지를 장착하고 흡인펌프를 이용하여 실내공기가 배지에 접촉하게 한다. 시료는 일반적인 방법으로 채취되어야 하며 이동 및 저장 상태와 기간을 명시하여 오염되지 않은 운반용기에 넣는다.

(3) 실험 전 배지는 물기가 생기지 않게 주의 하며, 배지의 온도를 시험장소 온도와 평형화시키는 것이 바람직하다.

(4) 구체적인 시험절차는 다음과 같다.

① 원하는 시료채취 위치로 이동하여, 120 ~ 150 cm 높이로 장비를 설치한다.

② 시료 채취기의 뚜껑과 내부를 70% 에탄올 또는 소독제로 적신 솜이나 기타 적합한 재질의 것으로 소독한 후 수분을 완전히 제거한다.

③ 페트리배양접시 뚜껑에 시험 정보(날짜, 시험 장소, 코드 등)를 기록한다.

④ 실험 기기의 뚜껑을 제거한 후 즉시 미리 준비한 배지가 담긴 페트리배양접시(agar plate)를 신속하게 올려놓는다.

⑤ 기기를 재결합한다.

⑥ 시작 버튼을 눌러 자동 샘플링을 시작한다. 측정에 영향을 미칠 수 있는 시작 시간, 샘플링 시간, 시험 현장 또는 기타 조건이나 관찰 결과를 기록한다.

⑦ 20 분후 ②번부터 절차를 다시 시작하여 다음의 시료를 채취한다.

2) 채취유량 선정

(1) 시료채취장치(bio air sampler)의 시료채취유량은 채취장치의 제조회사에서 제시한 유량으로 한다.

(2) 시료채취 전후 1차 유량계를 이용하여 시료채취장치의 유량이 정확한지 확인한다.

(3) 일반적인 실내에서 총 공기채취량은 250 L 이하가 적정하다. 총 공기채취량이 많을 경우(예 : 500 L)일 때는 그보다 적은 유량일 때보다 총부유세균이 낮은 농도로 평가될 가능성이 있다. 단, 측정장소의 총부유세균의 농도 수준에 따라 총 공기채취량은 다르게 설정할 수 있다. 낮은 농도의 장소에서는 총 공기채취량을 증가시키거나, 높은 농도의 장소에서는 감소시켜 적절한 공기채취량이 되도록 조절하여야 한다.

3) 이동 및 보관

(1) 채취가 끝나면 페트리배양접시의 뚜껑을 덮고 파라필름으로 밀봉한다.

(2) 밀봉한 시료는 직사광선을 피해 실온에서 보관·운반한다. 온도차이로 인해 물기가 생기지 않게 주의한다.

5. 정도보증/정도관리(QA/QC)

1) 현장 바탕시료(field blank)

배지의 오염 여부를 확인하기 위하여 전체 시료 개수의 10% 이상(최소 2개 이상)을 실험에 이용한 배지와 동등한 조건의 배지를 실험 장소에 가지고 가서 개봉하지 않고 실험한 배지와 함께 보관한 후 실험실로 가지고와 현장 바탕시료로 한다.

2) 시료의 채취

(1) 채취방법을 명시한다. 가능하다면 이용한 규격의 일련번호나 명칭을 표기한다.
(2) 측정 장치에 대해서 기술한다.
(3) 시료를 포집한 측정 대상 실내공간을 가능한 도면과 함께 제시한다.
(4) 측정 대상 실내공간의 거주현황과 시료를 채취하는 동안 이루어진 활동 등을 명시한다.
(5) 시료채취 장소, 일시, 시간, 기간 및 온·습도 조건을 표시한다.

3) 시료 채취용 펌프의 유량 보정

펌프의 유량 보정은 1차 유량계를 이용하여 시료를 채취하기 전과 후에 바로 측정 장소에서 하는 것이 가장 바람직하다. 그렇지 않을 경우, 측정지점으로 이동하기 전과 측정이 끝난 후 오염물질이 없는 곳에서 보정되어야 한다.

4) 시료의 배양

(1) 배양조건과 기간을 명시한다.
(2) 사용한 채취방법에서 결과에 영향을 줄 수 있는 변수를 기록해둔다.
(3) 정량적인 측정이 수행되었다면, 결과는 적절한 단위를 사용하여 표시한다.
(4) 배양을 완료한 일시와 측정을 실시한 기관명을 표기한다.
(5) 배양 담당자의 성명과 확인을 표시한다.

5) 배지의 보관

보관 조건, 유효 기간(저장 기간) 및 사용 등 모든 경우에서 제조사의 지침서를 따른다.

6) 배양기 사용 주의사항

(1) 배양기의 벽면은 직사광선으로부터 보호되어야 한다. 어떤 형식(강제 대류식 또는 기타)의 배양기를 사용하더라도 배지는 온도 평형을 이루는 데 장시간이 필요하므로 배양기는 한 번의 단일 작업 시 가능한 한 가득 채우지 않아야 한다.
(2) 배양기에 페트리배양접시나 시험관을 넣을 경우, 이들은 배양기의 내벽에서 25 mm 이내에 위치하지 않아야 하며 공기 순환에 주의를 기울여야 한다. 페트리배양접시는 6개를 초과하여 적층하여서는 안 되며, 최소한 25 mm는 띄어 놓아야 한다.

6. 분석절차

1) 배양

(1) 페트리배양접시를 뚜껑이 아래로 가게 뒤집어 배양기에 넣어 배양한다.
(2) 시료를 채취한 배지는 35°C ± 1°C에서 48시간 동안 배양기에서 배양한다.

2) 계수

(1) 배양 중 증식되는 세균의 확산으로 인해 계수가 곤란할 수 있으므로 24시간 단위로 증식 상태를 관찰하고 집락 수를 세어 놓는다.

[주] 배지에 증식한 집락 수는 세균집락이 형성된 시료채취장치 뚜껑의 구멍(positive hole) 수를 이용하여 센다. 세균의 집락 수는 시료채취장치 뚜껑의 구멍 수보다 많을 수 없다.

(2) 하나의 지점에서 사용한 배지가 여러 개일 경우에는 각 배지의 집락 수를 센 후 평균집락 수를 구하여 측정 대상 실내공간의 총부유세균 수로 한다.

(3) 400 개의 구멍을 가진 시료 채취 장비를 사용하여 시료 채취 후 계수 시, 총 집락 수는 399 이하가 되어야 한다.

(4) 만약 배양한 배지 표면에 400 개의 구멍 위치에서 모두 집락이 생성되었다면 너무 많은 공기를 채취하여 농도를 산출할 수 없는 경우이므로, 동일한 지점에서 총 공기채취유량을 줄여 시료를 다시 채취하여 재시험한다.

3) 집락 수의 보정

400개의 구멍을 가지는 충돌방식의 채취 장비를 사용한 경우는 10.1의 집락 계수 환산표(positive hole conversion table)(예시)를 사용하여 계수한 총 부유세균의 집락 수를 보정하고, 보정된 집락 수를 이용하여 공기 중 농도를 계산하는 데 사용한다. 각 채취장비(bio air sampler) 제조사에서 제시하는 집락 계수 환산표를 사용하여 보정한다.

7. 결과보고

1) 농도계산

(1) 시료채취 유량은 시료채취 기간의 평균유량으로 한다.

$$Q_{ave} = \frac{Q_1 + Q_2}{2} \qquad \text{(식 1)}$$

여기서, Q_{ave} : 시료채취기간의 평균유량(L/min)

Q1 : 시료채취 시작 시의 유량(L/min)

Q2 : 시료채취 종료 시의 유량(L/min)

(2) 채취한 공기의 총 부피는 식 2에 따라 계산한다.

$$V = \frac{Q_{ave} \times T}{10^3} \qquad \text{(식 2)}$$

여기서, V : 채취한 공기의 총부피(m^3)

Q_{ave} : 시료채취기간의 평균유량(L/min)

T : 시료채취시간(min)

(3) 채취한 공기는 식 3에 따라 25°C, 1기압 조건으로 보정하여 환산한다.

$$V_{(25°C,\ 1\ atm)} = V \times \frac{T_{(25°C)}}{T_2} \times \frac{P_2}{P_{(1\ atm)}} \qquad \text{(식 3)}$$

여기서, V(25°C, 1 atm) : 25°C, 1기압일 때 기체의 부피(m^3)

T(25°C) : 25°C의 절대온도(°K), (298°K = 273+25°C)

P(1 atm) : 1기압(atm)
V : 실제로 채취한 기체의 부피(m^3)
T_2 : 기체를 채취할 때의 절대온도(°K), (°K=273+°C)
P_2 : 기체를 채취할 때의 기압(atm)

(4) 총부유세균의 농도 계산(CFU/m^3)

실내 공기 중 총부유세균의 농도는 식 4에 따라 계산한다.

$$C = \frac{CFU}{V_{(25°C,\ 1\ atm)}} \qquad \text{(식 4)}$$

여기서, C : 실내 공기 중 총 부유세균의 농도(CFU/m^3)
CFU : 보정된 집락 수
V(25°C, 1 atm) : 환산된 채취공기량(m^3)

2) 결과의 표시

시험결과는 소수점 첫째자리까지 표기한다.

8. 결과 보고서

Work Sheet

Work Sheet

제17장 음용수(먹는 물) 판정을 위한 미생물검사

식생활에 필요한 음용수(먹는 물)의 적합성을 판정하는 기준에는 총대장균군, 분원성대장균군, 일반세균에 대한 기준과 같은 3가지가 있다. 각각의 판정 기준은 총대장균군 불검출/100 mL,, 분원성대장균군 불검출/100 mL , 일반세균 100CFU/mL이다. 음용수에 대한 미생물 검사의 목적은 음용수, 샘물 및 염지하수에 존재하는 총대장균군, 분원성대장균군 및 일반세균을 분석하는 데 있으며 검사결과의 정확과 통일을 기하기 위해 필요한 제반사항에 대하여 환경부에서는 **먹는 물 수질공정시험기준**을 규정하고 있다. 이 규정의 적용범위는 먹는 물 수질기준 및 검사 등에 관한 규정에 의한 먹는 물, 샘물 및 염지하수의 수질기준에 규정된 먹는 물의 수질검사에 적용한다.

1. 총대장균군 검사(total coliforms-multiple tube fermentation technique)

1) 목적

총대장균군이란 그람음성, 무아포성의 막대균으로서 젖당을 분해하여 가스 또는 산을 발생하는 모든 산소성, 조건무산소성균 혹은 베타갈락토시다아제(β-galactosidase) 활성을 가진 세균을 말한다. 이 검사의 목적은 먹는 물, 샘물 및 염지하수의 수질기준에 규정된 먹는 물의 수질검사를 위한 것이다.

2) 분석기기, 기구 및 배지

피펫 또는 자동피펫, 백금이, 배양기
소시험관(안지름 16 mm, 높이 150 mm)
중시험관(안지름 18 mm, 높이 180 mm)
대시험관(안지름 32 mm, 높이 200 mm)의 3종류
듀람시험관(Durham tube) : 소시험관 및 중시험관용(안지름 6 mm, 높이 30 mm)과
대시험관용(안지름 9 mm, 높이 45 mm)
시험관법 추정시험용 배지 1(2배 농축 젖당 배지, 2 × Lactose broth)
시험관법 추정시험용 배지 2(2배 농축 라우릴 트립토스 배지, 2 × Lauryl tryptose broth)
시험관법 추정시험용 배지 3(3배 농축 락토스 배지, 3 × Lactose broth)
시험관법 추정시험용 배지 4(3배 농축 라우릴 트립토스 배지,
시험관법 확정시험용 배지(BGLB, Brilliant green lactose bile 2%) 조성/ 1L
3 × Lauryl tryptose broth)

3) 시료채취 및 관리

(1) 멸균된 시료용기를 사용하여 무균적으로 시료를 채취하고 즉시 시험하여야 한다.
(2) 즉시 시험할 수 없는 경우에는 빛이 차단된 4℃ 냉장 보관 상태에서 30시간 이내에 시험하여야 한다.
(3) 잔류염소를 함유한 시료를 채취할 때에는 시료채취 전에 멸균된 시료채취용기에 멸균한 티오황산나트륨 용액을 최종농도 0.03%가 되도록 투여한다.
(4) 수도꼭지에서 시료를 채취할 경우에는 수도꼭지를 틀어 2분~3분간 흘려버린 후 시료를 채취한다.
(5) 수도꼭지에 연결된 부착물이 있다면 이를 제거하고, 깨끗한 헝겊 또는 휴지로 이물질을 닦아낸 후 시료를 채취한다. 필요에 따라 가스버너 등을 이용하여 수도꼭지 입구를 충분히 소독할 수도 있다.
(6) 먹는 샘물, 먹는 해양심층수 및 먹는 염지하수와 같은 제품수는 병의 마개를 열지 않은 상태의 제품을 말하며, 병의 마개가 열린 것은 시료로 사용할 수 없다.

4) 시험방법

시험방법에는 추정시험과 확정시험이 있으며 추정시험에서 음성이면 음성으로 보고하고 추정시험에서 양성이면 확정시험을 실시한다.

(1) 추정시험

① 먹는 물에 대한 추정시험은 2배 농축 젖당배지 또는 라우릴 트립토스 배지가 10 mL씩 들어 있는 중간 시험관(Durham tube가 들어있는 시험관) 10개에 검체 10 mL씩을 접종하여 35.0±0.5℃에서 24±2 시간 배양한다(3배 농축 배지 10 mL이 들어 있는 시험관 5개에 시료 20 mL를 접종할 수도 있다).

② 샘물, 먹는 샘물, 먹는 해양심층수, 염지하수 및 먹는 염지하수에 대한 시험은 3배 농축의 젖당배지 또는 라우릴 트립토스 배지가 25 mL씩 들어 있는 시험관(Durham tube가 들어 있는 시험관) 5개에 시료 50 mL 씩을 접종하여 35.0±0.5℃에서 24±2 시간 배양한다.

③ 배양 24±2 시간 경과 후 어느 시험관에서도 기체가 발생하지 않으면 동일한 조건으로 48±3 시간까지 배양하여 여전히 기체발생이 없을 때에는 추정시험 음성으로 판정하고, 하나 이상의 시험관에서 기체발생이 관찰되었을 때에는 확정시험을 실시한다.

(2) 확정시험

① 추정시험에서 기체가 발생하였을 때에는 기체가 발생한 모든 시험관으로부터 배양액을 1 백금이 씩 취하여 확정시험용 배지가 10 mL씩 들어있는 시험관(Durham tube가 들어있는 시험관)에 각각 접종시켜 35.0±0.5℃에서 48±3시간 이내 배양한다.

② 이때 기체가 발생하지 않으면 총대장균군 확정시험 음성으로 판정하고 기체발생이 관찰되었을 때에는 총대장균군 양성으로 판정한다.

③ 모든 시험은 음성대조군 시험을 동시에 실시하여 음성대조군 시험결과가 음성으로 나왔을 경우에만 유효한 결과 값으로 판정한다.

(3) 결과보고

(1) 먹는 물에 대한 시험결과

① 불검출/100 mL : 총대장균군이 검출되지 않은 경우

② 검출/100 mL : 검출된 경우

(2) 샘물, 먹는 샘물, 먹는 해양심층수, 염지하수 및 먹는 염지하수에 대한 시험결과

① 불검출/250 mL : 총대장균군이 검출되지 않은 경우

② 검출/250 mL : 검출된 경우

결과 보고서 1 : 총대장균군 검사

실습일자		
	추정시험	확정시험
먹는 물		
샘물 혹은 시판되는 생수		

Work Sheet

2. 분원성대장균군 검사(fecal coliforms-multiple tube fermentation technique)

1) 목적

분원성대장균군이란 온혈동물의 배설물에서 발견되는 그람음성, 무아포성의 막대균으로서 44.5℃에서 젖당을 분해하여 가스 또는 산을 발생하는 모든 산소성 또는 조건무산소성균을 말한다. 먹는 물의 수질기준에 규정된 먹는 물의 수질검사를 위한 것이다.

2) 분석기기, 기구 및 배지

피펫 또는 자동피펫, 백금이, 배양기
소시험관(안지름 16 mm, 높이 150 mm)
중시험관(안지름 18 mm, 높이 180 mm)
대시험관(안지름 32 mm, 높이 200 mm)의 3종류
다람시험관(Durham tube) : 소시험관 및 중시험관용(안지름 6 mm, 높이 30 mm)과 대시험관용 (안지름 9 mm, 높이 45 mm)
추정시험용 배지(총대장균군과 동일)
확정시험용 배지 : **시험관법 확정시험용 배지1(EC 배지)**
시험관법 확정시험용 배지(EC-MUG 배지)

3) 시료채취 및 관리

(1) 멸균된 시료용기를 사용하여 무균적으로 시료를 채취하고 즉시 시험하여야 한다.
(2) 즉시 시험할 수 없는 경우에는 빛이 차단된 4℃ 냉장 보관 상태에서 30시간 이내에 시험하여야 한다.
(3) 잔류염소를 함유한 시료를 채취할 때에는 시료채취 전에 멸균된 시료채취용기에 멸균한 티오황산나트륨용액을 최종농도 0.03% 되도록 투여한다.
(4) 수도꼭지에서 시료를 채취할 경우에는 수도꼭지를 틀어 2분~3분간 흘려버린 후 시료를 채취한다. 수도꼭지에 연결된 부착물이 있다면 이를 제거하고, 깨끗한 헝겊 또는 휴지로 이물질을 닦아낸 후 시료를 채취한다.
(5) 필요에 따라 가스버너 등을 이용하여 수도꼭지 입구를 충분히 소독할 수 있다.

4) 시험방법

시험방법에는 추정시험과 확정시험이 있으며 추정시험은 총대장균군 시험법과 동일하다. 추정시험에서 양성이면 확정시험을 실시한다.

(1) 추정시험

총대장균군 시험과 동일하다.

(2) 확정시험

① 총대장균군 시험관법 추정시험에서 기체가 발생되었거나 증식이 많은 시험관 또는 산을 생성한 모든 시험관에 대하여 지름 3 mm의 백금이를 사용하여 무균조작으로 확정시험용 배지(EC배지 또는 EC-MUG 배지)가 든 시험관에 옮겨 접종하여 44.5±0.2℃의 항온수조에서 24±2시간 배양한다.
② 이때 기체 발생을 관찰할 수 없으면 분원성대장균군 음성, 기체 발생이 관찰되었을 때는 분원성대장균군 양성으로 판정한다.
③ 모든 시험은 음성대조군 시험을 동시에 실시하여 음성대조군 시험결과는 음성으로 나왔을 경우에만 유효한 결과 값으로 판정한다.

(3) 결과보고

① 분원성대장균군이 검출되지 않은 경우는 '불검출/100 mL'로 표기한다.

② 검출된 경우는 '검출/100 mL'로 표기한다.

결과 보고서 2 : 분원성대장균 검사

실습일자		
	추정시험	확정시험
먹는 물		
샘물 혹은 시판되는 생수		

Work Sheet

3. 일반세균(중온)-평판집락법(total colony counts in 35℃-pour plate method)

1) 목적

일반세균(중온)이란 35.0±0.5℃ 배양에서 표준우무배지 또는 트립톤 포도당 추출물 우무배지에 집락을 형성하는 모든 세균을 말한다. 이 시험은 먹는 물, 샘물 및 염지수에 존재하는 중온성 일반세균의 수질을 검사하기 위한 것이다.

2) 분석기기, 기구, 배지 및 시약

피펫 또는 자동피펫, 배양접시 백금이, 배양기, 항온수조(44℃~46℃)
중온일반세균 배지 : 표준우무배지(plate count agar)
트립톤 포도당 추출물 한천배지
인산완충희석액(phosphate buffered diluent)
펩톤희석액(peptone diluent)

3) 시료채취 및 관리

(1) 멸균된 시료용기를 사용하여 무균적으로 시료를 채취하고 즉시 시험하여야 한다.
(2) 즉시 시험할 수 없는 경우에는 빛이 차단된 4℃ 냉장 보관 상태에서 24시간 이내에 시험하여야한다.
(3) 잔류염소를 함유한 시료를 채취할 때에는 시료채취 전에 멸균된 시료채취용기에 멸균한 티오황산나트륨용액을 최종농도 0.03% 되도록 투여한다.
(4) 수도꼭지에서 시료를 채취할 경우에는 수도꼭지를 틀어 2분~3분간 흘려버린 후 시료를 채취한다. 수도꼭지에 연결된 부착물이 있다면 이를 제거하고, 깨끗한 헝겊 또는 휴지로 이물질을 닦아낸 후 시료를 채취한다.
(5) 필요에 따라 가스버너 등을 이용하여 수도꼭지 입구를 충분히 소독할 수 있다. 먹는 샘물, 먹는 해양심층수 및 먹는 염지하수와 같은 제품수는 병의 마개를 열지 않은 상태의 제품을 말하며, 병의 마개가 열린 것은 시료로 사용할 수 없다.
(6) 병에 넣은 후 12시간 내 4℃를 유지한 상태에서 검사한다.

4) 시험방법

시험방법에는 추정시험과 확정시험이 있으며 추정시험은 총대장균군 시험법과 동일하다. 추정시험에서 양성이면 확정시험을 실시한다.

(1) 검체를 인산완충액 또는 펩톤액을 희석액으로 사용하여 평판의 집락 수가 30개~300개 사이가 되도록 희석하고, 각 단계 희석액 1 mL씩을 멸균된 페트리접시 2개에 넣는다.
(2) 미리 멸균시켜 44℃~46℃로 유지시킨 중온일반세균 배지 10 mL~12 mL씩을 각각 희석검체가 들어있는 페트리접시에 무균적으로 나누어 넣고 배지와 검체가 잘 혼합되도록 좌우로 회전한다.
(3) 배지가 응고되면 35±0.5℃에서 먹는 물은 48±2 시간, 샘물, 먹는 샘물, 먹는 해양심층수, 염지 하수 및 먹는 염지하수는 24±2 시간 배양하여 형성된 집락 수를 계산한다.
(4) 음성대조군 시험으로 멸균된 희석액을 상기 방법과 동일하게 실험하여 음성대조군으로 하며, 음성대조군 시험결과가 음성으로 나왔을 경우에만 유효한 결과 값으로 판정한다.
(5) 시료의 희석조작부터 평판용 배지를 페트리접시에 나누어 넣을 때까지의 조작시간은 20분을 초과하지 않아야 한다.
(6) 계수할 때에는 확산집락이 없고 평판 당 30개~300개의 집락을 형성한 평판을 택하여 집락을 계수하는 것을 원칙으로 하며, 평판마다 300개 이상의 집락이 형성되었을 때에는 가장 대표적인 평판을 택하여 밀집평판측정법에 따라 집락 수를 계산한다.

(7) 계산방법은 안지름 9 cm의 유리 페트리접시를 사용한 경우에는 1 cm^2 내의 집락 수를 13군데에서 계수하여 평균한 집락 수에 65를 곱하고, 1회용 플라스틱 페트리접시를 사용한 경우에는 57을 곱한다.

(8) 평판마다 30개 이하의 집락이 형성되었을 때에는 원액을 접종한 평판의 집락을 계수하여 평균하여 기재한다. 30개~300개의 집락을 가지는 평판이 없고 300개 이상의 집락을 가지는 평판이 1개 이상 존재하는 경우 300개에 가장 가까운 평판의 집락을 계수한다.

5) 결과보고

(1) 해당 희석배수에 사용된 각 평판 내의 집락 수를 측정하여 합한 다음 사용한 평판수로 나누어 평판 당 평균집락 수를 구하여 여기에 해당 희석배수를 곱한 수치를 (중온)일반세균 수(CFU)로 하며, '(중온)일반세균 수(CFU)/mL'로 표기한다.

(2) (중온)일반세균 수가 100이상일 때에는 높은 단위 숫자로부터 3단계 이하는 사사오입하여 유효 숫자를 2단계로 끊어 그 이하를 0으로 한 수치를 mL 중의 (중온)일반세균 수로 하고 (중온)일 반세균 수가 100미만일 때에는 소숫점 이하는 버린 수치를 mL 중의 (중온)일반세균 수로 기재한다.

결과 보고서 3 : (중온)일반세균-평판집락법

실습일자		
먹는 물		
샘물 혹은 시판되는 생수		

Work Sheet

부록

I. 미생물검사실에서 사용하는 시약

1. 인산완충희석액(phosphate buffered diluent)의 제조

인산이수소칼륨(monopotassium phosphate, KH_2PO_4, 분자량 : 136.09) 34 g을 500 mL의 증류수에 녹인 후 0.5 M 수산화나트륨(sodium hydroxide, NaOH, 분자량 : 40.00) 용액으로 실온에서 pH를 7.2±0.2로 조정한 후 증류수를 넣어 1리터가 되도록 만들고 이를 보존용 원액으로 한다. 이 보존용 원액 1.25 mL와 염화마그네슘 육수화물(magnesium chloride, $MgCl_2 \cdot 6H_2O$, 분자량 : 203.30, 0.25 mol/L) 81.1 g을 증류수 1리터에 녹여 만든 염화마그네슘용액 5.0 mL를 넣은 다음 증류수로 1리터가 되도록 하여 인산완충희석액(phosphate buffered saline)을 만든다. 인산완충희석액은 99±2 mL 또는 9.0±0.2 mL이 되도록 나선식 마개가 있는 희석병이나 시험관에 나누어 121℃에서 15분간 가압증기멸균한다.

2. 펩톤희석액(peptone diluent)의 제조

증류수에 10 % 펩톤(peptone) 용액을 넣어 펩톤의 최종 농도가 0.1 %가 되도록 희석하고, 실온에서 pH가 6.8±0.2가 되도록 조정한 다음 99±2 mL 또는 9.0±0.2 mL가 되도록 나선식 마개가 있는 희석병이나 시험관에 나누어 121℃에서 15분간 가압증기멸균 한다.

3. 그람 염색(Gram stain)

1) 조성

(1) Crystal violet

Crystal violet	2 g
Ethyl alcohol, 95%	20 mL
NH_4 oxalate	0.8 g
증류수	100 mL

(2) Gram's iodine

Potassium iodide	2 g
Iodine crystals	1 g
증류수	100 mL

(3) 탈색제

Acetone	50 mL
Ethyl alcohol, 95%	50 mL

(4) 대조염색

Safranin O	2.5 g
Ethyl alcohol, 95%	100 mL
증류수	100 mL

Safranin O를 알코올 100 mL로 녹이고 증류수 100 mL와 섞는다.

* 그람요오드는 갈색병에 보관하고 암소에 보관하며 퇴색되면 사용하지 않는다.

2) 목적 및 작용

모든 유형의 세균의 특성을 증명하는 데 사용되는 감별염색으로 쓰인다.

그람양성 세균은 크리스탈 바이올렛 염색 후 탈색제를 사용하여도 탈색되지 않아 보라색으로 염색된다.

그람음성 세균은 탈색제로 탈색하면 크리스탈 바이올렛 염색이 탈색되고 사프라닌에 적색으로 염색된다.

그람염색을 하는 데 세균 배양이 너무 빠르거나 배양이 너무 오래되거나, 세균이 죽거나 매염제인 그람요오드 염색액이 탈색된 것을 사용했을 때는 그람양성균이 탈색될 수 있다.

4. 질넬센 항산성 염색(Ziehl-Neelsen acid-fast stain)

1) 조성

(1) Carbolfuchsin

Phenol crystals	2.5 mL
Alcohol, 95%	5 mL
Basic fuchsin	0.5 g
증류수	100 mL

(2) Acid alcohol

HCl, concentrated	3 mL
Alcohol, 70%	100 mL

(3) Methylene blue

Methylene blue	0.5 g
빙초산	0.5 mL
증류수	100 mL

2) 목적 및 작용

항산성균이란 세포벽에 지질이 많이 함유되어 석탄산푸크신으로 한 번 염색되면 산성 알코올로 탈색해도 탈색되지 않기 때문에 이렇게 불린다.

석탄산푸크신이 세균의 세포벽을 잘 침투하기 위해서는 열을 가하거나 계면활성제(tergitol)가 필요하다.

항산성균은 한 번 염색되면 탈색되지 않지만 항산성균이 아닌 균은 탈색된다.

비항산성균은 대조 염색인 메틸렌블루에 청색으로 염색된다.

5. 형광색소(fluorochrome) 염색

1) 조성

(1) Auramine-rhodamine 용액

Auramine O	1.5 g
Rhodamine B	0.75 g
Glycerol	75 mL
Phenol	10 mL
증류수	50 mL

(2) Acridine orange 용액

AO powder	200 mg
Sodium acetate 완충액(pH 3.5)	190 mL

* 완충액을 1 M HCl 90 mL를 1 M sodium acetate 100 mL와 섞어서 만든다.

2) 목적 및 작용

Fluorochrome 염색액은 마이코박테리아의 세포벽 내에 있는 미콜산(mycolic acid)에만 선택적으로 결합하여 염색된다.

이 염색은 전통적인 항산성균염색보다 더 잘 관찰할 수 있고 저배율로 쉽게 볼 수 있기 때문에 항산성균을 선별하는 데 좋다.

아크리딘오렌지는 혈액배양, 척수액, 요도 도말, 또는 삼출물 등 세균양이 비교적 적은 검체(10^4CFU/mL 이하)나 다핵백혈구에 가려져 눈에 잘 띄지 않은 도말에서 특히 세균을 관찰하는 데 잘 적용할 수 있다.

6. 레플러 메틸렌블루 염색(Loeffler's methylene blue stain)

1) 조성

Methylene blue 용액

Methylene blue	0.3 g
Ethyl alcohol, 95%	30 mL
증류수	100 mL

2) 목적 및 작용

이것은 여러 가지 미생물의 염색에 사용되는 단염색이면서 직접법이다. 특히 세균성 수막염이 예상되는 척수액 도말에서 세균을 검출하는 데 사용한다.

7. 라이트-김사 염색(Wright's-Giemsa stain)

1) 조성

라이트염색 분말	9 g
김사염색 분말	1 g
글리세린	90 mL
무수 메틸알코올	2,910 mL

갈색병에서 잘 섞어서 한 달 후에 사용한다.

2) 목적 및 작용

라이트-김사 염색은 주로 말초혈액 도말의 세포를 관찰하는 데 사용된다.

미생물학에서는 *Histoplasma capsulatum*과 *Leishmania* 종과 같은 세포내에 서식하는 미생물을 관찰하는 데 사용된다.

또한 *Chlamydia trachomatis*에 의한 트라코마 검출을 위한 각막의 찰과표본 같은 피부 혹은 점막의 직접도말에서 세포내 봉입체를 관찰하는 데도 유용하다.

8. 락토페놀 아닐린블루 ₩염색(Lactophenol aniline blue stain)

1) 조성

Phenol crystals	20 g
Lactic acid	20 g
글리세롤	40 mL
증류수	20 mL
잘 섞은 후	
아닐린블루	0.05 g

2) 목적 및 작용

염색액은 설폰산 그룹(sulfonic group)이기 때문에 염색제는 강한 산성이고 다른 염색제와 배합해서 고정하지 않은 조직, 세균, 원충류의 대조염색으로 사용된다.

지금은 진균의 균사체와 자실체의 관찰에 사용되는데 진균구조가 연한 청색으로 염색된다.

II. 세균의 분리에 사용하는 배지

1. 혈액우무배지

1) Blood agar base No. 2

(1) 조성

Bacto proteose peptone No. 3	15 g
Liver digest	2.5 g
Bacto yeast extract	5 g
Sodium chloride	5 g
Bacto agar	12 g
증류수	1,000 mL

25℃에서 최종 pH 7.4 ± 0.2

2) Tryptic soy blood agar base No. 2

(1) 조성

Bacto tryptone H	15 g
Bacto soytone	5 g
Sodium chloride	5 g
Bacto agar	15 g
증류수	1,000 mL

25℃에서 최종 pH 7.3 ± 0.2

3) 혈액우무배지의 제조

(1) Agar base를 끓여서 녹인다.
(2) 각각의 배지를 121℃에서 고압증기 멸균한 후 수조에서 45 ~ 50℃로 식힌다.
(3) 탈섬유소화한 혈액을 5%가 되게 가하여 잘 섞는다.
(4) 페트리접시에 배지의 두께가 4 ~ 5 mm되도록 붓고 굳힌다.

2. 영양우무배지

1) 조성

Bacto beef extract	3 g
Bacto peptone	5 g
Sodium chloride	5 g
Bacto agar	15 g
증류수	1,000 mL

25℃에서 최종 pH 6.8 ± 0.2

2) 영양요구성이 까다롭지 않은 다양한 세균의 분리에 사용한다.

3. 초콜릿배지

1) GC medium base

(1) 조성

Proteose peptone No. 3	15 g
Corn starch	1 g
Potassium phosphate, dibasic	4 g
Potassium phosphate, dibasic	1 g
Sodium chloride	5 g
Bacto agar	10 g
증류수	1,000 mL

25℃에서 최종 pH 7.4 ± 0.2

2) Hemoglobin

3) IsoVitaleX enrichment

4) 초콜릿배지의 제조(예, 200 mL 제조 시)

(1) 증류수 100 mL에 200 mL에 필요한 GC agar base를 저울에 달아 넣고 끓여서 녹인다.
(2) 증류수 100 mL에 헤모글로빈 2 g을 넣고 녹인다.
(3) 121℃에서 15분 간 고압증기멸균한다.
(4) 위의 두 가지 성분을 잘 섞고 45 ~ 50℃로 식힌다.
(5) IsoVitaleX enrichment 2 mL를 가하여 잘 섞는다.
(6) 페트리접시에 배지의 두께가 4 ~ 5 mm되도록 붓고 굳힌다.

4. TM 배지(Thayer-Martin agar)

이 배지는 초콜릿배지에 VCN inhibitor만 1% 가하여 만든다.

III. 그람음성 막대균의 배양에 사용하는 배지

1. MacConkey 배지

1) 조성

Peptone	17 g
Polypeptone	3 g
Lactose	10 g
Bile salts	1.5 g
Sodium chloride	5 g
Agar	13.5 g
Neutral red	0.03 g
Crystal violet	0.001 g
Distilled water	1,000 mL

최종 pH 7.1

2) 목적과 반응

맥콘키배지는 장내세균과와 이와 유사한 장내 그람음성 막대균의 분리배양을 위한 감별 평판배지이다. 담즙과 크리스탈 바이올렛은 그람양성 세균과 다소의 영양요구성이 까다로운 그람음성 막대균을 억제한다. 젖당은 이 배지내의 유일한 탄수화물이다.

젖당을 발효하는 세균들은 적색인 집락을 만드는데 적색집락이 되는 것은 젖당이 분해로 인한 여러 가지 산이 생성하여 배지내의 지시약인 뉴트럴레드(pH 6.8 이하에서 적색)의 색깔변화 때문이다. 젖당을 발효하지 않는 세균들의 집락은 무색이거나 투명하다.

2. EMB 배지(Eosin methylene blue agar)

1) 조성

Peptone	10 g
Lactose	10 g
Sucrose	5 g
Dipotassium, PO_4	5 g
Agar	13.5 g
Eosin Y	0.4 g
Methylene blue	0.065 g
Lactose	5 g
Distilled water	1,000 mL

최종 pH 7.2

2) 목적과 반응

EMB 배지는 장내세균과와 혼합된 세균이 있는 검체로부터 나온 대장균과 유사 막대균의 분리 및 동정에 사용가능한 맥콘키배지를 대신하는 감별 평판배지이다. 아닐린(aniline) 염료(에오진, 메틸렌블루)는 그람양성 및 까다로운 그람음성균을 억제한다. 또한 산성 pH에서 침전물의 형태로 결합하여 산성 생산물의 지시약으로도 사용된다. Levine EMB는 젖당만 들어있는 것으로 맥콘키배지와 좀 더 유사한 반응을 보인다. 첨가물을 변형시키면 자당발효도 검출할 수 있다.

3. SS 배지(Salmonella-Shigella agar)

1) 조성

Beef extract	5 g
Peptone	5 g
Lactose	10 g
Bile salts	8.5 g
Sodium citrate	8.5 g
Sodium thiosulfate	8.5 g
Ferric citrate	1 g
Agar	12.5 g
Neutral red	0.025 g
Brilliant green	0.033 g
Distilled water	1,000 mL

최종 pH 7.4

2) 목적과 반응

SS배지는 대부분의 대장균군 유사 세균의 성장을 억제하고 환경과 임상검체로부터 *Salmonella*와 *Shigella* 종의 성장을 가능하게 한 선택성이 높은 배지이다. 높은 담즙 농도는 모든 그람양성 세균과 대장균을 포함한 많은 그람음성세균을 억제한다. 젖당은 유일한 탄수화물이고 뉴트럴레드(neutral red)는 산성 검출의 지시약이다. 티오황산나트륨(sodium thiosulfate)은 유황의 원천으로 사용된다. H_2S를 생성하는 세균은 시트르산 철(ferric citrate)과 반응하여 흑색침전물(비교적 감수성이 둔함)을 형성한다. SS 배지의 높은 선택성은 많은 양의 접종물도 사용가능하므로 검체를 많이 접종하는 것이 좋다

4. HE 배지(Hektoen enteric agar)

1) 조성

Peptone	12 g
Yeast extract	3 g
Bile salts	9 g
Lactose	12 g
Sucrose	12 g
Salicin	2 g
Sodium chloride	5 g
Sodium thiosulfate	5 g
Ferric ammonium citrate	1.5 g
Acid fuchsin	0.1 g
Thymol blue	0.04 g
Agar	14 g
Distilled water	1,000 mL

최종 pH 7.6

2) 목적과 반응

HE 배지는 많은 수의 상재균이 있는 대변검체를 직접 사용하여 *Salmonella*와 *Shigella*의 검출율을 증가시키기 위해 평판배지로 최근 고안된 형태이다. 높은 담즙농도는 모든 그람양성세균의 성장을 억제하고 많은 종의 대장균 유사 세균의 성장을 저지한다. 산은 탄수화물로부터 생성되고 thymol blue와 반응하는 푸크신산(acid fuchsin)은 pH가 더 낮아질 때 노란색소를 생산한다. 티오황산나트륨(sodium thiosulfate)은 황의 원천으로 사용된다. H_2S 가스는 시트르산철 암모늄(ferric ammonium citrate)에 의해 검출된다(비교적 감수성이 둔함).

5. XLD 배지(Xylose lysine desoxycholate agar)

1) 조성

Xylose	3.5 g
Lysine	5 g
Lactose	7.5 g
Sucrose	7.5 g
Sodium chloride	5 g
Yeast extract	3 g
Phenol red	0.08 g
Agar	13.5 g
Sodium desoxycholate	2.5 g
Sodium thiosulfate	6.8 g
Ferric ammonium citrate	0.8 g
Distilled water	1,000 mL

최종 pH 7.4

2) 목적과 반응

XLD 배지는 HE 배지보다는 대장균군과 유사세균의 성장을 덜 억제한다. XLD 배지는 GN 액체배지에 증균한 다음 대변에서 이질균속을 검출하기 위해 고안되었다. 비교적 낮은 농도의 담즙은 XLD 배지가 이 장에서 언급한 다른 세 개의 배지보다 선택성이 낮아지게 하는 요인이다. 3종류의 탄수화물은 산 생성물을 만들 수 있게 하고, 페놀레드는 pH 지시약으로 사용한다. *Salmonella enteritidis* 종과 같은 라이신(lysine) 양성 세균은 초기에 자일로오즈(xylose) 사용으로 인해 노란색 집락을 형성하고, 이 후 라이신 탈탄산반응(decarboxylation)으로 알칼리화 되어 적색 집락을 형성한다. H_2S 검출은 HE 배지와 유사하다.

6. Bismuth sulfite agar

1) 조성

Beef extract	5 g
Peptone	10 g
Glucose	10 g
Disodium phosphate	8.5 g
Ferrous sulfate	0.3 g
Bismuth sulfite	8 g
Brilliant green	0.025 g
Agar	20 g
Neutral red	0.025 g
Brilliant green	0.033 g
Distilled water	1,000 mL

최종 pH 7.5

2) 목적과 반응

BS 배지는 *Salmonella typhi*를 위한 높은 선택성을 가지고 있다. 포도당이 배지조성에 포함되어 있다는 것을 주목하여야 한다. 포도당 발효에가 나타나지만 아황산염(sulfite)은 황화철(iron sulfide)의 형성으로 인해 감소하고 흑색집락을 형성한다. 중금속인 비스무트(bismuth)와 브릴리언트 그린(brilliant green)은 모든 그람양성세균의 성장과 살모넬라속을 제외한 대부부의 그람음성세균의 성장을 억제한다. 이 배지는 많은 실험실에서 일반적으로 사용이 제한되어 있기 때문에 시험 당일 만들어 사용해야만 한다.

7. TCBS 배지(thiosulfate, citrate, bile salts, sucrose agar)

1) 조성

Yeast extract	5 g
Proteose peptone	10 g
Sodium citrate	10 g
Sodium thiosulfate	10 g
Sucrose	20 g
Oxgall	8 g
Sodium chloride	10 g
Ferric citrate	1 g
Brom thymol blue	0.04 g
Thymol blue	0.04 g
Agar	15 g
Distilled water	1,000 mL

25℃에서 최종 pH 8.6 ± 0.2

2) 목적과 반응

8. Selenite 액체배지

1) 조성

Peptone	5 g
Lactose	4 g
Sodium selenite	4 g
Sodium phosphate	10 g
Distilled water	1,000 mL

2) 목적과 반응

셀레나이트 액체배지는 대변, 소변 또는 오수와 같이 여러 종류의 세균이 혼합되어 높은 농도로 있는 검체로부터 살모넬라속을 분리하기 위해 권장된다. 아셀렌산나트륨(Sodium selenite)은 *Escherichia coli*와 *Shigella*의 많은 종을 포함한 다른 대장균군 형태의 막대균을 억제한다. 이 배지는 무산소성 조건에서 가장 좋은 기능을 하므로 배지의 높이는 적어도 2 인치(inch)로 하는 것을 권장한다.

9. GN 액체배지(그람음성액체배지)

1) 조성

Polypeptone peptone	20 g
Glucose	1 g
D-mannitol	2 g
Sodium citrate	4 g
Sodium desoxycholate	0.5 g
Dipotasium phosphate	4 g
Monopotassium phosphate	1.5 g
Sodium chloride	5 g
Distilled water	1,000 mL
pH 7.5	

2) 목적과 반응

비교적 낮은 농도의 데속시콜린산(desoxycholate) 때문에 GN 액체배지는 *Eescherichia coli*와 다른 대장균군 형태의 세균을 덜 억제한다. 대부분의 *Shigella* 종은 잘 자란다. 데속시콜린산과 시트르산(citrate)은 그람양성세균을 억제한다. 포도당보다 많은 만니톨(mannitol)의 농도를 증가함으로써 Proteus 종의 성장을 제한시키지만 그럼에도 만니톨 발효를 할 수 있는 *Salmonella*와 *Shigella* 종의 성장을 도운다.

IV. 미생물감시검사에 사용하는 배지

1. 시험관법 추정시험용 배지 1 (2배 농축 젖당 배지, 2 × Lactose broth)

쇠고기추출물(beef extract)	6 g
펩톤(peptone)	10 g
젖당(lactose, $C_{12}H_{22}O_{11}$)	10 g
증류수	1,000 mL

2. 시험관법 추정시험용 배지2 (2배 농축 라우릴 트립토스 배지, 2 × Lauryl tryptose broth)

황산라우린산나트륨(sodium lauryl sulfate)	0.2 g
트립토스(tryptose)	40 g
젖당(lactose)	10 g
인산일수소칼륨(dipotassium phosphate)	5.5 g
인산이수소칼륨(monopotassium phosphate)	5.5 g
염화나트륨(sodium chloride, NaCl)	10.0 g
증류수	1,000 mL

3. 시험관법 추정시험용 배지 3 (3배 농축 락토스 배지, 3 × Lactose broth)

쇠고기추출물(beef extract)	9 g
펩톤(peptone)	15 g
젖당(lactose)	15 g
증류수	1,000 mL

4. 시험관법 추정시험용 배지 4 (3배 농축 라우릴 트립토스 배지, 3 × Lauryl tryptose broth)

황산라우린산나트륨(sodium lauryl sulfate)	0.3 g
트립토스(tryptose)	60 g
젖당(lactose)	15 g
인산일수소칼륨(dipotassium phosphate)	8.25 g
인산이수소칼륨(monopotassium phosphate)	8.25 g
염화나트륨(sodium chloride, NaCl)	15 g
증류수	1 L
젖당(lactose)	10 g
증류수	1,000 mL

5. 시험관법 확정시험용 배지 (BGLB, Brilliant green lactose bile 2%) 조성/ 1L

소 담즙(oxgall)	20 g
펩톤(peptone)	10 g
젖당(lactose)	10 g
Brilliant green	0.0133 g
증류수	1,000 mL

6. 시험관법 확정시험용 배지1 (EC 배지)

트립톤(tryptone)	20 g
젖당(lactose)	5 g
Bile salts No. 3	1.5 g
인산일수소칼륨(dipotassium phosphate)	4 g
인산이수소칼륨(monopotassium phosphate)	1.5 g
염화나트륨(sodium chloride, NaCl)	1.5 g
증류수	1,000 mL

7. 시험관법 확정시험용 배지(EC-MUG 배지)

트립톤(tryptone)	20 g
젖당(lactose)	5 g
Bile salts No. 3	1.5 g
인산일수소칼륨(dipotassium phosphate)	4 g
인산이수소칼륨(monopotassium phosphate)	1.5 g
염화나트륨(sodium chloride, NaCl)	5 g
MUG(4-methylumbelliferyl-β-D-glucuronide)	0.05 g
증류수	1,000 mL

8. 표준우무배지(plate count agar)

트립톤(tryptone)	5 g
효모추출물(yeast extract)	2.5 g
포도당(dextrose)	1 g
우무(agar)	15 g
증류수	1,000 mL

9. 트립톤 포도당 추출물 한천배지(tryptone dextrose extract agar)

트립톤(tryptone)	5 g
쇠고기 추출물(beef extract)	3 g
포도당(dextrose)	1 g
우무(agar)	15 g
증류수	1,000 mL

찾아보기

INDEX

임상미생물학 기본실습

2020년 3월 05일 초판인쇄
2020년 3월 10일 초판발행

지은이 : 한국임상병리학과 미생물학교수회
펴낸이 : 이상태
펴낸곳 : 청구문화사
주 소 : (03706) 서울특별시 서대문구 성산로11길 15
전 화 : 02) 332-0541(代) FAX : 02) 337-9577
등 록 : 1990년 11월 2일 제9-247호

정가 30,000원

ISBN 978-89-5616-817-3 93510